ÉTICA EN PSIQUIATRÍA, PSICOANÁLISIS Y PSICOTERAPIA

ÉTICA EN PSIQUIATRÍA, PSICOANÁLISIS Y PSICOTERAPIA

Manuel-Isaías López Gómez

Número de Control de la Biblioteca del Congreso de EE. UU.:		2013907025
ISBN:	Tapa Blanda	978-1-4633-4763-5
	Libro Electrónico	978-1-4633-4764-2

Para realizar pedidos de este libro, contacte con:
Palibrio
1663 Liberty Drive
Suite 200
Bloomington, IN 47403
Gratis desde España al 900.866.949
Gratis desde EE. UU. al 877.407.5847
Gratis desde México al 01.800.288.2243
Desde otro país al +1.812.671.9757
Fax: 01.812.355.1576
ventas@palibrio.com
451568

ÍNDICE

A mis colegas
maestros
compañeros
alumnos

A nuestros pacientes.

INTRODUCCIÓN

En este libro he reunido parte del material que he escrito a partir de 1995 sobre aspectos éticos relacionados con la práctica del psiquiatra, del psicólogo y del psicoanalista. Aunque estos temas siempre han sido de mi interés, a partir de ese año inicié los estudios para la Maestría en Bioética; para luego, en 2003, los del Doctorado. Empecé entonces a escribir regularmente, y en una línea profesional; sobre estos temas. Presenté trabajos en diversos congresos de psiquiatría, de psiquiatría infantil, de psicoanálisis y de bioética. Una buena parte de ese material apareció en diversas publicaciones científicas de dichas especialidades.

Antes de 1995 no había tenido contacto, más que indirecto, con la Universidad Anáhuac. Mis tres hijos eran estudiantes de medicina en esta universidad y, fortuitamente, encontré mal puesto encima del piano la publicidad sobre la apertura del Curso de Maestría en Bioética de la Universidad Anáhuac, que esa universidad enviaba a alguno de mis hijos. Para sorpresa de toda mi familia, me interesé y asistí a la presentación de dicho curso. En ese evento aleatorio se inició mi carrera como bioeticista. Evento que conspicuamente modificó mi vida. Me inicié como estudiante y luego como profesor de la Universidad Anáhuac, impartí muchos cursos de bioética en diversas escuelas de esa Universidad; y también en la Facultad de Medicina de la Universidad Nacional Autónoma de México. Participé en diversos comités de ética de sociedades psiquiátricas y psicoanalíticas nacionales e internacionales, y comenzó mi producción escrita sobre temas relacionados con la ética. Todo esto me llevó al honor de recibir la Medalla Liderazgo Anáhuac en Bioética 2006.

Para conformar este libro he entresacado de mis escritos el material que me ha parecido seguir una secuencia y redondear razonablemente los temas que anuncia el título. Parte del material de algunos de los capítulos fue presentada en sesiones científicas, o apareció incluida en *Cuadernos de*

Psicoanálisis, publicación de la Asociación Psicoanalítica Mexicana, o en la revista Psiquiatría, órgano oficial de la Asociación Psiquiátrica Mexicana. Cuando ese es el caso, aparece la referencia a estas publicaciones en el pie de página correspondiente. La reutilización de ese material ha sido generosamente autorizada por las autoridades editoriales de las mismas.

He de reconocer la participación directa e indirecta de colegas psiquiatras y psicoterapeutas, y de compañeros de los cursos de la Maestría y del Doctorado en Bioética de la Universidad Anáhuac. Así mismo, reconozco la de mis alumnos; tanto de la Carrera de Medicina de la Universidad Anáhuac, de los cursos de Psiquiatría y de Psiquiatría Infantil de la Facultad de Medicina de la Universidad Nacional Autónoma de México, de la Universidad Juan Pablo II, del Instituto de Psicoanálisis de la Asociación Psicoanalítica Mexicana, de los cursos de Maestría y Doctorado en Bioética de la Facultad de Bioética de la Universidad Anáhuac, y a los de las maestrías en Psicopedagogía y en Psicoterapia de la Facultad de Psicología, también de esta Universidad. Hago constar que los alumnos de todos estos cursos me dieron oportunidad de desarrollar y ordenar mis ideas, además de contribuir con críticas y comentarios muy constructivos.

De manera muy especial he de manifestar mi reconocimiento y agradecimiento a la Dra. Martha Tarasco Michel, Profesora de la Facultad de Bioética, quien inició y dirigió los cursos de Maestría y Doctorado, como Directora de la Facultad de Bioética de la Universidad Anáhuac que era cuando yo tomé los respectivos cursos. Ella logró un nivel de excelencia tanto en el material que se enseñó en dichos cursos, como en la selección del profesorado que participó en los mismos. A ella, y a los profesores que participaron en esta enseñanza, debo gran parte de la inspiración y energía que invertí en la producción de este material. Como asesora de mi tesis doctoral, la Dra. Tarasco no solamente revisó el material de la misma; sino que contribuyó con valiosas ideas y atinada crítica. Así mismo, participó como coautora en algunas de las publicaciones de las que he entresacado material para este libro. He tratado de señalar a pie de página, cuando ese ha sido el caso.

Como ha sido costumbre desde mis primeras publicaciones, Norma Alicia León, mi esposa, ha participado en el proceso de revisión, corrección y selección del material que aparece en este libro. En toda esta elaboración, como doctora en psicología, ha contribuido con sus conocimientos, su atención selectiva y, sobre todo, con su paciencia y amor...

Dada la conformación de este libro con material presentado en parte en diversos congresos, y publicado también en parte en revistas científicas, se encontrarán ciertas repeticiones de ideas y de algunos comentarios a lo largo de la lectura. He preferido dejar estas, para no interrumpir la concatenación del tema que se trata en cada capítulo. Esto permite que cada uno de ellos pueda ser leído en forma independiente.

Todas las referencias bibliográficas que se utilizaron en la elaboración del material se encuentran enlistadas en orden alfabético al final del libro. Solamente algunas, que son incompletas o atípicas, se anotan en pies de página. A través del texto se hace referencia a las fuentes bibliográficas citando el apellido del autor y el año en que fue publicada la obra en cuestión. Únicamente en las referencias relacionadas con Freud y de autores anteriores al siglo XX, el año anotado en el texto no es el de la fecha de publicación; sino el de la fecha en que el autor lo escribió. La razón para esto, es que en el caso de Freud, tiene importancia académica situar el escrito en la etapa precisa del desarrollo de su pensamiento. En el caso de los autores anteriores al siglo XX, tiene importancia situar sus producciones en el momento histórico del pensamiento universal. Los autores clásicos griegos y romanos, son citados por el año de publicación moderna.

Por lo que se refiere al listado de referencias, el apellido de los autores va seguido de las iniciales del nombre. En las referencias relacionadas con Freud y con los autores anteriores al siglo XX, se indica el año de publicación; y entre corchetes se anota el año en que la obra consultada fue escrita. El orden de su listado obedece también a la fecha en que el autor la escribió.

Dedico esta aportación a las generaciones venideras de estudiantes de las profesiones de la salud mental, esperando poder brindarles un material con alguna utilidad para el recto ejercicio de la profesión.

Esplugues de Llobregat, Barcelona, a 31 de marzo de 2013.

¿QUÉ ES LA ÉTICA?[1]

Progresivamente ha habido más interés por parte de los profesionales proveedores de servicios de salud en los asuntos que se encuentran relacionados con la ética. La mayoría de las publicaciones periódicas relacionadas con diversas áreas de la provisión de salud incluyen material de estudio e investigación sobre temas de la incumbencia de la ética. Cada día más escuelas de medicina contienen en sus programas el estudio de la bioética como materia básica. En México, la Escuela de Medicina de la Universidad La Salle incluyó en su plan de estudios de la Carrera de Medicina una materia en relación a la ética, y la Escuela de Medicina de la Universidad Anáhuac incluyó propiamente la bioética como materia básica. Así, estas escuelas se encontraron entre las primeras en contener en sus programas este tipo de enseñanza.[2] Hay claras indicaciones de que otras escuelas de medicina de nuestro país, incluyendo la Facultad de Medicina de la UNAM, están desarrollando planes en este sentido.[3] El

---

[1] Agradezco a la Dra. Martha Tarasco, Profesora de la Facultad de Bioética de la Universidad Anáhuac, las observaciones y sugerencias que hizo en relación al material que se presenta en este apartado.

[2] La Universidad Anáhuac también desarrolló un programa de Maestría en Bioética desde 1995, publica la revista *Medicina y Ética,* primera publicación especializada en Ética en México; y colaboró en la publicación en español del *Manual de Bioética* de Elio Sgreccia, obra muy completa y reconocida por los especialistas. El programa de Doctorado en Bioética se inició en 2003.

[3] La Asociación Mexicana de Facultades y Escuelas de Medicina propuso que todas las escuelas y facultades de medicina incluyan la materia en sus programas. Para ello organizó, junto con la Universidad Anáhuac, un curso para profesores de bioética en abril de 1996.

programa de Especialización en Psiquiatría de la UNAM ya ha incluido temas de bioética. Otros programas de adiestramiento, como los de psicoanálisis no han puesto hasta ahora suficiente interés en esta materia. En conversaciones que he tenido con colegas psiquiatras y en artículos que he leído en revistas especializadas en psiquiatría, me ha sido fácil detectar algunos conceptos erróneos que obstaculizan el desarrollo del estudio de la disciplina que aquí nos ocupa. Primeramente, muchos colegas confunden la ética con una moral popular del médico en la que todos nos creemos autoridad. Ahí, la falacia se instala al confundir el estudio sistematizado y autorizado de la disciplina llamada bioética, con las nociones básicas que todos los médicos incorporamos a través del contacto con nuestros compañeros en el estudio y práctica de la medicina. Nociones que no dejan de ser importantísimas en un desarrollo cabal de nuestra práctica médica, y que se asientan sobre otras nociones aún más básicas que derivan del medio familiar y escolar durante nuestro crecimiento. Sin embargo, dichas nociones son rebasadas por el desarrollo científico y tecnológico del que estamos siendo testigos.

Si bien las palabras *ética* (del griego *ethiké,* femenino de *éthikós*: relativo a la manera de ser -*ethós*: carácter, manera de ser-)[4] y *moral* (del latín *moralis* relativo a *moris:* costumbre, manera de vivir) son equivalentes desde el punto de vista técnico, no tienen el mismo significado. Moral es el conjunto de comportamientos y normas que solemos -algunos- considerar válidos; ética es la reflexión sobre por qué los consideramos válidos, y la comparación con otras *morales* que tienen otras personas. La deontología,[5] (del griego *déon,* deber y *lógos,* estudio) sistematiza las prohibiciones y las ordenanzas formulando los códigos que pretenden normar el comportamiento. La ética ofrece el estudio sistemático del fundamento de las normas establecidas en tales códigos.

El entendimiento de las consideraciones e implicaciones éticas de la practica médica requiere del conocimiento de los respectivos fundamentos jurídicos, antropológicos y ontológicos. Sin estos fundamentos lo que el médico expresa en torno a la ética de las prácticas médicas modernas no pasa de ser simple opinión. Como tal, muy válida y respetable, pero

---

[4]   La etimología de los términos están tomadas del *Diccionario de la Lengua Española,* edición en CD-ROM, Real Academia Española (21a. edición).

[5]   El término *deontología* fue creado por Jeremías Bentham [*Deontología o Ciencia de la Moralidad,* publicación póstuma, de 1834 (Abbagnano. N. *Diccionario de Filosofía.* México: FCE, 1995)].

sin fundamento. Es decir, inútil para dar sustento ético a la práctica de nuestra comunidad profesional; no se diga para orientar la de nuestros alumnos.

La práctica, cada vez más rica, de los trasplantes de órganos, las diversas técnicas de fertilización asistida —homólogas y heterólogas—, las implicaciones eugenésicas del diagnóstico prenatal y de las investigaciones sobre el genoma, la investigación en embriones humanos, la clonación, la práctica del aborto, la disponibilidad de la eutanasia por *internet*, etc.; presentan consideraciones e implicaciones que van más allá del simple sentido común y de las nociones de ética que hasta ahora hemos incorporado (Kuthy: 1990). El entendimiento de dichas consideraciones e implicaciones requiere del conocimiento de fundamentos biológicos, jurídicos, antropológicos y ontológicos. Sin estos fundamentos lo que el médico expresa en torno a la ética de las prácticas médicas modernas no pasa de ser simple opinión sin fundamento (Polaino-Lorente: 1994).

En el terreno de la psiquiatría también existen áreas que exigen reflexión ética. La influencia de las orientaciones utilitarias de la medicina norteamericana ha introducido cierta confusión en nuestros conceptos y en nuestra práctica. Algunos temas difíciles en este sentido son: el tratamiento de la homosexualidad y de la conducta homosexual, el respeto a la dignidad de los pacientes psiquiátricos adultos y menores, las diversas formas de utilización del paciente en que incurre el psiquiatra y el psicoterapeuta, el manejo del secreto profesional tanto en la práctica institucional como en la privada, etc. (Velasco-Suárez: 1993).

El objeto de estudio de la ética es la actuación humana en relación con su fin último,[6] considerando que toda forma de conducta humana (ejercida como opción de la voluntad) es susceptible de consideración moral.[7] El propósito de la ética no es, como expresan algunos colegas,

---

[6]   Considerando en cada caso si el acto va de acuerdo a la naturaleza ontológica del individuo que lo ejerce. En el caso del médico, considerará si su actuación va de acuerdo a su persona y de acuerdo a su profesión. Es decir, considerará si su actuación tiene como fin el bien del paciente y, por consiguiente, su propia dignificación —autoperfeccionamiento como médico— (Tarasco: 1994). Estos conceptos son los que prevalecen en la actualidad y derivan de la Ética Aristotélica. Son cuestionados, desde luego, por otras orientaciones; las kantianas, por ejemplo.

[7]   El conocimiento de la naturaleza del acto y sus consecuencias a través de la inteligencia, y la posibilidad de decisión para ejercerlo o no, caracterizan al

decirnos cómo actuar (decirnos cómo **debemos** actuar) o establecer reglamentos o prescripciones —códigos—. Este es el propósito de la deontología. La ética tiene por objeto sustentar, dar fundamento a los códigos deontológicos; es el estudio metodológico de cómo la deontología llegó a sus prescripciones. El ejercicio de cualquier profesión, como cualquier acto humano, es objeto de la ética; cuando el acto humano estudiado es un acto de salud (provisión de un servicio de salud), es la bioética (como disciplina comprendida en la ética) la que se ocupa. Cuando el acto de salud implica una decisión médica, la parte de la bioética que se ocupa es la ética clínica. Así, la deontología se ocupa de la relación médico-paciente, la bioética se ocupa de la relación de ambos con el bien del paciente. Para su propósito, la bioética recurre al conocimiento ontológico del ser humano y de la actuación que se ejerce al proveer un servicio de salud. La ontología y la antropología filosófica brindan buena parte del apoyo que requiere la ética para lograr su propósito. Otras fuentes necesarias a la ética son los conocimientos biológicos y los jurídicos.

El médico —por el mero hecho de serlo— establece un vínculo con el paciente que se caracteriza por un compromiso. Debe su lealtad al paciente en cuanto a que ha de obrar en dirección del bien de este (de la conveniencia con su naturaleza). Su primera lealtad como médico está con la Medicina y con la bondad de esta. El médico no trabaja para el paciente; esto en el sentido de que no ha de proveer el servicio que el paciente solicita si dicho servicio no es lo que realmente conviene a su bien. Por otra parte tampoco el médico es quien ha de tomarse la atribución de decidir lo que conviene al paciente. El médico ha de mostrar al paciente las alternativas convenientes para él, el paciente es quien decide; sin embargo, el médico provee o no el servicio dependiendo de lo que su propia inteligencia le dicta en cuanto a la conveniencia del paciente. El médico que es empleado por una institución, no por la obediencia que debe a la institución puede pasar por encima de su compromiso con el paciente y del compromiso con su profesión en cuanto a actuar en dirección a lo que conviene al paciente de acuerdo con su naturaleza.

---

acto humano y lo tipifican como producto de la libertad. La congruencia de estos conceptos con la teoría psicoanalítica será tema de otra apartado.

El fundamento de las reflexiones descritas en estas últimas líneas es objeto de la bioética. Así, la ética —y por ende la bioética— no enfrenta preguntas; enfrenta problemas. No ofrece respuestas, sino que orienta los actos; es vivida por quien la observa.

HISTORIA DE LA ÉTICA MÉDICA

En una revisión, aún somera, de la historia de la ética médica se han de tocar diversos aspectos; desde la responsabilidad que el médico asume en el ejercicio de la profesión, hasta la forma en que en diversas culturas y tiempos históricos se considera legítima la remuneración por sus servicios. La relación médico-paciente a través del tiempo ha sufrido alteraciones importantes derivadas de la idiosincrasia de las culturas y del devenir del progreso tanto socio-político, como tecnológico y científico. Algunos de los elementos que devienen en tales alteraciones son el pensamiento mágico del paciente, que da al médico una investidura sobrenatural; la tendencia del paciente a tomar una posición pasiva y dependiente del médico, *evadiendo la responsabilidad en el acto biomédico*; el progreso de la tecnología, que ha alejado al paciente del médico y del especialista en particular; pero donde, curiosamente, el paciente exige ser quien determine la conducta que el médico debe tomar; los cambios socio-políticos que han matizado los servicios de salud con connotaciones que dan las conveniencias sindicales y la política laboral; la comercialización de la práctica médica por la influencia de las actividades con ánimo de lucro que son propias de empresas en torno a la prestación de servicios de salud; etc. En la sociedad moderna, el médico, salvo contadas excepciones, no tiene obligación de resultado en las acciones terapéuticas que ejerce; en cambio en las sociedades tempranas en la historia, el médico habría de pagar caro el fracaso de un tratamiento que había puesto en juego. Aunque en ciertas sociedades antiguas se consideró que el médico no habría de cobrar por su labor; en la sociedad moderna se considera legítima la remuneración justa al médico por sus servicios; en el extremo, en muchos campos de la medicina el médico es considerado como un técnico altamente capacitado que debe ejecutar las órdenes y deseos de quien paga.

Para los propósitos en este capítulo, se ha de tocar lo que en asuntos médicos ocurría en las épocas prehipocrática, hipocrática y poshipocrática; advirtiendo que se trata esta de una división histórica arbitraria; pero que permitirá entender algunos aspectos del tema que aquí se intenta abordar. Recordemos, para orientarnos en el tiempo, que el punto de referencia que aquí se utiliza: Hipócrates, existió unos cuatro o cinco siglos antes de Cristo. Se dice que nació en la isla de Cos, alrededor del año 460 a.C.

Época prehipocrática o pretécnica

Se extiende desde los orígenes de la humanidad hasta la Grecia de los siglos VI y V antes de Jesucristo. Podemos dividirla en tres períodos: el de la medicina primitiva, el de la medicina religiosa o teogónica, y el de la medicina secularizada.

En los tiempos más remotos de la humanidad, el médico era un chamán o hechicero; vale decir, era a la vez sacerdote y brujo. Unos tenían como única ocupación el oficio de curanderos, otros lo ejercían de manera ocasional. El pago de sus servicios dependía de los resultados del tratamiento: si fracasaba, el *médico* perdía estatus en la tribu, y aun podía perder la vida si el enfermo era poderoso. Si había éxito; el respeto, la admiración y el poder se acrecentaban. Es probable que existiera algún reconocimiento en especie (Laín Entralgo: 1972).

Los primeros documentos que mencionan puntos de vista éticos en la práctica de la medicina se derivan de papiros egipcios del siglo XVI a.C. aproximadamente. Es esos documentos ya existen lineamientos de la práctica médica y metodología para el establecimiento del diagnóstico y del tratamiento. Si el médico seguía estos lineamientos y fracasaba, no se le consideraba culpable, aunque el paciente muriera; pero si intentaba nuevos tratamientos (experimentaba), y el paciente moría; el médico era castigado y podía incluso perder la vida.

En Babilonia, aproximadamente dos mil años antes de Cristo, los médicos eran sacerdotes. La civilización que ocupaba la Mesopotamia era eminentemente religiosa. Dado que se consideraba que la enfermedad era un castigo procedente de un dios, el curador debía de ser forzosamente un sacerdote; un intermediario entre la divinidad y el paciente. Los médicos sacerdotes eran profesionales, vivían de su trabajo. Sus honorarios diferían según la categoría del paciente: el hombre libre pagaba más que el esclavo. Su poder llegó a ser tan grande que fue necesario dictar normas de conducta para contrarrestarlo. El Código de Hammurabi fue escrito con caracteres cuneiformes aproximadamente dos mil años antes de Cristo en una estela en forma de columna o monolito negro que rodó por diversos rumbos del mundo desde la invasión de Alejandro Magno a Oriente Medio. Actualmente se encuentra en el Museo de Louvre en París. La mitología babilónica relata que el dios Samash, dios de la justicia, dictó su contenido jurídico al Rey Hammurabi (1790-1750 a.C.?) Este código unifica las leyes existentes en las ciudades del Imperio Babilónico (Rivero: 2005). Entre estas leyes se encuentran las que se refieren a la práctica de la medicina; desde la reglamentación de las tarifas por concepto de honorarios, hasta el castigo por el resultado infortunado de un tratamiento médico (Finet: 1996). Los siguientes son algunos ejemplos:

> Si un médico ha llevado a cabo una operación de importancia en un señor con una lanceta de bronce, y ha causado la muerte de ese señor, o (si) ha abierto la cuenca del ojo de un señor con la lanceta de bronce y ha destruido el ojo de ese señor, se le amputará la mano.
>
> Si un médico ha llevado a cabo una operación de importancia en el esclavo de un subalterno con una lanceta, y le ha causado la muerte, entregará esclavo por esclavo.
>
> Si ha abierto la cuenca de su ojo con una lanceta de bronce, y ha destruido su ojo pesará plata por la mitad de su precio.
>
> Si un médico ha compuesto el hueso de un señor o le ha curado un músculo enfermo, el paciente dará al médico cinco siclos de plata.
>
> Si es a un hijo de subalterno le dará tres siclos de plata.
>
> Si es a un esclavo de un particular, el propietario del esclavo dará al médico dos siclos de plata.

Los honorarios médicos estaban en relación con la condición social del paciente –hombre libre o esclavo– y la contraprestación era equivalente; es decir, que si el médico fracasaba al tratar a un hombre libre, debía purgar su fracaso a costa de su propia integridad; si el fracaso era con un esclavo, debía indemnizar en especie a su dueño. Empezaban así a esbozarse lo que se conocería después como responsabilidad médica.

En la antigua Grecia la medicina también tenía un carácter divino. El dios era Asclepio, pero comienza a advertirse una secularización de su figura al concedérsele afinidad con los hombres. Es cierto que su padre fue otro dios, Apolo; pero su madre, Corónida, hija del belicoso Flegias, era una simple mortal; tanto que, estando embarazada, el dios, por conducto de su hermana Artemisa, le dio muerte. Gracias a su operación cesárea practicada con ayuda de Llitía, protectora de las madres, nació Asclepios, que era sin duda un mortal.[8] Algunos de sus hijos, Poladirio y Macaón –citados en la Iliada– llegaron a ser médicos. Dos de sus hijas, Higieya y Panacea –invocadas en el Juramento Hipocrático– también lo fueron (Goerke: 1984).

Época hipocrática

A partir del siglo V a.C. en cada una de las principales ciudades de Grecia se establece una corporación de sacerdotes, los Asclepias, de la que forma parte Hipócrates, considerado el padre de la Medicina, del que muy poco se sabe. Se afirma que nació en la isla de Cos hacia el año 462 a.C. El único contemporáneo que lo menciona es Platón,[9] más tarde también Aristóteles hace mención de él.[10] Para algunos, fue más un nombre que un hombre. De todas maneras, sus enseñanzas, o mejor, los conocimientos contenidos en los libros que se le atribuyen, marcaron la pauta en asuntos médicos durante muchos siglos y su influencia aún tiene vigencia. En la medicina hipocrática el médico como máxima autoridad se hacia responsable del paciente. Este fue el inicio de una forma paternalista benigna de la medicina oriental (Potter: 1971). El Juramento Hipocrático (460-370 a.C.) parte de un conjunto de documentos reconocidos como *corpus hippocratum,* creado en su totalidad no necesariamente por Hipócrates, sino por los médicos contemporáneos a él o inmediatamente posteriores que continuaron su escuela. En el *corpus hippocratum* y en el juramento en sí se sostiene el paternalismo hipocrático, y representa la expresión propia de la cultura de la época.

La estructura del juramento comprende a) una invocación a la divinidad, b) una parte central que consta de dos contenidos: el compromiso de respetar al maestro, y el que obliga al médico a abstenerse de ciertas acciones como la de administrar veneno incluso a quien se lo

---

8   Píndaro, *Pítica III*. Biblioteca Clásica de Gredos, Madrid, 1984.
9   Platón, *Fedro. Diálogos*. México: Porrúa, 1984.
10   Aristóteles, *Ética Nicomaquea*, México: Porrúa, 1996.

solicite, la de provocar el aborto, la de realizar cualquier abuso sexual del enfermo o de los familiares de este, y la de revelar a terceros lo que ha escuchado en su relación con el paciente (secreto profesional); y finalmente c) una conclusión que invoca sanciones por parte de la divinidad en sentido positivo (bendiciones) para quien observa lo que prescribe el juramento, y en sentido punitivo (maldiciones) para quien ejerce trasgresiones al mismo.

El juramento hipocrático basa la moralidad del acto médico en el *principio de beneficencia y de no maleficencia*. Es decir, lo que fundamentalmente tutela es el bien del paciente: el médico siempre ha de actuar a favor del bien del paciente, y es lo único que anima la acción que ejerce sobre el paciente: el tratamiento. No necesita de otra confirmación ni siquiera por parte del paciente. Estas son las bases filosóficas de lo que actualmente denominamos modelo paternalista. Se trata de una moralidad fundamentada en el principio sagrado del bien del paciente cuyo custodio es el médico por encima de la ley.

El pensamiento hipocrático constituyó un canon tanto para la cultura clásica como para la de la Edad Media, largas épocas que dan testimonio de la influencia casi universal que tuvo el mismo. Influencia que tiene resonancia en el Juramento de Asef Ben Berachyau en la Siria del siglo VI, la oración diaria de Maimónides (1135-1204) en Egipto, y *Los Deberes del Médico* de Mohamed Hasin (1770) en Persia (Sgreccia: 1994).

En este modelo paternalista, si bien se observa el *principio de beneficencia y de no maleficencia*, se limita al paciente en cuanto a su participación libre en el acto biomédico. Si predomina la autoridad del médico, el paciente no asume la responsabilidad del cuidado de su salud y deposita dicha responsabilidad en forma total en manos del médico que se convierte en una figura de tendencia autoritaria; la libertad y dignidad del paciente se reduce. Así, en la actualidad, el modelo paternalista no se considera aceptable, aunque el principio de beneficencia, en cuanto principio rector de la tradición hipocrática, sigue teniendo un puesto primordial en la moral biomédica.

Época poshipocrática

En la Roma antigua los primeros médicos fueron esclavos de conocimientos muy rudimentarios. En el siglo IV a.C. la sapiencia de esos médicos se vio socorrida con la presencia de médicos griegos. La influencia de estos se dejó sentir durante varios siglos. La ascendencia de la escuela hipocrática se mantuvo por cientos de años hasta bien entrada la Edad Media; e indudablemente la influencia del cristianismo imprimió nuevos rumbos al ejercicio de la medicina al dar este una nueva dimensión al papel del médico: la de la filantropía. En efecto, el espíritu cristiano, siguiendo el ejemplo de Jesucristo, al que se llamó metafóricamente *médico* y que curó sin cobrar, alentó a curar de manera desinteresada al hermano enfermo. Siendo una buena acción, beneficiaba el alma. Recordemos que *los hospitales en sus primeros tiempos eran refugio de enfermos apestosos* (hospital de encierro). Estos enfermos eran recluidos para apartarlos de los sanos, sin encargar a nadie de su cuidado. Fueron monjes quienes asumieron la carga de velar por ellos sin esperar recompensa alguna. Aún más, suya era también la responsabilidad de suministrarles alimentos y medicamentos.

La *medicina se profesionalizó*, es decir, se hizo de ella una actividad académica con estudios, grados, reconocimiento público y oficial y, por supuesto, legalmente lucrativa a partir del nacimiento de la escuela médica en la ciudad de Salerno en el siglo IX p. C. Esta primera escuela de medicina en Europa devino en un desarrollo del saber médico. En ella se establecieron los primeros reglamentos con implicaciones éticas que se impusieron en los estudiantes de la profesión médica. La escuela de Salerno era exigente y elitista; el aspirante debía demostrar que había cumplido veintiún años de edad, que era hijo legítimo y que había estudiado lógica durante tres años. Cuando se graduaba, el nuevo médico juraba honrar a la escuela, atender gratis a los enfermos pobres y no abrir tienda de boticario (Guthrie: 1953). Más tarde, en el siglo XII, se fundan las escuelas de Bolonia y Montpellier; esta última vino a constituirse en un importante centro, mucho más que la de Salerno, y de mayor influjo en la medicina europea. Montpellier tuvo fama hasta bien entrado el siglo XX. Llegado el siglo XIII se funda en París el Colegio de San Cosme y San Damián, en recuerdo de los médicos gemelos árabes, tenidos como los primeros santos relacionados con el arte de curar, y que fueron decapitados alrededor del año 303 a.D. (Guthrie: 1953). Los médicos egresados de estas escuelas o colegios de medicina, se consideraron personas doctas —doctores— y se tenían como muy estudiosos. Si en los tiempos anteriores, por influencia del cristianismo, cuidar y curar enfermos era misión divina, generosa, gratuita, que requería fuerte vocación; en estas épocas de médicos egresados de los colegios, éstos habrían de tener un reconocimiento económico éticamente aceptable, que de ordinario era caprichoso en cuantía, dependiendo del rango tanto del facultativo, como del paciente. Attali (1981), tomando de Dante la noticia, refiere que en

Florencia, el médico Taddeo o Alderotti (1223-1305), médico florentino muy famoso por haber introducido el método escolástico en la enseñanza de la medicina, cobró cien ducados por atender al papa Honorio IV, mientras a los burgueses los atendía por trece.

Antropología escolástica, principios morales y la moral médica

En la *Suma Teológica,* Santo Tomás de Aquino se refiere como principio fundamental *a haz el bien y evita el mal —*o *el bien debe hacerse y el mal debe evitarse.* En este principio se moldea el hipocrático de beneficencia y no maleficencia. El cristianismo primitivo, y luego la escolástica, no solo dieron acogida a la ética hipocrática; sino que aportaron el fundamento donde se continúa troquelando el concepto actual de persona humana (Aquino: 1994), que revisaremos oportunamente en el apartado correspondiente.

Santo Tomás (1994) retoma y recupera los conceptos clásicos aristotélicos, y supera el dualismo alma-cuerpo instaurado por la patrística, que acarreó nociones filosóficas sobre el cuerpo como principio de maldad, cultivadas por el orfismo y posteriormente por Platón. Así, para la escolástica no solo el alma es espiritual; sino todo el hombre, en su unidad cuerpo-espíritu, es considerado como criatura hecha a imagen de Dios, dotada por Él del don de la vida, que lo hace custodio corresponsable de la tierra y de la vida en el mundo ante el creador mismo. Para la escolástica, de estos elementos emergen la dignidad inviolable de toda persona humana, la igual dignidad de todas las personas a los ojos de Dios, y la sacralización de la vida humana.

Aportaciones de la filosofía moderna

La aparición del principio de autonomía, la afirmación del pensamiento moderno y del liberalismo clásico desde John Locke (1690) hasta Alexander von Humboldt (1807), y luego la formulación de los derechos del ciudadano y de los derechos humanos; representan un encuadre un tanto diferente del entendimiento de lo que es la persona, y subraya la autonomía como principio fundamental, y postula que la dignidad de la persona estriba precisamente en su derecho a ejercer su voluntad sobre lo que se ha de hacer con su persona –desde luego, con su cuerpo– (Eister: 2000). El principio de autonomía es considerado como *independiente de toda referencia al bien objetivo de la persona y desligado de la verdad objetiva.* Otras orientaciones, como el personalismo, critican al libertarismo por considerar a la libertad el valor supremo en la escala axiológica, perdiendo de vista que la vida, como valor, se encuentra como fundamento mismo de la libertad.

Las orientaciones utilitarias derivadas de las aportaciones de John Stuart Mill, del pragmatismo de Bentham, del utilitarismo medio de Rowls y hasta del utilitarismo radical de Peter Singer se centran en la importancia del bien para la mayoría, y así su enfoque viene siendo sobre la comunidad (la sociedad), entendiendo por bueno todo lo que resulta en mayor bienestar para la mayoría con el menor esfuerzo. El entendimiento pragmático es que por placentero se entiende todo lo que produce bienestar y por dolor se entiende el esfuerzo invertido para la obtención de dicho bienestar. Finalmente, un acto humano es aceptable o *vale la pena*, en función del resultado de una ecuación en la que el posible placer y la inversión de esfuerzo (dolor) se ponen en juego.

Los derechos humanos en Europa

El proceso de Nuremberg (1945-1946) representó una vertiente laica de naturaleza jurídica y deontológica. En este juicio contra los criminales nazis se dieron a conocer al mundo actos de extrema degradación y cosificación de prisioneros y civiles por orden del régimen nazi. Millares de personas fueron masacradas y millares fueron utilizados (cosificados) en la investigación médica. Muchos médicos colaboraron con el régimen nazi y se dejaron instrumentalizar por el poder político, e incluso se consideraron justificados porque se sentían coaccionados. El proceso de Nuremberg mostró al mundo lo que llega a suceder cuando el poder absoluto se ejerce sin vinculación a la moral, y devino en el nacimiento implícito de la bioética. Se gestó la formulación de los derechos humanos y la aprobación de los códigos de deontología médica elaborados por la Asociación Médica Mundial y la Federación de Colegios Médicos.

El Código de Nuremberg (1946) fue publicado en Ginebra en 1948. En él se estipulan los lineamientos que ha de seguir la investigación en humanos, incluyendo las condiciones del consentimiento Informado. La Declaración de Helsinki es un documento oficial de la Asociación Médica Mundial, organismo representante mundial de los médicos (Asociación Médica Mundial: 2004). Fue adoptada por primera vez en 1964 (Helsinki, Finlandia) y revisada en 1975 (Tokio, Japón), 1983 (Venecia, Italia), 1989 (Hong Kong), 1966 (Somerset West, Sudáfrica) y 2000 (Edimburgo, Escocia). También, dentro de la Declaración de Ginebra (1948), aparece una versión moderna del Juramento Hipocrático

(Juramento de Ginebra) y que fue enmendada en Sydney, Australia en 1968.

Efectos del progreso tecnológico en la Bioética

Progresivamente a través de la segunda mitad del siglo XX se hizo evidente la necesidad de llevar a un nivel operante la vinculación del humanismo y la práctica de las disciplinas médicas. Esto, no solo por las amargas consecuencias que tuvieron las acciones ejercidas en contra de la dignidad humana durante la segunda guerra mundial, el auge del nazismo, y la utilización de humanos para los proyectos de investigación; como señalamos ya anteriormente. También se hizo evidente la necesidad de revincular las disciplinas humanísticas al quehacer médico en función del enorme progreso tecnológico que sobrepasando las capacidades humanísticas suscitó graves dilemas éticos nunca antes contemplados. Se pusieron en cuestionamiento conceptos fundamentales sobre lo que son la vida y la muerte, la maternidad y la familia, la herencia genética y la eugenesia, la libertad y las emociones, y lo que es el hombre mismo. En esta situación de incertidumbre en cuanto a la práctica de la medicina moderna y profundizando en la búsqueda de la verdad sobre el bien integral del paciente, surge una interdisciplina: la bioética, que nace en los Estados Unidos tanto por el uso del término, como por la reflexión sistemática sobre la conducta humana en el campo de las ciencias de la vida y del cuidado de la salud. El título del primer capítulo del libro de Potter (1971), *Bioethics: the Science of Survival* (Bioética: Ciencia de la Sobrevivencia) expresa la exigencia de discernir entre las posibilidades técnicas y la licitud ética; como lo expresa Potter, de adquirir la sabiduría para utilizar el conocimiento (Tarasco: 1997).

Siendo la bioética una disciplina que nació y se desarrolló primeramente en los Estados Unidos de Norteamérica, hasta hace poco tiempo la mayoría de las publicaciones sobre temas relacionados con la bioética se originaban en ese país, además de que el mayor número de departamentos académicos, cursos, conferencias y participación gubernamental se daban también ahí (Wikler: 1994). En 1970, el Gobierno de los Estados Unidos estableció la *Comisión Nacional para la Protección de los Sujetos Humanos*, y unos años después; la *Comisión*

Presidencial para el Estudio de los Problemas Éticos en Medicina. De esta Comisión nació el *Reporte Belmont,* publicado el 18 de abril de 1979, que busca proteger a las personas involucradas en la investigación con humanos, y en el que se proponen tres principios: El respeto a la autonomía de la personas y protección a aquellas que tienen disminuida su autonomía, el esfuerzo por garantizar la beneficencia de las personas, y el esfuerzo por garantizar la equidad en la distribución (justicia).

La bioética se internacionalizó rápidamente, aparecieron libros y publicaciones científicas en otros idiomas, se formalizaron asociaciones internacionales de bioética, y han aparecido institutos de bioética en todos los continentes; no obstante, Estados Unidos continúa siendo el país líder; y la bioética que presenta al mundo se circunscribe en torno a los cuatro principios: autonomía, beneficencia, no maleficencia y justicia.[11]

---

[11]   Iáñez E: *Introducción a la Bioética.* En: http://www.ugr.es/~eianez/Biotecnologia/bioetica.htm consultado el 1 de abril de 2013.

LA METODOLOGÍA EN LA BIOÉTICA[12]

El médico en general se ha reputado a través del tiempo por su solidez moral y su dedicación a atender con compasión las dolencias de los enfermos. Los médicos hemos dado por hecho que conocemos claramente nuestro deber y hasta nos consideramos autoridades en cuanto a cuestiones éticas. Recibimos justa orientación y sentido del deber, o lo que entendemos por moral o ética; de nuestros maestros y de nuestros colegas a través de nuestros estudios y de nuestra práctica profesional. Desde antes de eso, la sociedad nos indicó lo que son las buenas costumbres y el bien común y, sobre todo, lo que se espera de nosotros como personas humanas. Desde niños, en el seno familiar se nos inculcó obrar bien. Como parte de nuestra misma naturaleza humana, no se nos hace difícil distinguir las buenas y las malas acciones. Casi nos parece innecesario que Aristóteles (Gómez Robledo: 1967), y luego los escolásticos, nos hayan dicho que lo bueno es lo que promueve, desarrolla, perfecciona, dignifica al hombre: lo que es acorde a su naturaleza. O que Kant (1785) nos haya enseñado que el acto bueno es aquel cuya máxima puede elevarse a ley de universal observancia. ¿Para qué todo eso? si sabemos muy bien cómo debemos actuar. En todos estos juicios nos asiste la razón. No hay duda que la familia, la escuela, la sociedad y nuestro ámbito profesional alentaron en nosotros el desarrollo de una visión axiológica. Pero la medicina moderna nos ha llevado a encrucijadas éticas de gran envergadura. Ya no es simple juzgar lo que conviene a la persona; por

---

[12] Presentado por el que aquí escribe, en el *Curso Nacional para Integrantes de Comités de Ética*, Academia Nacional de Medicina, México, D. F., 11 de agosto de 2000. Dos versiones distintas más cortas de este capítulo fueron publicadas en *Psiquiatría*, 2ª época, 17: 51-53, 2001; y en *Cuadernos de Psicoanálisis*, 23: 151-156, 2000.

ejemplo, en el caso de un tratamiento con gravosos efectos secundarios, el manejo del dolor del enfermo terminal, o el momento en que el humano deja de serlo. El juicio se acerca a terrenos muy espinosos cuando la diferencia entre el ensañamiento terapéutico y el tratamiento heroico se hace crítica; cuando la definición de vida y muerte, la disposición de órganos, la situación de doble efecto; se hacen inciertas, y ni siquiera el cuerpo jurídico nos ofrece un punto de referencia o de apoyo. La ocurrencia de todas estas y muchas otras situaciones críticas desvela la necesidad de cuerpos consultivos y comités de bioética que cuenten entre sus componentes con colegas con adiestramiento formal en bioética que los equipe con el conocimiento de la metodología que es propia de esta disciplina, y con la habilidad para su aplicación cabal.

En función de los proveedores de servicios de salud, la bioética, como disciplina, emprende el estudio sistemático de comportamientos y normas que solemos, algunos, considerar como válidos; emprende la reflexión sobre por qué los consideramos válidos, y la comparación con los que otros grupos no los consideran así. La bioética ofrece el estudio sistemático del fundamento de las prohibiciones y ordenanzas formuladas en los reglamentos de las instituciones de los sistemas de salud, en las leyes y normas establecidas en el cuerpo jurídico, y en otros códigos deontológicos, en referencia a la provisión de salud. Por lo mismo, ofrece el fundamento para el desarrollo y formulación de tales sistemas deontológicos y para su aplicación cabal; y dota a los comités de bioética con el *armamentarium* para el ejercicio de sus funciones en las instituciones proveedoras de salud.

Como toda disciplina científica, la ética tiene un objeto material, un objeto formal y una metodología. Así, el objeto material de la ética es la actuación del ser humano. Es decir, la conducta. Su objeto formal es la valoración de la conducta en términos de su conveniencia con la naturaleza misma del hombre. Es decir, valora si el acto del hombre lo perfecciona, lo promueve, lo dignifica; o lo envilece y deshonra. Cuando la consecuencia del ejercicio de tal acto recae en otro ser humano, la bioética valora si dicho acto promueve a este, quien lo padece. Si es así, el acto en cuestión es consecuentemente autopromotor. Así, la bondad o maldad de un acto es objeto formal de la bioética, ya específicamente, cuando su conveniencia o inconveniencia está en relación con la vida. En el caso del médico, si su actuación va de acuerdo a su persona y de acuerdo a su profesión, convendrá a su paciente, salvaguardará la vida de este; lo promoverá como persona, originará su propia dignificación: su autoperfección como médico y como persona.

En torno a los anteriores conceptos y recurriendo a fundamentos que derivan de la lógica, de la ontología, de la epistemología, de la antropología filosófica, de las ciencias biológicas y de las ciencias del derecho; la bioética construye su metodología. Como es propio de las disciplinas humanísticas, la metodología de la bioética no lleva a obtener respuestas de validez universal; sino que orienta y matiza las posiciones que la práctica de la medicina, como la vida misma, obliga al médico a tomar. Dichas posiciones tomadas a la luz de la metodología bioética, han de ser sostenidas en la convicción de su validez, que es entendida en función de una orientación filosófica. Lo que en nuestro caso, en la práctica de la profesión médica, defiende la vida como un bien al que la medicina misma ha investido con las características de fin; es decir, la ha caracterizado como valor superior. Como tal, la propone y la tutela en el paciente como persona humana (Tarasco: 1994).

Las posiciones así tomadas han de ser sostenidas en la convicción, en la firme adherencia a conceptos que consideramos que corresponden a la realidad. Es decir, pensamos que son verdaderos. Si así lo son, la epistemología y la lógica nos enseñan que no admiten oposición dentro de su correspondencia con la realidad; pero esta correspondencia sí va a tener que confrontar cuestionamiento válido constante; ya que la postura no puede aspirar a ser universal. La bioética provee los instrumentos para sostener las posturas tomadas a través de su metodología.

Además de la vida, la libertad y la verdad son otros bienes fundamentales que el entendimiento de la naturaleza del hombre propone como finalidades de la actuación; y que por tanto, la bioética, a través de la axiología, reconoce como valores superiores. Aristóteles describió que el hombre es un ser ético; es decir, tiene posibilidad de distinguir entre el bien y el mal; conoce lo que conviene a su naturaleza. Tiene el poder de actuar o no actuar de acuerdo a este conocimiento (Gómez Robledo: 1967). Este poder de actuar es la libertad, el libre albedrío. Este poder es lo que en sí, es el hombre. El hombre es libre albedrío, enseña Hegel (1802), y reflexiona Antonio Caso (1993). Este poder, consolidado, curtido y vigorizado; representa la voluntad de poder que manifiesta, para bien y mal entendimiento, al *superhombre* de Nietzsche (1885). El hombre es lo que han determinado sus acciones, reconoce Hegel (1802), ...*por sus obras los reconoceréis,* dice el evangelio.[13] La esencia del hombre resulta de experimentar su existencia en el ejercicio de su inevitable libertad a la que está condenado, sostiene Sartre (1993).

La libertad resulta de la autoexperiencia; de la posibilidad que tiene el hombre de reconocerse a sí mismo, de reconocer su propia existencia (Hegel: 1802): de la construcción del *self*. Y dicha construcción del *self* solamente es posible en la interacción con el otro; en la relación que ocurre en la construcción del otro, cuando este lo hace *tú* (Buber: 1974). Levinas (1972) explica que sin el otro, el yo tampoco puede ser sí mismo; ya que este es irreductible a la presencia del otro. Las teorías psicoanalíticas del desarrollo humano describen la relación materno-infantil y la disponibilidad emocional de la madre, como condiciones del verdadero nacimiento psicológico del infante humano, que ocurre progresivamente durante los primeros dos a tres años de la vida (Mahler: 1974), ya que a través de este nacimiento psicológico, el niño llega a experimentarse a sí mismo.

El niño requiere de la disponibilidad de otro, de la madre, para que la potencialidad de su esencia alcance la actualidad que cristaliza cuando logra experimentar, conocer su existencia. Para que este movimiento metafísico se produzca, el niño —el hombre— tiene que lograr existencia en la mente del otro, tiene que ver su reflejo en la mirada del otro. Esto requiere de la relación real que no cosifica, sino que establece el *tú personal* (Buber: 1974). Erikson (1959), desde la psicología psicoanalítica, describe cómo a través de la relación materno-infantil se establece la *confianza básica* que permite en todas las relaciones posteriores la posibilidad de una verdadera vinculación; de la misma forma que la relación real con la madre produjo la posibilidad de que el infante se experimentara a sí mismo. El hombre llega a ser humano en actualidad gracias a las relaciones reales, y las relaciones reales derivan de la confianza. Y la confianza es producida y salvaguardada por la verdad.

En otras palabras, la verdad es un valor del más alto nivel, porque sin ella no puede existir la confianza. Y sin la confianza no puede existir el vínculo (amor) que es el promotor del otro. Sin la verdad no puede existir el *tú,* que es el *yo* del *otro* que me nombra, que me hace *tú,* que me promueve. La relación real es lo que lleva al niño a experimentarse, a tener conciencia de sí mismo, a ejercer la libertad, a *ser libertad.* La verdad es lo

---

[13]   S. Mateo, 7:16.

que garantiza que la persona pueda llegar a ser en actualidad a través del ejercicio de la libertad que resulta de la autoexperiencia.[14]

En párrafos anteriores, me he referido al cuerpo metodológico que sustenta a los comités de bioética —algunos nacionales, otros internacionales— cuyo desarrollo he tenido oportunidad de seguir de cerca.

Para estos comités, el objeto y tarea inmediata ha sido la elaboración de un código deontológico para las respectivas sociedades. Me parece interesante comentar sobre algunas reacciones e ideas que han surgido de algunos colegas. A veces la orientación psicológica es un obstáculo cuando los colegas tienden a hacer de la ética una psicología. Ambas disciplinas estudian la conducta del hombre; pero desde diferentes ángulos. A la psicología le interesa las motivaciones de la conducta; a la ética le interesa la calidad de esta.[15]

En lo que he observado, las funciones más importantes de los comités de ética han sido las de educar, aconsejar y dar directrices. Los comités educan cuando logran que se identifiquen conductas inaceptables de los profesionales. Aconsejan cuando formulan o participan en la formulación de un código deontológico que establece ordenamientos y prohibiciones en relación con los actos que, como tales, son susceptibles de una valoración ética. Proponen directrices cuando proporcionan la sustentación filosófica, antropológica, biológica y jurídica para lo que consideran o no válido, cuando desarrollan un código, cuando dictan las formas en que este debe administrarse, y cuando expresan recomendaciones a las autoridades de las respectivas instituciones para el establecimiento de distintos tipos de sanciones que han de aplicarse a colegas que han o no cumplido o han incurrido en alguna trasgresión. Los comités de ética y la bioética como disciplina promueven la libertad alentando el ejercicio del acto que perfecciona y autoperfecciona. Por otro lado, como decíamos, los comités de ética abordan la tarea necesaria de elaboración de códigos que prohíben ciertas acciones e imponen el ejercicio de otras. Así mismo, diseñan medios de vigilancia y evaluación del cumplimiento de tales prohibiciones e imposiciones. Estas actividades

---

[14]   *Veritas liberabit vos* —La verdad os hará libres— Juan, 8:32.

[15]   El objeto material, tanto de la ética como de la psicología, es la conducta (humana). El objeto formal de la psicología es la motivación de la conducta; el objeto formal de la Ética es la conveniencia o inconveniencia de la conducta, con la naturaleza humana de la persona que la ejerce.

de los comités, como los cuerpos jurídicos y como el orden común; limitan la libertad de los individuos restringiendo el ejercicio en relación con lo que los respectivos comités circunscriben como obligatorio o como prohibido.

En las presentaciones y discusiones sobre la ética y sobre los códigos deontológicos en diversas sociedades profesionales, algunos colegas mostraron aversión a la mera idea de que se formulara un código, anticipando y temiendo actitudes inquisitoriales, persecutorias y hasta policiacas. Entendamos que el mero término *código de ética* es en sí un contrasentido (*contradictio in términis*); ya que para que un acto pueda ser considerado como éticamente aceptable, tal acto ha de ser ejercido en forma totalmente libre (ha de representar el ejercicio de la libertad). A diferencia de la ética, que promueve la libertad, cualquier código, como conjunto de prescripciones y de restricciones; coarta (restringe, limita) la libertad. Por lo tanto, **no puede estar al servicio de la ética**. Por esto, no es correcto hablar de *código de ética*; lo correcto es llamarle *código deontológico*. La deontología es la disciplina que se encarga de sistematizar lo que son los deberes de los individuos (prescripciones y prohibiciones).

Que los códigos no deberían existir, que no deberíamos tener en nuestras organizaciones profesionales esos códigos de mandatos; es un verismo —por no decir que es una verdad de Perogrullo. Hipotéticamente no deberían ser necesarios en nuestras organizaciones profesionales esos códigos de mandatos y prohibiciones. Deberíamos ejercer nuestro libre albedrío en función y en dirección de lo que conviene a nuestra naturaleza sin necesidad de una legislación que nos compela y que nos restrinja. No obstante, esto no es posible porque no somos perfectos. Las naciones, los estados, las instituciones, las organizaciones y las sociedades profesionales han de formular normas en función de la imperfección humana. Así, donde la ética ya no puede conducir la conducta de los hombres alentando la libertad, accede la autoridad con normas que exigen la previsión y el cumplimiento de lo prescrito, y limitan la libertad. En función de que el humano es imperfecto, se hace necesaria la aparición de las normas.

De esta manera, para garantizar la subsistencia humana en convivencia, se hace necesaria la aparición de las normas jurídicas. Las leyes constitucionales, las civiles, las penales: son normas jurídicas. Los reglamentos, los estatutos y los códigos deontológicos de las instituciones y de las organizaciones, sean oficiales o civiles, a través de respetar y apoyarse en forma escalonada, hasta llegar al Código Civil; conservan las características de las normas jurídicas. Como tales, son imperativo-atributivas (imponen obligaciones y otorgan derechos), y coercitivas (cuentan con mecanismos de sanción aplicables en caso de incumplimiento).

Consecuentemente a la necesidad de crear leyes que garanticen la convivencia, surgen dos disciplinas: la heurística jurídica que estudia cómo se construyen las normas jurídicas; y la hermenéutica jurídica, que enseña cómo entenderla —cómo interpretarla. Entre las formas de interpretación se encuentra la teleológica, que nos revela el ánimo —la razón de ser— de la norma *(ratio legis)*.

A los colegas eufemistas que quisieran darle otro nombre —tal vez menos amenazante— a los códigos y a las normas, quisiera comentarles que la heurística jurídica exige que los términos en estos temas han de ser inequívocos (únicamente los hemos de usar en un sentido). En la pronunciación de la ley no caben eufemismos. En otras palabras, es necesario llamar al pan, pan; y al vino, vino.

A los aficionados a la armonía de aparente consonancia humanística, que piensan que las normas deberían siempre pronunciar lo que se ha de hacer, y no lo que no se debe hacer; hemos de aclarar, para empezar, que la deontología trata de imponer deberes; no puede imponer la moral. Este es el único sentido en el que yo estaría de acuerdo con los que dicen que los miembros de los comités de ética no han de moralizar.[16] Entonces, a la norma, lo que le compete es imponer el límite en la forma en que este pueda ser expresado de manera más contundente. Así, algunas veces una norma solo señala el castigo que recibirá aquel que ejerce determinada actuación inaceptable, dejando implícito el entendimiento de la prescripción y de la prohibición. En determinadas normas se hace necesario prohibir para precisar el límite que las mismas intentan establecer. Estas, entonces, son formuladas de manera restrictiva (como en el Decálogo: **no matarás**). En este caso la norma, en su prohibición, prescribe un deber ser que respeta la vida como valor supremo). En otros casos, la forma de la norma es de ordenamiento (como en el Decálogo: **honrarás a tus padres**). En ciertos casos, esta forma de formulación puede resultar acomodaticia; por ejemplo, *respetar al paciente* pudiera malentenderse como que hay que ceder siempre a sus deseos. La norma pronunciada en forma de aseveración da mayor amplitud de opción

---

[16]   En el buen y estricto sentido de la palabra, su función es moralizar.

(por lo tanto limita menos la libertad); pero propicia la trasgresión del límite, puesto que esta es apetecible. Así, la heurística enseña a formular las normas de la manera en que el límite quede mejor establecido (al niño se le dice: *no juegues con fuego*). En todo caso, de cualquiera de las tres formas en que se construya la norma (como prohibición, como ordenamiento o como conminación), en su *ánimus* implícito siempre será prescriptiva y restrictiva (establecerá ordenamientos y prohibiciones); y será imperativo-atributiva (impondrá obligaciones y otorgará derechos).

Es necesario recordar que una sociedad profesional tiene estatutos y reglamentos internos que la constituyen en sociedad civil. Que como persona moral tiene responsabilidades jurídicas, y ha de sujetarse a las distintas normatividades existentes en el país. Por lo tanto, el código deontológico de una sociedad, ha de convenir no solamente con los estatutos de la misma, sino con la ley de organizaciones civiles correspondiente y, a través de esta, con el Código Civil y con la Constitución. Cabe subrayar lo anterior a los colegas que quisieran creer que la asamblea de una sociedad es soberana en sus decisiones, por votación. Sí, sus decisiones por votación son válidas siempre que no contravengan el propio reglamento interno de la asociación, no contravengan la Ley General de Organizaciones Civiles, no contravengan el Código Civil para el Distrito Federal en Materia Común y para toda la República Mexicana en Materia Federal; y, desde luego, no contravengan la Constitución. Cualquier decisión de asamblea que contravenga cualquiera o cualesquiera de estas instancias, podrá y habrá de ser impugnada.

DESARROLLO Y CONCIENCIA[17]

La abundante literatura de los últimos treinta años documenta el concepto actual de que el recién nacido tiene, al nacer, un repertorio conductual que es el resultado de un largo y complicado desarrollo biológico y psicológico intrauterino (López, M.I. y León: 1998). Este desarrollo responde a una extensa programación etológica que hace posible la supervivencia en el medio extrauterino, enfrentando el síndrome de adaptación posnatal y asegurando el desarrollo de una respuesta de interacción con la figura proveedora de cuidados primarios.

Al nacer, el niño está listo para respirar. Sus músculos respiratorios se han adiestrado para ello, aunque hasta ahora nunca había respirado. Sus órganos digestivos ya tienen *práctica* suficiente en la secreción y utilización de jugos digestivos, y se encuentran listos para digerir la leche materna. El gusto por el sabor dulce de la leche materna; presente desde el séptimo mes de la vida intrauterina (Bradley y Mistretta: 1975), la avidez con que el recién nacido busca la estimulación visual (Haith: 1969); la afinidad y preferencia por la voz de la madre,[18] el encuentro de la fuente de la voz de la madre preparado y determinado por una visión *convenientemente*

---

[17] Una versión más breve de este trabajo fue presentada en el *VIII Congreso del Instituto de Psiquiatras de Lengua Española*. Cuernavaca, Morelos, 15 de septiembre de 2000. Dicha versión fue publicada con la coautoría de la Dra. Norma Alicia León, Doctora en Psicología Clínica y Psicoanalista, en *Cuadernos de Psicoanálisis*, 34:57-63, México, 2001.

[18] No ha sido fácil para los experimentalistas mostrarnos la preparación y adiestramiento que el feto desarrolla, desde los últimos meses de la gestación, en las áreas de sus funciones auditivas que son productoras y resultado de la correspondiente mielinización de los nervios cocleares (Richmond y Herzog: 1979), y que permite luego, al recién nacido, reconocer la voz de

fija a una distancia propicia a la cara de la madre,[19] que se sincroniza con la experiencia olfativa, auditiva, visual, gustativa, táctil y cinética con la gratificación de la necesidad oral; nos indican que el encuentro con la madre y con el mundo, y el desarrollo del vínculo, han sido preparados en el niño durante la vida intrauterina; y que cuando nace el ser humano, el fenómeno etológico que liga a la madre con el hijo ya se encuentra establecido.[20] Toda la constelación senso-perceptual queda circunscrita a la gratificación del poderoso impulso oral, que representa una urgencia en la que la madre (o partes de ella) es investida intensamente con la motivación —apetencia— como fuente exquisita de la satisfacción que lleva el desequilibrio de la insatisfacción, al equilibrio en el que el niño ha saboreado y gustado de la leche de la madre, escuchando su ya muy conocida voz; y experimentando la tibieza y tersura de su piel con su propio cuerpo, con sus manos y con sus labios en un clima de entrega a la satisfacción de la imperiosa necesidad oral.

Estamos describiendo una compleja constelación de vivencias. Unas participadas a través de todas las vías sensoriales, otras experimentadas como resonancias emocionales de la satisfacción del deseo etológicamente programado para pugnar por satisfacción. Todas estas vivencias —así padecidas—, ya sincronizadas, concordadas y sintonizadas en el ámbito de la relación materno infantil; representan una múltiple impronta de gran significado emocional tanto para el hijo como para la madre. Es posible teorizar que esta impronta que se produce en forma repetitiva en un vaivén entre la satisfacción, la insatisfacción, y nuevamente la satisfacción;

---

la madre y mostrar una enorme afinidad y preferencia por ella (DeCasper y Spence:1986).

[19] Los hallazgos de Fantz (1961) sugieren que el recién nacido mira preferencialmente a patrones faciales. Haynes y colaboradores (1965) reportaron que los estudios de acomodación por retinoscopía dinámica muestran que la visión del recién nacido parece fija a una distancia de acomodación media de 19 cm.

[20] En función de esto entendemos que en el ser humano no se observa que dicho ligamen se vea interferido cuando el recién nacido es separado de la madre, en contraste con los animales. En éstos existe un período crítico neonatal en el que la separación, u otros eventos interfieren con la disponibilidad de la madre para alimentar y proteger a su producto; ya que dicha formación está programada etológicamente para desarrollarse en tal período crítico.

constituye un primordio de la representación del objeto y, por ende, del sí mismo; es decir, de la autoexperiencia: de la conciencia.

A través de este ejercicio repetitivo, en el que las primeras acciones cognoscitivas emergen fusionadas a las resonancias emocionales de la gratificación pulsional, el infante está iniciando la organización de un mundo representacional muy anterior a la emergencia de la capacidad simbólica.[21]

Los autores experimentalistas han estudiado los patrones de regulación mutua entre la madre y el lactante, a través de microanálisis de películas y vídeos (Beebe y Lachmann: 1988). En este proceso de formación del primordio del *self*, estos autores han descrito la producción de una serie de acciones que constituyen dichos patrones.[22] Sus hallazgos parecen indicar que este primordio del *self* no surge simplemente de las acciones del infante ni de las respuestas del proveedor de la satisfacción primaria; sino más bien del proceso mismo de ajustes recíprocos según éstos crean los patrones de regulación mutua que el infante va recordando y esperando que sucedan. Dicho de otra manera, el primordio de la conciencia es la sustancia de estas representaciones interactivas tempranas que incluyen percepciones, afectos y *propiocepciones* en un emergente fenómeno diádico, que en un terreno de socialización, las experiencias primordiales del *sí mismo* y del *otro* son estructuradas simultáneamente.[23]

---

[21] Numerosos autores han sugerido que los modelos internos tempranos de *self*, objeto y su relación; surgen de los patrones de interacción experimentados por el infante (Beebe y Stern: 1977, Emde: 1981, Fairbairn: 1954, Main, Kaplan y Cassidy: 1984, Sander: 1983, Stern: 1977, 1985 y Sullivan: 1953). Vives y Lartigue (Vives y Lartigue:1994; Lartigue y Vives:1997) han revisado exhaustivamente los conceptos relacionados con los términos *apego* y *vínculo* y sus implicaciones para el desarrollo infantil temprano.

[22] La proposición de Beebe y Lachmann (1988) es que las estructuras de interacción organizan representaciones tempranas. Citan varios estudios que muestran que estas estructuras de interacción temprana predicen la cognición, el apego y las estructuras de interacción en el segundo año de la vida.

[23] El hijo se va experimentando a sí mismo como la *otredad* de la madre. El período en que se da esta formación del *primordium* del *self* es considerado por Beebe y Lachmann como presimbólico, precisamente por que es un fenómeno interaccional en el que las representaciones primordiales del *self* y del objeto requieren de la presencia de la madre.

A partir de la formación de estas representaciones primordiales, en la constante repetición de las experiencias relacionales tempranas descritas, van configurándose las representaciones mentales del infante, que eventualmente llegarán a ser simbólicas.[24] Es decir, que ya no requerirán de la presencia del otro para ser evocadas en el aparato psicológico del menor. Entendemos que a lo largo de los tres primeros años evolucionan las representaciones primordiales (presimbólicas) en la interacción del niño con la madre, luego con el padre, y de ambos padres entre sí en relación con su hijo y con este en su presencia en la realidad.[25]

Describimos esta fenomenología desde 1988 (López, M.I.: 1995; López, M.I. y León: 1988, 1992, 1998) entendiendo que finalmente la autorrepresentación mental del infante se va configurando simultáneamente a la representación final que se configura en el aparato mental de los padres a través del período de separación-individuación, que Mahler describió como el nacimiento psicológico del niño (1974). Desde entonces entendíamos el desarrollo del primordio de la personalidad como un fenómeno interaccional entre el niño y ambos padres.

Ahora bien, hemos descrito anteriormente que el niño nace con una aptitud y una apetencia para establecer la vinculación con la madre, que está caracterizada por la importancia motivacional que asegura la

---

[24] Las experiencias del primer año son radicalmente transformadas con el principio del pensamiento simbólico, que se inicia al final del primer año, y se reorganiza a lo 16 o 18 meses; y es constituido aproximadamente al tercer año (Beebe: 1988). Con la habilidad de simbolizar las relaciones entre los objetos, el niño puede percibirse a sí mismo como una entidad objetiva. Esta etapa es la culminación del proceso de construcción de las representaciones de objeto y de *self* en los tres primeros años de la vida. Este proceso continúa en formas significantes a través de toda la vida.

[25] Twemlow, S.W., y Gabbard, G.O. (1989). Los cónyuges dependen el uno del otro para desarrollar al máximo sus propias funciones psicológicas y para alcanzar la culminación y cumplimiento de las tareas de la adolescencia. Entre estas, la consolidación final de las *relaciones objetales reales* y la capacidad parental (López, M.I.: 2008, López, M.I. y León: 1992). La gestación psicológica tiene su contrapartida en el proceso de embarazo biológico que ambos padres comparten y cuyo órgano compartido es el útero. Así, la concepción de la representación mental del hijo tiene su contrapartida en la concepción biológica a través de la cópula. El órgano de este acto, que ambos padres comparten, es el pene.

supervivencia inmediata, así como el desarrollo psicológico posterior. Esto, a través de las vivencias interaccionales que organizan progresivamente las representaciones presimbólicas, como primordio de las representaciones del sí mismo y del objeto. Por parte de la madre, distinguimos también la existencia de un proceso de preparación para el interjuego diádico con el hijo, que se ha gestado a través del proceso de embarazo psicológico que ambos padres han experimentado a lo largo del embarazo biológico. Nos estamos refiriendo a la representación mental del hijo por nacer que ambos padres conforman en su aparato psicológico en una gestación que ha derivado de elementos representacionales provenientes de todas las etapas de su desarrollo. Entre estos: a) elaboraciones idealizadas en torno al *yo ideal* y al *ideal del yo* tanto de los padres como de los padres de éstos, b) elementos representacionales originados en las resoluciones relativas de sus situaciones edípicas y adolescentes, c) elementos surgidos en la modalidad peculiar del establecimiento de la relación de pareja; dependiendo de la entrega alcanzada en la regresión que implica la relación misma.

Nuestra hipótesis es que la representación del hijo por nacer en los aparatos mentales de ambos padres, logra relativa síntesis y unidad dependiendo del grado de adecuación de la relación de pareja que logran. Esto, en la medida que, en la regresión, desarrollan una representación mental de ellos mismos como unidad pareja en la vinculación real.[26] Hemos emprendido en otros trabajos (López, M.I.: 1978, López, M.I. y León: 1988, 1989, 1990, 1992) el estudio minucioso de los orígenes de la representación mental del hijo por nacer, como estructura crucial a expensas de la que se desarrollará la personalidad del hijo.

Es necesario subrayar que nos parece muy importante distinguir la naturaleza de dicha representación mental del hijo por nacer, por el papel que juega en la conformación de la representación de sí mismo en el aparato mental del hijo –del *self*– y de su personalidad misma. Nosotros entendemos que la naturaleza de esta estructura es distinta a la de una fantasía. En este sentido es que pensamos que resulta riesgoso acuñar términos extravagantes sin explicar qué entendemos por qué. Nosotros entendemos que la fantasía está ligada fundamentalmente al deseo insatisfecho. Siguiendo a los psicoanalistas orientados en la escuela del yo, entendemos que la fantasía, como una función del yo, tiene como objeto la recreación mental de la satisfacción y, frecuentemente, la posposición

---

[26] Nos hemos referido a este proceso como una *translibidinización* (López, M.I. y León: 1992).

de la satisfacción; y que la fantasía inconsciente representa el objeto de satisfacción de un deseo insatisfecho y es una estructura del *id*. Es decir, representa la insatisfacción misma que surge del *id* (Glover: 1945). Si queremos entender con precisión la naturaleza de la representación mental que los padres tienen del niño por nacer, hemos de distinguir que esta no es solo una fantasía, aunque contiene, entre muchos otros componentes, contenidos (fantasías inconscientes) de deseos insatisfechos. Tomamos en cuenta que el entendimiento kleniano, que ha pasado al entendimiento vulgar, del término fantasía, dictaría que cualquier representación es una fantasía; pero en el entendimiento de estos fenómenos, sea como sea, es muy importante que logremos diferenciar que son muchos componentes los que cristalizan en dicha representación mental del hijo por nacer además de la satisfacción fantaseada de las carencias de las que los padres son portadores.

En el sistema formado por los aparatos psicológicos de ambos padres se gesta la representación del hijo por nacer a expensas de elementos transportados de las diferentes etapas de su desarrollo. La madre lleva esta estructura a su interacción diádica inicial con el hijo recién nacido. La representación del hijo se va modificando progresivamente en las interacciones reguladoras mutuas entre madre e hijo en la continua interacción de la pareja parental, y en la díada madre-hijo. La representación real del hijo en las mentes de los padres se va actualizando a través de las funciones del sistema formado por los aparatos psicológicos de ambos padres y del infante, que a través de esta *translaboración* coparticipativa va alcanzando la propia conformación y actualización que culminan con la constancia objetal (simbolización) que corona el período de separación-individuación.

Mahler (1974) describió que el nacimiento psicológico del niño se realiza a través del período de separación-individuación. Siguiendo sus enseñanzas, entendemos que a través del proceso que ocurre en el aparato psicológico del infante durante este período, surge, paulatina y progresivamente, en su mente, la noción de su propia existencia. Esta noción, se entiende desde la filosofía, es lo que da al ser humano la actualidad de serlo. Antes de la noción de la propia existencia, el humano solamente es una posibilidad.[27] Desde Aristóteles se entendió que es el

---

[27]   Hegel entiende que la noción del humano de que es, y de que es él quien existe, actúa y opta; es lo que le da la calidad de humano. El ejercicio de conocer y de ejercer las acciones que ha optado es lo que lleva su

movimiento[28] lo que lleva al ente de su posibilidad de ser, a ser; lo que le constituye su entelequia, su perfección, lo que le da ser lo que es. Ahora bien, en el infante en desarrollo, ese movimiento desde la potencialidad a la realidad de ser no ocurre en la dimensión de lo físico ni de lo espacial. Se da en la vigencia de la interacción que mueve recíprocamente a la madre y al infante de sus potencialidades a sus realidades de ser madre y ser humano respectivamente.

Decía Winnicott (1974) que en el desarrollo individual, el precursor del espejo es la cara de la madre. Y que lo que el lactante mira en la cara de la madre es a sí mismo. La mayoría de los investigadores describen alguna forma de remedo, parodia o imitación comunicativa y apareamiento que claramente parece ser clave en el intercambio cara a cara entre la madre y el niño en los primeros meses. Comenta Beebe (Beebe y Stern: 1977, Bebee y Lachmann: 1988, Beebe, Lachmann y Jaffy: 1997) que la naturaleza exacta de este apareamiento no ha sido definida en forma precisa. Pensamos que la naturaleza exacta de esta fenomenología no va a poder ser definida —explicada— dentro del marco de las esperanzas de los autores experimentalistas, quienes tendrán que conformarse con describir que sucede. De momento, hemos de recurrir a la metafísica aristotélica para intentar una explicación un poco más íntima del surgimiento de la conciencia.

Conclusión

Las ciencias experimentales solo pueden aspirar a describir *como* ocurren los fenómenos y *qué* es lo que resulta de ellos; no podrán explicarnos la naturaleza íntima del fenómeno. No podrán darnos cuenta y razón del surgimiento de la conciencia como consecuencia de una confluencia de percepción, *propiocepción*, anhelos de impulso y resonancias afectivas de la excelsa satisfacción (gratificación) que lleva al humano a serlo, y que lo determina a continuar este perfeccionamiento a través de la interacción (regulación mutua) con la madre, luego con el padre, luego con otras figuras con quienes en el transcurso de su vida logrará el mismo grado de exquisitez en la interrelación.

---

potencialidad al acto. Es decir, esa noción —esa libertad— es lo que constituye su naturaleza substancial.

[28]   Movimiento metafísico.

La ocurrencia del desarrollo de la conciencia tiene que estar superimpuesto sobre la serie de fenómenos neurobioquímicos perceptuales y representacionales que lo hacen posible. El espacio donde se da el fenómeno conciencia es metafísico, y es el espacio del encuentro diádico en el que el infante encuentra y experimenta la *otredad* de *su* sí mismo en la interacción con la madre en la confluencia de los fenómenos de percepción, *propiocepción*, satisfacción e insatisfacción intermitente. Lo que finalmente aquí nos interesa es el prodigio específico que promueve al infante a la actualización de su potencialidad humana. Fenómeno que es resultado de una interacción exquisita que tipifica el tú trascendente[29] que produce el yo del infante en la interacción multidimensional cuya trascendencia es el afecto que promueve y da surgimiento al ser humano; cuyo sentido solamente puede ser hallado en su relación con el otro (Levinas: 1974), ya que la conciencia de sí mismo es ser el tú del otro; verse reflejado en ese otro.

El fenómeno de interacción exquisita que tiene como primer logro el desarrollo de la conciencia de sí, se continúa y se refina a través del desarrollo infantil y alcanza perfección en el cumplimiento de las tareas de la adolescencia para alcanzar la voluntad de poder que perfecciona a la pareja, que logra la unidad pareja y la capacidad parental que consigue engendrar los instrumentos afectivos que promoverán la potencialidad humana de la prole.

---

[29]   Martín Buber describe la relación yo-tú que no cosifica, que establece el tú personal, que promueve y autopromueve y que lleva a la reciprocidad más auténtica que es el amor (1974).

ASPECTOS EMOCIONALES DE LA RELACIÓN MÉDICO-PACIENTE.

LA INTELIGENCIA EMOCIONAL

La interacción médico-paciente es representativa de cualquier relación entre personas que a través de la misma pretenden alcanzar algo significativo para ellas. La búsqueda del logro y la necesidad del otro para alcanzarlo caracterizan a la persona humana. Es decir, la persona tiene la característica de no ser autosuficiente. Su naturaleza es siempre actualizable por lo que no resiste el criterio de la autosuficiencia. Siempre su naturaleza estará en el proceso de actualización que mantiene su subsistencia, que es la vida misma y que requiere de la actualización del otro (Gevaert: 2003).

De lo anterior deviene, como conclusión, la responsabilidad frente al otro, en la que el hombre reconoce que él es insuficiente, y que el otro hombre también lo es, y que por lo tanto están identificados en la responsabilidad de uno frente al otro, y de uno por el otro (Levinas: 1974).

La relación médico-paciente, como instrumento fundamental del acto biomédico, sufre alteraciones importantes derivadas de la idiosincrasia de las culturas y del devenir del progreso tanto socio-político, como tecnológico y científico. Se señalarán aquí únicamente algunos de los elementos que devienen en tales alteraciones:

a) el pensamiento mágico del paciente que da al médico una investidura sobrenatural;

b) la tendencia de algunos pacientes a tomar una posición pasiva y dependiente del médico, evadiendo la responsabilidad en el acto biomédico;

c) el progreso de la tecnología, que ha alejado al paciente del médico y del especialista en particular;

d) los cambios socio-políticos, que han matizado los servicios de salud con connotaciones que dan las conveniencias sindicales y la política laboral;

e) la comercialización de la práctica médica por la influencia de las actividades con ánimo de lucro que son propias de empresas en torno a la prestación de servicios de salud; etc.

La relación entre el médico y el paciente es un sistema de interacción en el que tanto uno como el otro, se han de encontrar comprometidos en una causa que promueve a ambos en la consecución de un fin. Tanto el paciente como el médico buscan el bien (Tarasco: 1994). Es decir, buscan promover y promoverse; y de la promoción del uno depende la del otro.

Desde el punto de vista de la Antropología Filosófica, se concluye (Sanabria: 1987, Gevaert: 2003) que el hombre no puede subsistir solo; requiere realizarse en comunión con el otro. La persona, como sujeto, siempre se concibe a sí misma como un yo; pero ese yo es el tú del otro. El otro es quien le da significado al ser el tú proferido por el otro hombre, y lo que le da personalidad al hombre es lo que el otro, en su decir, instaura en él (Gevaert: 2003). El ser de este, proferido por otro; lo define, lo apropia, lo familiariza: hace vigente su existencia. El otro es el agente en acto que actualiza a este, y gracias a la presencia de este, que le permite ejercer el acto; logra, así mismo, la actualización de sus propias potencias. Este y el otro, ambos como agente en acto el uno sobre el otro, se perfeccionan —se actualizan— en la interacción. Y esta se realiza precisamente a través del cuerpo.

De lo anterior se desprende que la relación entre el médico y el paciente conlleva responsabilidades tanto para uno como para el otro. El médico tiene responsabilidad con el paciente y consigo mismo; el paciente, de la misma forma, tiene responsabilidades con el médico y consigo mismo. Este interjuego de compromiso tipifica la relación médico-paciente, como una relación de sinergia (Sgreccia: 1966). La *American Medical Association* fundamentó en 1980 la formulación de su código de principios de ética médica en este concepto de interacción médico-paciente en la colaboración de una alianza mutuamente respetuosa. Esta formulación de principios de la *American Medical Association* ha sido actualizada repetidas veces; la última en 1993 (*American Medical Association:* 2004).

En la discusión que sigue, se ha de partir de la noción de la *interacción con el otro* (Buber: 1974, Levinas: 1974, Sanabria: 1987, Gevaert: 2003 y de los conceptos desarrollados por Sgreccia (1996) en torno a la relación médico-paciente; para ahora abordar el concepto personalista del paciente como individuo y como totalidad. La persona humana es individuo en cuanto a que es único e irrepetible con un fin intrínseco que tiende a alcanzar por su propia naturaleza. Es una totalidad de funciones que se extienden en el tiempo y en el espacio —en su historia y en su presente— y que su proporción es mayor e incomparable con la suma de sus partes, que en forma multidimensional implica lo que de él es biológico, lo que de él resulta de su interacción con el ambiente, y lo que de él representa su realidad espiritual. Esta totalidad de funciones se refiere a la racionalidad dada en una substancia sellada en sus límites (individualidad) a que se refiere Santo Tomás de Aquino en la definición de persona (Palazzani: 1993, Jaggar: 2004). La racionalidad implica la libertad responsable que permite al hombre optar respondiendo por las consecuencias de su opción, poniendo en juego las capacidades específicamente humanas de inteligencia y voluntad. El funcionamiento total resultante deviene de lo que entendemos por dignidad humana.[30]

Variedad de conceptos y naturaleza de las emociones

Para el propósito que aquí se tiene, sería ocioso aventurarse en la revisión de la enorme cantidad de estudios y conceptos que se han construido sobre nociones tan resbalosas, escurridizas e intangibles como *sentimiento, afecto, emoción, talante, humor, etc.* Solo se tocarán algunos de estos conceptos diversos que tienen puntos de confluencia y muchos otros de contradicción, con la intención de sustentar una posición útil para la práctica. Partiendo de que *los sentimientos* son fenómenos en estrecha relación con *las emociones* —se definirán en el

---

[30] El término dignidad humana es central en bioética; sin embargo es definido en forma poco clara, y aunque la idea central es en torno al valor intrínseco del ser humano, el significado preciso del término es controversial (Kilner: 2004). *Human Dignity. Encyclopedia of Bioethics. S.G.* 2:1193-1200.

capítulo correspondiente— se ha de hacer notar que estos términos, epistemológicamente, según sean estudiados por la psicología dinámica, el psicoanálisis, la neuropsicología, la antropología filosófica, etc.; tienen connotaciones que van desde la más elemental respuesta animal —a un estímulo sensorial (sensual)— hasta complejas experiencias internas específicamente humanas y que incorporan la espiritualidad. Entiéndase, como punto de partida, que no se está considerando como *emoción* al fenómeno motor de la misma; sino al movimiento o tendencia a este que tal fenómeno motor produce.

La raíz de la palabra *emoción* es *motere,* del verbo latino *mover,* más el prefijo *e* que sugiere la tendencia hacia la acción que tienen las emociones: connota sacar algo de su sitio (Goleman: 2000). El término generalmente comprende un sentimiento, los pensamientos con que concurre, así como los estados psicológico y biológico con que se presenta. El *Diccionario de Filosofía Herder* (Martínez y Cortés, 1991) indica que en latín *emotio* connota *sacar de sitio, producir una conmoción*; y define *emoción* como sensación intensa o estado de ánimo intenso. En este sentido, Aristóteles definió que emoción es toda afección del alma acompañada de placer o de dolor; y en la que el placer y el dolor, son la advertencia del valor que tiene para la vida o las necesidades del animal, el hecho o la situación a la que se refiere la afección misma (Aristóteles: 1996). En el sentido aristotélico, por alma tendría que entenderse el concepto amplio de *psique* como conjunto de funciones sensitivas, afectivas y mentales del individuo; y por animal tendría que entenderse el *humano*. Para los estoicos la fuerza del alma consistía en vencer las emociones y frenar los movimientos del cuerpo que la acompañan (Abbagnano: 1995). Para la Patrística, la apatía estoica parece irrealizable, y San Agustín subraya el carácter activo y responsable de las emociones (De civ. Dei, XIV, 9) (Abbagnano: 1995). Santo Tomás de Aquino, retomando conceptos aristotélicos, restablece el concepto de la emoción como afección; o sea, *modificación súbita*, y la refiere justo a ese aspecto del alma por el cual esta es potencialidad y puede recibir o padecer una acción (S. Th., II, 1, q. 22, a. 1) (Abbagnano: 1995, Aquino: 1994). Descartes comparte el punto de vista estoico, y ve como debilidad e infantilismo el dejarse dominar por las emociones; no frenando los movimientos a que incitan. Para él, las emociones son modificaciones pasivas causadas en el alma por el movimiento de las fuerzas mecánicas que obran en el cuerpo (Damasio: 1995). En su orientación dualista, la glándula pineal es la que regula el acceso de las emociones desde el cuerpo (*res extensa*) hacia el alma (*res cogitans*). Spinoza, en su lucha contra el dualismo, defiende la idea de que la emoción es un modo de ser total que comprende el alma y el cuerpo, ya que éstos son, para Spinoza (como para Aristóteles y Santo Tomás de Aquino), dos aspectos de una misma realidad —la persona— (Martínez y Cortés: 1991, Abbagnano, 1995). Esta postura es la que más se articula con la ideología actual; en cuanto a que considera las emociones como parte de la realidad humana global —la conducta—, es consistente a las contribuciones de la neuropsicología experimentalista (Damasio: 2003, Miller: 2005).

Muchos autores ya más cercanos en el tiempo han contribuido al entendimiento de las emociones. Como se dijo antes, las aportaciones a veces son complementarias; y otras, contradictorias. Darwin (1872) escribió extensamente sobre la expresión de las emociones en diversas culturas y en diversas especies, y consideró que las emociones eran biológicamente útiles en cuanto a mecanismos de adaptación y supervivencia de la especie (Darwin: 1872, Abbagnano: 1995). Con su atención selectiva a todo aquello que apoyara su teoría de la selección natural, Darwin perdió, como muchos otros investigadores, la multidimensionalidad de la vida emocional. Así mismo, Williams James (1890) consideró la emoción y la motivación —qué él llamó instinto— como opuestas a la voluntad y a la razón. Walter Cannon, en una crítica a James, basada experimentalmente, consideró las emociones como defensas del organismo frente a situaciones de emergencia para conservar la homeostasis; concepto que, a su vez, se debe a él. Cannon, sin ser neurólogo, describió el papel del hipotálamo en los estados emocionales; y sin ser psiquiatra, escribió *Bodily Changes in Pain, Hunger, Fear and Rage*, contribuyendo al desarrollo de la medicina psicosomática (Lescouflair: 1975). Este concepto de Cannon sobre los cambios del cuerpo en el fenómeno emocional, es crucial para el desarrollo del concepto moderno sobre las emociones, como veremos más adelante. Kart Lashley, James Papez y más recientemente Paul MacLean contribuyeron al entendimiento de los procesos que organizan la experiencia emocional y motivacional, así como su expresión (Lewis: 2000). Freud se ocupó muy extensamente de este tipo de fenómenos, y abundó sobre varios aspectos de ellos, dándoles un lugar privilegiado dentro de sus aportaciones. Su principal interés se encontraba en el estudio de la forma en que el aparato mental percibe la resonancia de un cambio, en función de la satisfacción o carencia de la misma, y del surgimiento de un conflicto entre las instancias psíquicas (yo, superyó, ello), o bien entre distintas pulsiones —del ello, por ejemplo: el conflicto *intrasistémico*— (Freud: 1924, 1937). Freud no diferencia claramente los conceptos correspondientes a los términos *emoción, afecto y sentimiento*. Llama al amor, por ejemplo, a veces *emoción* (Freud: 1910a), y otras veces *afecto* (Freud: 1905a). Lo mismo ocurre con los términos afecto y sentimiento. En el Compendio del Psicoanálisis (1937-1939) llama *sentimientos* a la información consciente que llega al aparato psicológico proveniente del interior del cuerpo, y en otras partes de su obra se refiere como *afectos* a estos fenómenos (Freud: 1925). Además, aún cuando el término *afecto (affect* en alemán) es el más utilizado por Freud, especialmente cuando lo aplica al estudio de la angustia, llega a reconocer que *no sabemos bien lo que es el afecto* (1926); y aunque utiliza los términos *afecto* y *sentimiento* en forma indistinta, y aunque señala que el sentimiento es una información consciente proveniente del cuerpo (1937-1939), también habla de los afectos que permanecen inconscientes (Freud: 1915a).

Concepto actual e importancia de las emociones

En la situación actual, no ha dejado de existir la confusión en cuanto al manejo de los conceptos relacionados con los fenómenos emocionales. Hay contradicciones. Y la utilización de los términos, como siempre, es imprecisa. Hay autores de actualidad que utilizan los términos *emoción, sentimiento y afecto* en forma indistinta (De Iceta, 2005). Los neurofisiólogos, los psicoanalistas y los psicólogos hablan un lenguaje muy distinto; y hasta recientemente ha habido esfuerzos por lograr un entendimiento, a pesar de que los psicoanalistas se encuentran en la oscuridad de los conceptos erróneos sobre neurociencias, y los neurocientíficos manejan conceptos psicoanalíticos demasiado elementales, a veces erróneos, y ya descartados (De Iceta: 2005, Adolphs: 1998).

Para el propósito que aquí tenemos, presentaremos en lo que sigue nociones fundamentales que representan postulados basados en la observación y experimentación, y que ofrecen explicaciones convenientes y convincentes aplicables al entendimiento de la conducta cotidiana. Existe la convicción de que las emociones están detrás de los procesos de decisión de la conducta, de los procesos de la memoria, y de los procesos de la conciencia; y que tienen una gran influencia sobre estos procesos (Miller: 2005, Adolphs: 1998, Damasio: 1999, Bechara, Damasio A. y Damasio: H: 2000). Damasio, A (1999). insiste en que si somos conscientes ahora, si sabemos donde estamos y quiénes somos; es a través de procesos interrelacionados con las emociones. Desde el punto de vista biológico, esta interacción no sería posible si el proceso no se iniciara con la emoción. Es decir, el estado de conciencia descansa sobre un complejo (aparato) muy intrincado de emociones y sentimientos, que a su vez representan conjuntos de patrones de reacciones neuroquímicas sumamente complejos; a diferencia de los reflejos, que representan patrones mucho más simples. Estos patrones no son aprendidos; son parte del organismo (Damasio: 2004). Desde este punto de observación, el cerebro funciona como un aparato electroquímico, y hay partes del mismo que no requiere de la transmisión por vías nerviosas.

Las reacciones químicas que son el sustrato neurobiológico de la emoción, son causadas por estímulos emocionalmente competentes —capaces de producir la emoción— (Damasio: 2004). Así, hay estímulos provenientes del exterior del organismo y otros provenientes del interior del organismo que son capaces de causar una emoción. Puede haber estímulos (imágenes) que, aunque no sean conscientes, producen una emoción; miedo, por ejemplo. Igualmente, ocurren estímulos provenientes del interior, y que sin hacerse conscientes pueden estimular la aparición de una emoción (tristeza, coraje, felicidad, etc.).

El aprendizaje puede alterar la aparición de la emoción, pero solamente hasta un punto limitado (Bechara, Damasio H. y Damasio A.: 2000); por ejemplo, hay grupos culturales que limitan la reacción emocional, y otros que alientan la afloración de dicha expresión; pero este control es limitado. Hay estímulos que producen la reacción en todos los humanos y que tienen el mismo significado para todos ellos; y hay estímulos que obtienen una respuesta solamente en un individuo, y que tienen una historia única para él. Así, dialécticamente, los seres humanos son muy similares en lo que respecta a que responden igual a una enorme diversidad de estímulos emocionalmente competentes; y cada uno es único y diferente, en cuanto presenta una respuesta única para algunos estímulos que tienen resonancia única.

El equipo biológicamente instrumentado con que el ser humano es capaz de experimentar emociones es casual o aparatoso; es vital, parte del funcionamiento global para el comportamiento del hombre, y parte del aparato de supervivencia. En concordancia con el sentir de Aristóteles (1996), la neurobiología moderna (Damasio, A: 2004) postula que el dolor y el placer son ingredientes necesarios de las emociones, con lo que también concuerda con el sentir de Santo Tomás (Aquino: 1994) de que las emociones pertenecen más a la parte apetitiva del alma, y más al apetito sensible que al apetito espiritual.

Algunos neurofisiólogos modernos hacen una distinción clara entre la emoción y el sentimiento; y esto resulta muy conveniente. Así, consideran que la emoción es el cambio que acontece en el cuerpo, incluyendo el cerebro; es la reacción neuroquímica que se produce en respuesta al estímulo emocionalmente competente. El sentimiento es la forma en que el individuo —su aparato mental— registra la emoción;[31] es un pensamiento cargado de elementos emotivos (Damasio, A: 2001).

Como se ha reiterado anteriormente, las emociones producen cambios tanto en el cuerpo como en el cerebro (James: 1890, Lescouflair: 1975, Damasio, A,: 1999 y 2004); cambios en las estructuras cerebrales que soportan funciones cognoscitivas como la atención y la memoria, cambios en la forma en que el cerebro maneja las imágenes que surgen: detiene, almacena memorias, etc. La emoción se inicia en las estructuras biológicas más elementales, y se moviliza a las partes más intrincadas de la mente. Este transcurso, en el que se engendran actos animales de los más elementales, es también condición necesaria para que se dé el fenómeno humano. El flujo de emociones es constante, y en ningún momento dejan de generarse para participar continua y constantemente, influyendo la totalidad de los procesos mentales.

El conjunto de cambios que se producen en el cuerpo constituye el sustrato del sentimiento. Así, el sentimiento en una percepción compuesta de cierto estado real o simulado del cuerpo; lo que es la base de la empatía. El sentimiento es una forma de pensamiento en el que se reconstruyen imágenes relacionadas con la emoción.

Una de las clasificaciones de las emociones las agrupa en tres tipos (Damasio, A.: 2004):

a) Las emociones de fondo: son las que siempre se están experimentando, ya que el individuo no puede estar emocionalmente en blanco. Solo es posible que una persona esté carente de emociones si está en sedación profunda.

b) Las emociones primarias: miedo, coraje, tristeza, felicidad, sorpresa, disgusto, etc.

---

[31] La resonancia afectiva.

c) Las emociones sociales: las que solo existen en conexión del individuo con otro u otros: compasión, empatía, admiración, envidia, desprecio.

Evidentemente, las emociones sociales, el tercer tipo, son las más relevantes para el tema que aquí nos interesa. Entre ellas se encuentran las que representan funciones específicamente humanas, y que son críticas para el funcionamiento humano; pero no por eso tienen menor implicación biológica: su producción obedece igualmente a estímulos emocionalmente competentes que evocan intrincados patrones neurobioquímicos.

Así como una lesión neurológica en la amígdala, al fondo del lóbulo temporal hace que quien la haya padecido no experimente ni reconozca la emoción primaria del miedo, lesiones en la corteza prefrontal ventromedial resultan en alteraciones de las emociones sociales. Una lesión bilateral de este tipo produce la pérdida de la capacidad para sentir compasión y otras emociones sociales como la admiración o la vergüenza (Bechara, Damasio, H y Damasio, A, 1999 y 2000).

Las emociones y la relación humana

Como cualquier forma de conocimiento, el *conocimiento* del otro humano; es decir, el desarrollo de una representación mental cargada de significado, tiene su inicio en que siendo ese *otro* un estímulo emocionalmente competente provoca el fenómeno emoción, que es registrado por el aparato mental como pensamiento con significado emocional (sentimiento). En términos psicoanalíticos: es así como se desarrolla la representación mental del objeto satisfactor —que naturalmente es un estímulo emocionalmente competente— ya que al serlo, es *catectizado* (Freud: 1967). Desde el principio de la vida, por ejemplo, la representación mental de la madre se desarrolla en el aparato mental del bebé por ser enormemente significativa y motivacional (emocionalmente competente), y es altamente *catectizada* —investida de importancia, de atención— como objeto de satisfacción, adquiriendo una gran importancia emocional. La representación de la madre es conformada en el aparato mental del bebé indistinguible de la representación mental de él mismo, formando una estructura mental *prerrepresentacional* que constituye el núcleo fundacional afectivo del aparato psicológico (Emde: 1981). El sustrato biológico, condición necesaria para el establecimiento de la relación humana, es el complejo psico-biológico-neurológico de la emoción.

La persona, como sujeto, siempre se concibe a sí misma como un yo; pero ese *yo* es el *tú* del otro. El otro es quien le da significado (Buber: 1974). Lo que le da la subjetividad, y lo que le da personalidad al hombre, es lo que el otro implanta en él (Gevaert: 2003). Ahora bien, *el otro* no está ahí por el mero hecho de que lo ilumine *este*; no está ahí porque lo aborde *este* con su inteligencia explicativa; sino porque *él* irrumpe en la existencia de *este* (Levinas: 1974). Es decir; a la vez, porque este le permite irrumpir en su propia existencia, y participar en ella. Como ilustración de lo anterior, se puede seguir pensando en el establecimiento de la relación materno-infantil.

Desde que nace, el hombre inicia paulatinamente la noción de su propia existencia, en el reflejo de sí que experimenta en el aparato psicológico de su propia madre. El aparato psicológico —la subjetividad— del bebé se desarrolla en la interacción con su madre a expensas de la representación mental que de él tienen sus padres en la intersubjetividad que ellos han alcanzado en la intimidad (López, M.I.: 2002, 2003a, 2003b; López, M.I. y León: 1998, 2003). Intersubjetividad que como agentes en acto los llevó a la mutua actualización como padres, y que los dotó (capacitó) a su vez, como agentes en acto promotores —conductores— del desarrollo de la persona de su hijo. En la interacción, cada uno en la pareja vincular sexual se actualiza y perfecciona como pareja, y se capacita para la interacción con el hijo, con quien ha de interactuar logrando la actualización de la personalidad de este; lo que lo habilita para el camino perfectivo de su propio desarrollo. Así dotado desde la primera infancia, el individuo emprende nuevas interacciones que lo perfeccionan. Estas interacciones serán con otros miembros de la familia, con el maestro o maestra que en su labor pedagógica lo promueve; con los compañeros pares de la edad que también le dan y reciben significado. Las interacciones se diversifican, y el sujeto interaccionará con una pareja, con alumnos, con feligreses, con pacientes. Esta relación promotora de la perfección de sí, a través de la perfección del otro, responde al sustrato psico-neurológico de la emoción sobre el que se han desarrollado estructuras superiores de alcance espiritual, y que constituyen lo que se ha llamado amor de beneficencia (Donceel, 1987), y que describió, desde el punto de vista socio-psicológico, Erich Fromm (1956).

En el desarrollo psicobiológico que se ha descrito, se implica el de las emociones que hacen posible las relaciones humanas; es decir, las que anteriormente, siguiendo a Damasio (1995, 2003, 2004), llamamos emociones sociales: la empatía, la compasión, la simpatía, la admiración; entre otras que se ponen en juego en el desarrollo de la relación médico-paciente.

A través de la relación médico-paciente, cuyo establecimiento implica la vinculación a través de las emociones sociales de empatía, compasión, admiración, etc., el médico y el paciente logran acciones que los perfeccionan en la dirección de su fin como personas. Esta relación obra como instrumento terapéutico por excelencia, que promueve un movimiento en convergencia con el fin ontológico instaurado tanto en el médico como en el paciente, encaminándolos (actualizándolos) hacia la integridad.

En otro orden de ideas, la relación entre el médico y el paciente es un sistema que tiene por objeto (*finis operis*) la interacción en el que tanto uno como el otro se han de encontrar comprometidos en una causa que promueve a ambos en la consecución de un fin (*finis operantis*).

La relación terapéutica y la inteligencia emocional

Entre las características morales, profesionales y de personalidad que se han señalado (Goleman: 1995), aquí se ha de subrayar las que se refieren a la capacidad emocional que se ha de tener en el manejo e integración de las respuestas emocionales. Lo anterior está en relación a lo que se ha dado en llamar *inteligencia emocional* en referencia a las aptitudes que caracterizan a una personalidad cabal. Y tal inteligencia, es distinta a lo que se conoce como coeficiente intelectual, que es la habilidad en el desarrollo de tareas cognitivas (Goleman: 2000). Ambas formas de inteligencia funcionan a través de distintos circuitos neurales que están vinculados y concatenados. La inteligencia emocional está mayormente mediada por las áreas prefrontales y límbicas; y la inteligencia cognitiva por las zonas neocorticales. Ambas formas de funcionamiento no son opuestas ni están en competitividad; sino que su funcionamiento es interdependiente y sinérgico. Las posibilidades de la inteligencia emocional son cruciales para el manejo de las emociones y de las relaciones humanas, incluso para el llamado *don de gentes*. Estas habilidades son desarrolladas a través de la vida; pero se inician poniéndose en juego desde la infancia temprana, constituyendo un aprendizaje que repercute en la formación de circuitos neurológicos (Goleman: 1995) que alcanzan madurez a través de la adolescencia.

Aplicada a la relación médico-paciente, la definición de inteligencia emocional que dan Peter Salovey y John Mayer (Goleman: 2000, Mayer y Salovey: 2013) incluye habilidades en cinco áreas:

1. Autoconciencia: Reconocimiento de los propios sentimientos según surgen del interjuego de la inteligencia emocional. Cuando una persona está consciente de sus propios sentimientos, es capaz de reconocerlos, y los entiende; tendrá más confianza en sí mismo y estará en mejor posibilidad de hacer decisiones adecuadas tanto personales como en función del paciente.
2. Manejo de emociones: Tener reacciones emocionales apropiadas posibilita la autoconciencia. Modular afectos negativos como la ansiedad, el enojo y la depresión; es una destreza emocional crucial. Si el médico carece de esta autorregulación emocional, será inevitable que su labor le produzca malestar y tensión emocional.
3. Automotivación: Ser capaz de visualizar una meta es esencial para una amplia gama de logros. Tolerancia a la frustración, capacidad de espera y control de la impulsividad permiten que una persona pueda juzgar en la medida apropiada y productiva, observando la mesura.
4. Reconocimiento de las emociones de los demás: La empatía es una habilidad fundamental que está relacionada con la autoconciencia de las emociones. El individuo hábil en esta área es capaz de producirse el dolor, preocupación o desasosiego en forma simulada de manera que puede percatarse de la perturbación del otro. Esta habilidad es fundamental para que el individuo ejerza acciones con compasión y desarrolle vinculaciones de verdadero *concernimiento*. Con esta habilidad es posible lograr una afectividad interpersonal que garantiza el establecimiento de la relación con el paciente.
5. Capacidad para manejar las relaciones: Esta habilidad implica el manejo de las emociones de los demás y forma parte de la competencia social que permite la popularidad, el liderazgo y la afectividad interpersonal.

Cada individuo tiene un perfil diferente en cada una de estas áreas. Por ejemplo, alguien que tiene maestría en el manejo de su propio enojo, puede no ser tan hábil para manejar el enojo de otra persona. La dotación neurológica determina inicialmente las capacidades que se incluyen en las cinco áreas de la inteligencia emocional aquí descritas, y cada individuo tiene un troquelado que representa el temperamento establecido del que parte el desarrollo. Sin embargo, con mayor o menor dotación de dichas habilidades, la educación, el desarrollo de la sensibilidad, la crianza y los diferentes medios al que la persona es expuesta, irán moldeando en mayor o menor proporción el perfil de sensibilidad emocional que representa mayor o menor aptitud para afrontar y padecer las cuestiones humanas con la mesura y la sabiduría que la práctica de la medicina demanda. Goleman (2000) cita a Aristóteles para ilustrar lo que implica la inteligencia emocional. El Sabio de Estagira describió ese equilibrio en la rara habilidad para poder estar enojado con la persona adecuada, en grado adecuado, en el momento adecuado, por el propósito adecuado, y en la forma adecuada. Lo que Aristóteles describe para el enojo es aplicable para toda la gama de emociones y sentimientos que el humano es susceptible de experimentar.

LA PERSONA COMO PUNTO DE CONFLUENCIA DE LA PSICOTERAPIA Y LA BIOÉTICA

a) Configuración de la situación terapéutica

En el estudio de los fenómenos que se estudian en este capítulo, la referencia a *situación terapéutica* pretende describir el escenario que se da en una modalidad de tratamiento identificada con el nombre de *psicoterapia,* en la que un terapeuta adiestrado en forma adecuada trabaja conjuntamente con un paciente a través de la comunicación que se establece tanto a nivel verbal como no verbal.[32] En las declaraciones de la Asociación Psiquiátrica Mundial (*World Psychiatric Association*: 2002a) se entiende que la psicoterapia utiliza técnicas que implican la comunicación verbal y no verbal, en una interacción (terapeuta-paciente) que pretende lograr metas específicas en el tratamiento de trastornos mentales y problemas emocionales a través de la exploración y manejo de pensamientos íntimos, emociones y fantasías que pueden evocar intensas respuestas transferenciales y contratransferenciales; es decir, vivas emociones tanto por parte del paciente como por parte del terapeuta que son resonancia de necesidades emocionales que provienen del pasado o de la vida interior del paciente, y que evocan, a su vez, respuestas afectivas en el terapeuta. Estos fenómenos solo pueden ser entendidos en el contexto mismo del entorno dado por el ambiente que se crea en

---

[32] El concepto se puede extender para describir la situación que se presenta en la psicoterapia de grupo, en la que son varios los pacientes que se encuentran en la situación con un terapeuta; pero esta extensión, aunque de gran interés para el fenómeno del que se ocupa este trabajo, excede los límites razonables del mismo.

la situación terapéutica. La técnica de la psicoterapia y el entendimiento psicoanalítico de la misma prevé la ocurrencia de tales reacciones, y su necesario manejo. Esto se encuentra meticulosamente descrito en los textos especializados en psicoanálisis (Etchegoyen: 1991, Glover: 1968, Greenson: 1967) y en el *Comprehensive Textbook of Psychiatry* (Gabbard: 2000b, Karasu: 2005). Las declaraciones de la Asociación Psiquiátrica Mundial sobre estándares éticos en psicoterapia advierten que en la situación terapéutica el poder de paciente y terapeuta se encuentra distribuido y compartido en forma desigual; y que de ninguna manera y en ninguna circunstancia el terapeuta ha de usar la relación para su conveniencia personal o transgredir los límites establecidos por la relación profesional (*World Psychiatric Association*: 2002). Lo anterior es válido no solo para las diversas modalidades de psicoterapia más directamente derivadas de la técnica inventada por Sigmund Freud;[33] aplica a cualquier forma de tratamiento que utiliza métodos psicológicos, aunque esté dirigida a la modificación de la conducta o a la remodelación de actitudes cognoscitivas del paciente hacia su enfermedad y hacia su entorno.

En cualquier forma de tratamiento, el terapeuta, tanto médico como de otras profesiones, ocupa un lugar de ventaja sobre el paciente. Sus conocimientos, su prestigio, y simplemente su posición de asistencia; colocarán al paciente en la dependencia, y en una posición infantil receptiva. Podría decirse que siempre, en cualquier relación terapéutica, el paciente se encuentra en una posición de desventaja; solo que la diferencia de esta desventaja en la psicoterapia es que mientras que en un tratamiento físico el paciente puede más o menos evidenciar las consecuencias propias del tratamiento, aun cuando no comprendiera las causas; en la psicoterapia el paciente no puede darse cuenta, al menos de manera inmediata, de dichas consecuencias. Estas circunstancias facilitan la idealización del terapeuta por parte del paciente, e incitarán el despertar de sentimientos no correspondientes a la situación presente real. En la situación psicoterapéutica la aparición de dichos sentimientos es propiciada, magnificada y concentrada por la frecuencia del contacto

---

[33]   Es decir, el psicoanálisis, en el que son utilizadas las asociaciones libres, la interpretación de los sueños, el análisis de la resistencia y de la transferencia, para explorar impulsos inconscientes, ansiedades y conflictos internos. (*American Heritage Dictionaries*. En: http://www.answers.com/topic/psychoan alysis?method=5&linktext=psychoanalysis consultado el 11 de abril de 2013).

entre terapeuta y paciente, así como por su continuidad extendida por un tiempo que frecuentemente es prolongado.[34]

b) Descripción de la situación psicoterapéutica

Como ya hemos repetido, la relación entre el psicoterapeuta y el paciente es un sistema que tiene por objeto (*finis operis*) la interacción en el que tanto uno como el otro se han de encontrar comprometidos en una causa que promueve a ambos en la consecución de un fin (*finis operantis*).[35] En la relación terapéutica se tiene como fin inmediato restaurar la salud del enfermo: lograr para él que sus funciones se acerquen lo más posible a la línea de trayectoria que en su naturaleza substancial se representa como óptima. En otras palabras, este fin inmediato es que el paciente logre una integridad y totalidad de su realidad biológica, con sus necesidades emocionales, con su entorno social y familiar, y con su trascendencia espiritual. De no ser esto lo posible, la relación terapéutica tiene por objeto el alivio de la enfermedad que aqueja al paciente, y el consuelo de este. En la consecución de este objetivo, y en la búsqueda del objetivo final, el terapeuta perfecciona su calidad de terapeuta: se promueve, se va construyendo como tal. El acto conjunto del paciente y del terapeuta promueve tanto al uno como al otro en la consecución de un

---

[34] La situación terapéutica, siguiendo el pensamiento de Nicol en cuanto a la psicología de las situaciones (Nicol: 1963), es un compartimiento en el tiempo y en el espacio, que está dado por los participantes de dicha situación –el terapeuta y el paciente– y todo el entorno formado por el espacio físico y el espacio temporal: el consultorio, los muebles, el lugar, el edificio, la hora del día, etc. forman parte de la situación que es única. Cada participante tiene sus propias situaciones –su edad, su sexo, su calidad de paciente o de terapeuta, su nivel profesional, su raza, su complexión, etc.– que a su vez componen la situación terapéutica dada además por la condición profesional del terapeuta, etc. La situación terapéutica, por otro lado, es una secuencia de situaciones que se concatenan progresivamente en la misma sesión o en la serie de sesiones. Cada situación, que podría ser momentánea, es única.

[35] En el acto humano existen dos niveles de intencionalidad. *Finis operis* es el que tiene la propia naturaleza del acto ejecutado. *Finis operantis* es el hecho que se intenta al ejecutar la acción. *Finis operis* en la situación psicoterapéutica es la orientación del paciente hacia un funcionamiento mental y estabilidad emocional adecuados. *Finis operantis* es el perfeccionamiento de la persona (del paciente y del psicoterapeuta).

bien que se ha elevado a fin y que perfecciona a ambos en un movimiento metafísico de actualización.[36]

Se desprende de ahí que la relación terapeuta-paciente conlleva responsabilidades tanto para uno como para el otro. El terapeuta tiene responsabilidad con el paciente y con él mismo; el paciente, de la misma forma, tiene responsabilidades con el terapeuta y consigo mismo. Este interjuego de compromiso tipifica la relación terapéutica como una relación de sinergia (Sgreccia: 1996).[37] La *American Medical Association* (2004) fundamentó en 1980 la formulación de su código de principios de ética médica en este concepto de interacción médico-paciente en la colaboración de una alianza mutuamente respetuosa. Esta formulación de principios ha sido actualizada repetidas veces; la última fue en 1993 (2004) y, tras ella, la *American Psychiatric Association* (1985, 2000-2001, 2001a, 2001b, 2005) fundamentó la formulación de su código de principios de ética en este concepto de interacción en la colaboración de una alianza mutuamente respetuosa.

La relación vincular

La interacción psicoterapeuta-paciente, decíamos antes, es típica entre los tipos de relación entre individuos que pretenden lograr algo significativo para ambos. En esta interacción, una y otra persona *ha de hacer suyo el valor de la otra persona*: se ha de *apropiar de ese valor* y es esto *lo que establece una vinculación entre ambas*. Hacer propio el valor de la otra persona significa reconocer dicho valor en todo lo que vale la dignidad ontológica[38] de la misma, y experimentar como incuestionable el derecho que ella tiene de integrarse con dicha dignidad, en una trayectoria que implica la conducta que la hace converger hacia la misma, como fin intrínseco instaurado en su esencia. Apropiarse del valor de la otra persona implica una disposición taxativa que compele a facilitar y promover la

---

[36]　Que la persona logre perfeccionarse a través de llevar a actualización (a hacer operantes) rasgos, habilidades, características que tenía en potencia —en posibilidad. *Constituye* lo que aquí se alude como movimiento metafísico de actualización.

[37]　Sgreccia estudia estas implicaciones de la relación médico paciente. Aquí se aplican específicamente a la relación psicoterapéutica.

[38]　Dignidad que intrínsecamente tiene por el mero hecho de ser persona humana.

perfección de la otra persona.[39] Esta disposición ineludible y concernencia promotora del otro es lo que el psicoterapeuta ejerce cuando ha asumido voluntariamente –como virtud y dignidad moral– el don en que consiste su vocación. Reconocer el valor del otro, y así respetar su dignidad haciendo propia su aspiración, es precisamente llegar a ser persona en la actualización de la capacidad de amar. La persona capaz de amar, es decir, de sentir esa concernencia por la persona del otro, llámese compasión, es la que ha conducido su naturaleza de persona al nivel de verdaderamente adoptar el camino de llegar a ser.[40]

En esa apropiación y vinculación con la otra persona, cada una se hace en comunión con la otra, aunque no busca como *finis operantis* su propio bien exclusivamente; sino que en primera instancia busca el bien del otro. La búsqueda del logro, y la necesidad del otro para alcanzarlo, caracterizan a la persona humana. Es decir, el ser humano se caracteriza por no ser autosuficiente. Su naturaleza es siempre perfeccionable, por lo que no resiste el criterio de la autosuficiencia. Siempre su naturaleza estará en el proceso de actualización que mantiene su subsistencia, que es la vida misma, y que requiere la actuación del otro (Gevaert: 2003). Por lo tanto, en la relación terapéutica prevalece la responsabilidad frente al otro. En ella, el hombre reconoce que es insuficiente, y reconoce, así mismo, que el otro hombre también lo es. Por lo mismo, están identificados en la responsabilidad de uno frente al otro y de uno por el otro (Levinas: 1974). No puede la persona subsistir sola, requiere realizarse en comunión con el otro. El ser humano no es, sino en función de los demás; no se conoce, sino a través de los otros; no se encuentra, sino en los otros (Mounier: 1956). Lo que le da la subjetividad, y lo que le da personalidad al hombre es lo que el otro le inspira e implanta. Este y el otro, ambos como agentes en acto el uno sobre el otro, se perfeccionan (se actualizan) en la interacción. Y esa interacción es precisamente a través del cuerpo; la palabra proferida es corporal, la actitud humana que ilumina al otro es corporal. El cuerpo es el medio de instrumentalidad para (la actualización) el perfeccionamiento (Sanabria: 1987). *El otro,* desde la interacción del recién nacido con su madre, es el agente en acto que actualiza a *este*, y

---

[39] Para llegar a apreciar la complejidad de la relación terapéutica en necesario partir de este principio taxativo.

[40] El hombre ha de asumir la tarea, el don de la existencia que lo obliga a siempre estar en camino a llegar a ser. En la línea de Gabriel Marcel, el hombre es el *homo viator*; es peregrino; se dirige a ser (Marcel: 1980).

gracias a la presencia de ambos para el otro, es posible el ejercicio del acto que actualiza las potencias de uno y otro en la interacción.

La calidad de la relación terapeuta-paciente comprende las mismas características que se han descrito en el párrafo anterior, en cuanto que a través de ella el paciente logra acciones que lo perfeccionan, lo promueven: logra remover aspectos patológicos de su personalidad que actúan limitando el ejercicio de su libertad. La relación entre el paciente y el psicoterapeuta actúa como el instrumento terapéutico por excelencia que promueve la libertad responsable de la persona del paciente –y así su dignidad–, lo que le permite optar en correlación con el fin ontológico que es parte de su naturaleza, y así encontrar el sentido de su propia vida hacia la integridad. Este movimiento metafísico engendra una resonancia afectiva dinámica que es experimentada como felicidad. En la consecución del perfeccionamiento, de la convergencia con la dignidad en el ejercicio de la opción en respuesta al llamado (opción responsable), la persona asume y ejerce la libertad con lo que a la vez se dignifica (Della Mirandola: 1496), y encuentra el sentido de su vida (Frankl: 1979).

c) El valor de la persona

La persona es tal porque tiene un valor absoluto instituido en su propia naturaleza y que constituye su dignidad intrínseca, que como don y finalidad específica, da sentido a su existencia y la hace absolutamente única e insustituible. La persona ha de asumir este don ejerciendo una conducta promotora del encuentro e integración con dicha dignidad, logrando así perfeccionamiento y progresiva armonía. La conducta que toma esta dirección es la que puede ser reconocida como buena, y el perfeccionamiento y armonía que a través de ella se logra puede ser reconocido como bien. En otras palabras, para consumar su ser persona, al hombre no le basta tener esa finalidad instaurada ontológicamente, y no le basta con saber y reconocer ese valor. Es necesario que, en el ejercicio de su libertad, se apropie de ese valor: asuma esa dignidad ontológica. Cuando su actuación es de acuerdo a esto (consistente), es cuando en la convergencia de los fines de sus acciones, con ese fin instaurado, el hombre se mueve en dirección de alcanzar su integridad.

Así, la dignidad moral de la persona consiste en haber asumido el valor intrínseco que se ha reconocido como fin, y emprender la búsqueda de la integración y armonía con dicho fin, como meta ya posibilitada y existente en potencia dentro de la propia naturaleza. La necesidad *del otro* (de la otra persona en acto) para alcanzar (actualizar) las potencias y llevarlas al nivel de logro, caracteriza a la persona humana; que como tal, si se usufructuara al otro, contravendría su actualización. Como se describió antes, la persona tiene la característica de no ser autosuficiente: su naturaleza es solo actualizable a través de la relación interpersonal. La dignidad ontológica de la persona (el valor intrínseco que ha sido instaurado en ella), su ser persona, constituye a su vez el llamado (la vocación), también intrínseco, a llegar a serlo (a actualizarse) en el devenir de su vida, que es el proceso continuo e inagotable de llegar a ser.

Lo que está instaurado como dignidad ontológica es el don que la persona en continuo desarrollo ha de reconocer como valor[41] que llama, y que la persona no puede dejar de llegar a alcanzar porque dicho valor la obliga y la responsabiliza. El no reconocimiento del valor instaurado como llamado intrínseco constituiría una ceguera axiológica.[42] Una vez reconocido dicho valor, no puede ser soslayado, no puede ser evitado; constituye la meta que ha de ser consumada, el don que ha de ser asumido en la búsqueda del perfeccionamiento.[43]

d) El paciente como persona, el terapeuta como persona

Partimos de las nociones expuestas en apartados anteriores en el estudio de la interacción con el otro, para ahora abordar el concepto personalista del paciente como individuo y como totalidad. No siendo autosuficiente, y siendo con y para los demás, la persona es un individuo que posee una unidad interna en sí mismo, que es diferente de los otros; se distingue no solo numéricamente de los demás, sino también cualitativamente: cada persona es única e irrepetible. Todo hombre es inconfundible, insustituible, irrepetible, único, con un fin intrínseco

---

[41]   Un bien ontológico que ha de ser descubierto: reconocido como fin. Es decir, reconocido como el valor intrínseco *que llama*, que invoca al movimiento de actualización perfectiva a través de la actuación específica que logra convergencia con dicho fin. Una tarea ontológica en el sentido de que ha de ser asumida como un don que conduce al fin, y que por tanto es una misión.

[42]   Término acuñado por Max Scheler (1971) para referirse a la incapacidad de reconocer un valor.

[43]   Desde otro punto de visa (otra teoría axiológica) el valor no es intrínseco; sino que surge cuando la persona convierte un bien en fin. Nietzsche expresa: ...*el hombre es un creador de valores* (Caso: 1993). Es reconocible la conveniencia de notar una dialéctica entre ambas teorías axiológicas.

que tiende por naturaleza a alcanzar. Es una totalidad de funciones que se extienden en el tiempo y en el espacio (en toda su historia y en su presente) y que su proporción es mayor e incomparable con la suma de sus partes, que en forma multidimensional implica lo que de él es biológico, lo que de él resulta de su interacción en el ambiente, y lo que de él representa su realidad interna y subjetiva (espiritual). Esta totalidad de funciones se refiere a la racionalidad dada en una substancia sellada en sus límites (individualidad) a que se refiere Santo Tomás en la definición de persona invocando a **Boecio**:[44] *Naturae rationabilis individuae substantia* —Substancia individual de naturaleza racional— (Jaggar y Karsten: 2004, Palazzani: 1993). Racional no quiere decir solo que ejerce actos racionales como pensar, hablar, etc.; sino que su ser es espiritual;[45] es decir, con el pensamiento el hombre desarrolla ideas abstractas universales e inmateriales; con las ideas abstractas hace juicios y razonamientos. La racionalidad implica también capacidad de hacer elecciones libres en forma responsable; es decir, la racionalidad permite al hombre optar respondiendo por las consecuencias de su opción, poniendo en juego las capacidades específicamente humanas de inteligencia y voluntad. Las acciones resultantes de la opción libre, al ser confrontadas con el valor moral, pueden ser definidas como buenas o malas.

El funcionamiento total resultante deviene de lo que entendemos por dignidad humana;[46] y la espiritualidad implicada, ya descrita en el párrafo anterior, no puede demostrarse científicamente porque no es una realidad empírica. La prueba y demostración será racional. La racionalidad no es un acto que la persona hace, sino una serie de modos de ser. *Ser racional* es

---

[44]　Manlio Severino Boecio: siglo V-VI: *Contra Euthychen et Nestorium* (Boecio: 1986).

[45]　Antonio Caso dice en sus definiciones de persona: *El hombre es (…) el organismo más perfeccionado de todos; pero su superioridad evidente no la reviste por razón de su naturaleza biológica, sino en virtud de su superioridad intelectual y moral. (…) No basta a definir el concepto de persona la pura naturaleza psíquica del hombre. Por encima de lo psíquico, está lo espiritual* (Caso: 1993).

[46]　Alfonso Reyes dice: *De entre los respetos que consideramos como mandamientos. (…) lo primero es el respeto que cada ser humano se debe a sí mismo, en cuanto es cuerpo, y en cuanto es alma. A esto se refiere el sentimiento de la dignidad de la persona. Todos los hombres son igualmente dignos en cuanto a su condición de hombres…* (1994).

implícito a la naturaleza humana, e indica todas las capacidades superiores del hombre: modos de ser como inteligencia, amor, sentimientos, moralidad, religiosidad, generosidad, compasión; que no tienen espacio limitado.

El ser persona pertenece al orden ontológico, por tanto, la persona es, o no es. En función de lo anterior todos los hombres tienen la misma dignidad, ya que la persona tiene un valor y una dignidad absolutos. El concepto de persona esta ligado intrínsecamente al concepto de dignidad y valor. La persona humana goza de una interioridad que la constituye como sujeto y la abre al absoluto y, por tanto, es fin en sí misma. Esto hace que posea una inviolabilidad y derechos fundamentales. El valor eminente de la persona –su dignidad– establece su no disponibilidad a ser medio o instrumento para otro (Kant: 1797, Lucas: 1999, Sanabria: 1987).

Con estas características en la situación médico-paciente, el paciente (el individuo enfermo)[47] se reconoce a sí mismo como incompetente en el estado de limitación en que se encuentra y actúa recurriendo a otro —al médico— que posee conocimientos, y tiene acceso a recursos que pueden disminuir la limitación que implica la enfermedad (Jinich: 1977). En esto, el médico es identificado como superior (conocimientos, experiencia, destreza), y el paciente adopta una postura receptiva y vulnerable; lábil ante el arbitrio del médico quien lo va a orientar, lo va a dirigir a un acto de aceptación de una medida terapéutica. El paciente solamente puede adoptar esa posición de desventaja, si la confianza prevalece[48] en que el médico es fiel a su propia finalidad como médico (a su misión),

---

[47] Para los propósitos de este trabajo, obedeciendo a la cuarta acepción del término *paciente* que permite el *Diccionario de la Real Academia Española* (XXII edición: http:www.rae.es/) (*Persona que padece física y corporalmente; el doliente, el enfermo; en propiedad, aquel que se haya bajo atención médica*), se tomarán los términos *paciente* y *enfermo* como sinónimos.

[48] La confianza es un tema de primordial importancia en bioética. Es condición necesaria para la relación médico-paciente. Para satisfacerla, el médico no solamente ha de ser profesionalmente competente; sino que ha de asumir la importancia del bien del paciente (Whitbeck: 2004).

que siendo esta el bien del paciente,[49,50] el ejercicio que lo conduce a ella lo dignifica y perfecciona en el proceso de actualización de sus propias potencias. La beneficencia y la benevolencia tipifican la práctica médica y están presentes en la forma natural de ser del médico. El principio de beneficencia es de mayor importancia en bioética y ha sido prominente en los códigos deontológicos de medicina desde la antigüedad (Veatch: 1991, Churchill: 2004); y como valor, ocupa alta jerarquia en la orientación personalista. Aunque no es el principal (Tarasco, 2003).[51]

Es fundamental hacer notar que en la relación terapéutica es importante la técnica que el terapeuta ejerce. La destreza y la experiencia son imprescindibles. Pero lo que es el centro de atención aquí, como acto compartido a través del que psicoterapeuta y paciente se actualizan en compartimiento de uno con el otro, es el diálogo holístico que implica la entrega en la confianza, y el acto del paciente en la aceptación por parte del mismo sobre la base del conocimiento proporcionado por el terapeuta;[52] y que como tal, corresponde a la verdad que finalmente permite el acto libre del paciente. En el establecimiento de la relación terapéutica, es el paciente quien toma la iniciativa y es el actor principal (Lavados y Serani, 1993; Sgreccia, 1996). Es el paciente quien luego, en el acto terapéutico, toma la acción al aceptar una técnica propuesta. El terapeuta es coactor indispensable en dicha acción. En los modelos en los que el terapeuta se convierte en actor único manteniendo al paciente en la pasividad, no se conforma la relación terapéutica como aquí se entiende:

---

49   El médico, por su propia naturaleza (por su vocación), está orientado (llamado) al bien. Si asume su misión en el camino a actualizarse (perfeccionarse) como médico, la bondad será su habituación; será natural como parte de su práctica médica (Pickering: 1997).

50   *Kindness, prescribed and natural, in medicine* (Journal of Medical Ethics, 23:115-118).

51   Dentro de la orientación personalista la dignidad de la persona recibe prioritariamente la mayor importancia, como se verá más adelante. No obstante, esta orientación reconoce que todo acto terapéutico ha de estar orientado a la búsqueda del bien del paciente en consideración a su finalidad de acuerdo a sus características ontológicas.

52   Es conveniente aclarar que el concepto de *conocimiento* que aquí se maneja, considera que una nota constitutiva fundamental del mismo es que corresponda a la verdad epistemológica.

como el instrumento terapéutico fundamental que resulta del nexo inseparable vida-verdad-libertad (Lucas: 2003).

e) El encuentro terapéutico

El encuentro terapéutico cursa por diversos niveles que representan distintos estados del diálogo que precede a la acción. Primeramente el psicoterapeuta observa la disfunción existente, para luego entender sus observaciones en el contexto diacrónico dado por la historia particular del paciente y la historia de su enfermedad. Con esto, el psicoterapeuta incursiona en sus conocimientos científicos y en su sensibilidad humanística para ordenar y evaluar el significado holista del paciente y su enfermedad. Estas nociones, adaptadas al entendimiento del paciente, son las que finalmente el terapeuta comparte con él (hace al paciente poseedor de las mismas).

Así, la información y el conocimiento del paciente sobre su padecimiento y el proceso terapéutico en cuanto a su objetivo y medios, le permiten participar en la decisión que lleva al acto terapéutico que emana de la libertad, de la verdad, de la bondad y de la responsabilidad (Binetti: 2000, Charon: 2001a, 2001b, 2001c; Jinich: 1997, Ocampo: 2002). Una vez tomada la decisión, procederá el acto terapéutico al que convergen todas las categorías aristotélicas de la acción. La causa material del acto psicoterapéutico es el paciente entendido como persona (con todas las características anteriormente expuestas). La causa formal es el parámetro de salud al que se aspira. La causa eficiente es propiamente la persona del terapeuta y su actividad derivada del conocimiento de las técnicas terapéuticas, y de las destrezas que ha desarrollado para aplicarlas. La causa final es la restauración del estado de salud o la consecución de las funciones que se encuentran limitadas por la enfermedad.[53]

Se ha de distinguir el transcurso del proceder en el acto terapéutico, ya que en esos pasos estriba su proceder personalista[54] en la consideración del individuo humano como persona, que es el agente y actor principal en la relación terapéutica. Sgreccia (1996) describe los diferentes niveles

---

[53]   En esa línea, la causa última (lo último a que se accede) es el perfeccionamiento al que se dirige (el) *finis operantis*.

[54]   Como se describirá ampliamente más adelante, la orientación personalista conduce la actuación hacia la consecución del fin último de la persona, considerando que este consiste en la dignidad de la persona que se encuentra instaurada en su propia naturaleza substancial.

del encuentro terapéutico. El primer paso es predominantemente objetivo y corporal; y en él, el terapeuta observa la disfunción que impide la normalidad propia del estado de salud. En este nivel, el terapeuta restringe su objetivo y reduce su mirada al objeto particular. Desde ese punto de observación, la atención se desplaza a la integridad en cuyo nivel particular se inscribe la enfermedad. Este ejercicio corresponde a la atención hacia el todo (holística).

El segundo nivel corresponde a la mirada diacrónica que analiza tanto la historia del paciente como la del padecimiento que lo aqueja. En la reflexión que hace el terapeuta sobre la interacción de estos datos, estriba la comprensión del origen de la enfermedad.

El paso ulterior representa la incursión que hace el terapeuta hacia su propia ciencia para confrontar con su saber los elementos que ha recopilado, y en ese ejercicio evaluar los síntomas y signos en torno a su significado patológico y su posibilidad de alivio. Este proceso que tiene lugar en la mente del terapeuta permite a este emitir un juicio que ha de comunicar al paciente, precisamente porque este no es un objeto; sino el sujeto prioritario del proceso de apoyo a la vida y a la salud (Scorer y Wing: 1983). Con respecto a este nivel, es cuando se amplia la visión del terapeuta para abarcar su aparato mental en cuanto a cómo el paciente experimenta su propia enfermedad desde lo emotivo, desde lo psicológico y desde lo espiritual. Vivencias que son algunas conscientes y otras que obran desde el inconsciente.

Este es el diálogo interaccional verbal y no verbal que constituye la relación terapeuta-paciente, y que resulta en el acto conjunto que tiene como finalidad lograr el ordenamiento que corona en la finalidad del paciente y en la finalidad del terapeuta, y que representa el ejercicio libre de la responsabilidad de ambos hacia cada uno de ellos mismos y hacia el otro. En este diálogo se implica la ética que lo considera completo si cumple la finalidad informativa, la finalidad terapéutica y la finalidad decisoria. El diálogo terapéutico requiere caracteres específicos por parte del terapeuta, en cuanto a la capacidad de este para guardar el sigilo y confidencialidad que requiere el respeto a la dignidad del paciente. Al mismo tiempo, el diálogo se logra solamente si impera la veracidad en la información por dolorosa que sea o por graves que sean las posibles consecuencias de la enfermedad. Lucas señala como segundo principio de la bioética el nexo inseparable entre la vida, la verdad y la libertad; bienes inseparables, eslabones de una misma cadena: cuando se rompe uno, también se acaba violando el otro (Lucas: 2003). No puede haber libertad si esta no está ligada plenamente a la verdad, y no se estará en la verdad si no hay amor por la vida. Disociar la libertad de la verdad hace imposible la fundamentación de los derechos de la persona. Esto es así porque la libertad plena, como acto puro, se da cuando se actúa buscando el bien de un acto, independientemente de que el juicio pudiera ser erróneo por ignorancia no culpable. Entonces el vínculo entre el acto libre y la verdad se da, en cuanto que la conciencia, que señala la inquietud de la búsqueda del bien, está de acuerdo con que el acto realizado es aquel que ha iluminado como el que más se aproxima al bien.

La compasión como motivación dinámica es uno de los factores que necesita el médico para realizar su tarea (Scorer y Wing: 1983). No menos importantes como factores, son la preparación del facultativo y su destreza técnica. Pero esto además de sus facultades psicológicas que implican una preparación inherente a su práctica. Esta preparación le permite reconocer los movimientos emocionales consistentes en mecanismos defensivos en torno a agresión o fuga, que pueden lesionar tanto a su paciente como a él mismo.

f) Significado de la situación terapéutica desde la bioética

Como ya se ha dicho en los apartados anteriores, la situación terapéutica coloca a dos seres humanos en un contacto del uno frente al otro en el que, independiente de la orientación psicoterapéutica y de la técnica, el uno tiene responsabilidad por el otro. Si bien, como ya se describió antes, esto es cierto tratándose de cualquier relación humana, como en las relaciones entre el pedagogo y el niño o el maestro y el alumno y, como prototipos humanos, la relación madre-hijo y la relación conyugal; en la relación psicoterapéutica, se configura el vínculo con especial oportunidad de perfección reparatoria de relaciones anteriores que pudieron coartarse parcialmente. El terapeuta posee el conocimiento del método; su responsabilidad es aplicarlo para conducir al paciente a lo que es su bien ontológico; es decir, su perfeccionamiento como persona. La responsabilidad del paciente es la de ejercer su papel poniéndose en manos del terapeuta para ser conducido, y así permitir la realización del terapeuta como tal. El terapeuta, para perfeccionarse, depende de la disponibilidad del paciente para realizar su acción. Paciente y terapeuta son agentes en acción recíproca sobre las respectivas potencialidades para ser llevadas a la actualización conviniendo así a la naturaleza esencial de ambos como seres humanos. En última instancia, su acción —de ambos— ha de estar orientada a la satisfacción de los deseos legítimos conducentes al perfeccionamiento.

Al hablar de las características que el psicoterapeuta ha de desarrollar en lo que se distingue como conciencia moral, y parte de su personalidad profesional, hemos de reconocer que el término *empatía* no es satisfactorio; *lealtad, confiabilidad* y *generosidad*, tampoco lo son. El clima y los principios de la formación profesional han de alentar el desarrollo de las capacidades específicas que permiten al psicoterapeuta vivir y sentir en sí mismo las necesidades emocionales y espirituales del otro —hacerlas conscientes—, y tratar estas necesidades con respeto y consideración humana. En este contexto, de las Heras cita a Alibert: *más necesita el médico de un buen corazón que de un buen ingenio* (de las Heras: 1994). Un término para referirse a esta capacidad es *compasión*. Este es el término utilizado por Unamuno en la formulación de su humanismo existencialista, y en su fe en la bizarría del quijotismo (Unamuno: 1985). En hebreo, el término equivalente a *compasión* es *rakhmones*, y transmite el valor de tal virtud en forma vehemente. Una persona que posee esta virtud no podría perjudicar o aprovecharse de otra (utilizarla). Es lo que se considera una persona decente; lo que el diccionario idish consigna como *mensch* y define como una persona madura, decente, compasiva y capaz de amar. Es decir, un verdadero ser humano en toda la extensión de la palabra. En realidad la palabra hebrea *mensch* tácita y escuetamente quiere decir humano, y frecuentemente va al final de la oración o del discurso, porque más allá de esa palabra es poco lo que se puede decir. En este sentido, solo es humano el que ha alcanzado la posibilidad de reconocer la humanidad del otro hombre. Reconocer la humanidad del otro hombre es respetarlo, venerarlo, generarlo. Nuevamente ha de citarse aquí a Emmanuel Levinas y su referencia a la interdependencia del hombre con el otro hombre para ser hombre y para hacer al otro, hombre. Para ser para el otro y para ser para él, otro (Levinas: 1974). El ser humano alcanza un perfeccionamiento –una actualización de su potencialidad humana– cuando logra su propia promoción en el otro. También se ha de reiterar aquí en el pensamiento de Buber, el pensador religioso judío de orientación existencialista, quien se refiere a la verdadera relación, que es la que no cosifica en un ello; sino que establece el tú de la persona, y hace de la persona el tú del otro. De ahí surge la reciprocidad; y de esta, la conciencia de sí mismo: el imperativo ético de superar los falsos diálogos hasta la reciprocidad más auténtica, que es el amor (Buber: 1974). El humano así promovido actualiza, en forma única, la bondad ontológica que porta en su propia naturaleza substancial junto con la verdad y la belleza.

Erich Fromm describe plenamente estas características humanas que permiten al individuo interesarse genuinamente por el otro, y las encierra en la actitud que llama *amor* (Fromm: 1947). Este autor da a esta capacidad de interesarse por el otro mucho más importancia y fuerza que al concepto freudiano de libido; porque amor implica un desarrollo mucho más complicado y, filosóficamente, más profundo que la distribución de las fuerzas biológicas que pugnan hacia la gratificación. Hemos de entender que los eventos que se han descrito aquí en el orden metafísico, se han de concebir superimpuestos a una corporeidad dada por la base biológica en la que una serie de movimientos motivacionales ocurren a través de un sinnúmero de eventos neurobioquímicos. Esto, como condición necesaria. No obstante, la posición amorosa a que Fromm se refiere corresponde más bien a la madurez cabal que el individuo alcanza a través de la resolución de los conflictos infantiles; situación que la teoría psicoanalítica freudiana llama genitalidad. El término *caridad* para los griegos, y la utilización cristiana del mismo; transmiten el mismo sentido con mayor espiritualidad que el término *amor*; aunque este, utilizado en el sentido de virtud, es más vehemente.

Siguiendo a Buber, la compasión a que se refiere Unamuno, la virtud del verdadero hombre (*rakhmones*) a que se refiere la cultura hebraica, la caridad como virtud teologal (otorgada por Dios); es el amor benevolente.[55] El amor que promueve al otro (al hijo, al cónyuge, al discípulo, al paciente) en la consecución del bien (en el sentido lonerganiano). El amor que ha hecho de quien lo practica, un verdadero

---

[55] Mismo concepto a que alude el *Catecismo de la Iglesia* citando las palabras de Jesús en el Evangelio de S. Juan: *Lo que os mando es que os améis los unos a los otros* (Jn 15, 16-17), y recordado en *Evangelio de la Vida* (Juan Pablo II: 1955a): *De este modo, el mandamiento de Dios para salvaguardar la vida del hombre tiene su aspecto más profundo en la exigencia de veneración y amor hacia cada persona y su vida.* Esta es la enseñanza que el apóstol Pablo, haciéndose eco de la palabra de Jesús (cf. Mt 19, 17-18), dirige a los cristianos de Roma: *En efecto, lo de: No adulterarás, no matarás, no robarás, no codiciarás y todos los demás preceptos, se resumen en esta fórmula: Amarás a tu prójimo como a ti mismo. La caridad no hace mal al prójimo. La caridad es, por tanto, la ley en su plenitud* (Rm 13, 9-10).

ser humano, un *mensch*, un hombre de buena voluntad;[56] al virtuoso que ha hecho de la disponibilidad amorosa un verdadero hábito (incorporado al carácter).[57] Dice Lonergan que solo alcanzando esta autotrascendencia sostenida es posible acceder a la bondad humana en su totalidad alcanzando la autenticidad.[58] Llegar a este nivel representa una verdadera conversión (*metanoia*),[59] que Bedolla, citando a Lonergan, señala que implica una apropiación que obedece a la vocación que incita (llama) a asumir lo que constituye a la persona. El terapeuta ha de estar atento a los fenómenos que ocurren en la situación psicoterapéutica: *atención flotante*, señala la técnica psicoanalítica. El terapeuta ha de ejercer su inteligencia para entender las producciones verbales y emocionales del paciente en todas sus extensiones y distorsiones transferenciales; ha de juzgar adecuadamente si su entendimiento es cabal, para ejercer un manejo técnico que de acuerdo a su juicio, es el correcto.

En cualquier profesión orientada a la provisión de salud, el facultativo tiene la misión que ha asumido como respuesta al llamado intrínseco de su propia naturaleza como terapeuta, y que lo compele a su cumplimiento una vez que lo ha reconocido como valor propio interno, exclusivo y taxativo.[60] Y tal ejercicio, si se aproxima en obediencia con su compromiso, le es perfectivo; ya que converge con su propia bondad ontológica.[61] Estas son las características que operan como telón de fondo del profesionalismo del terapeuta.

---

[56]   En el *Gloria*, en la Misa según el ritual romano, se encomia a este tipo de hombre: *Gloria in excelsis Deo **et in terra pax hominibus bona voluntatis**.* (del Hoyo: *Diccionario de Palabras y Frases Extranjeras*, Madrid: Aguilar, 1988).

[57]   Bedolla, M. Comunicación personal, 2003.

[58]   Lonergan citado por Bedolla, M. *Understandig the body of the patient*. Capítulo 3 del manuscrito *A Manual for a Course on How to Conduct an Ethics Consult. Ad usum auditorium en la Universita Pontificia Regina Apostolorum*. Roma. (Lista de lecturas de la primera materia impartida por el Dr. Miguel Bedolla en el Doctorado de Bioética, Universidad Anáhuac, 2003).

[59]   Bedolla, M. Comunicación personal, 2003.

[60]   No admite duda ni discusión.

[61]   Lo Uno, lo Bueno, lo Verdadero, lo Bello, es lo que se considera atributos trascendentales del ser, porque sobrepasan los límites de las esencias y son

Ernest Greenwood (citado por Brieger: 2004) identifica cinco elementos que presentan todas las profesiones:

1. un cuerpo teórico,
2. autoridad para definir problemas y su tratamiento,
3. sanción social para admitir y adiestrar a sus miembros,
4. códigos de principios éticos que subrayan un ideal de servicio a los demás,
5. una cultura que incluye las instituciones necesarias para llevar a cabo todas sus funciones.

Estos elementos son los que dan la forma en que se constituye la profesión cuando la persona, el terapeuta, ha reconocido su vocación y la ha asumido. Se decía ya en los primeros párrafos de este apartado: Como cualquier vocación, la del terapeuta se presenta como un llamado; *como una tarea ontológica*[62] que ha de asumir para encontrarse con su propia naturaleza, y que la naturaleza de su conducta (la bondad de su conducta) en esa misión asumida, sintonice con su propio fin intrínseco como terapeuta (bondad ontológica). A través de asumir la tarea ontológica —misión— y en el cumplimiento de los aspectos formales de la profesión, el terapeuta se encontrará en disposición para establecer la relación con el paciente. La disposición del paciente de reconocimiento de su incapacidad para enfrentar la enfermedad y de confianza en la disposición del facultativo, configura la relación terapéutica como instrumento, en el que el terapeuta pone en juego todos los conocimientos y destrezas adquiridas en su formación, para primeramente informar al paciente de la naturaleza de su enfermedad y la naturaleza del tratamiento que propone; así como del bien que pretende alcanzar con este y con otras opciones factibles, aun si él no las realizara. Esto es lo que permite al paciente optar en forma responsable, respaldado por el conocimiento de su enfermedad y de las consecuencias e implicaciones del tratamiento que acepta. Solo así las acciones terapéuticas podrán tener un sentido humanista, en que ante

---

coextensivos al ser. En: http://www.mercaba.org/Teologos/Balthasar/ intento_de_resumir_mi_pensamient.htm consultado el 1 de abril de 2013.

[62] *Tarea*, para Platón, es *lo que la cosa misma hace mejor que cualquier otra* (*República*, I 353ª). En función de esto, la palabra *tarea,* utilizada en este sentido, se ha entendido y a veces traducido como *don*, y como *misión* (cfr. pags. 32, 33, 34).

todo se respeta la libertad responsable del paciente en una opción que será perfectiva tanto para él como para el terapeuta. En el sentido humanista que las acciones terapéuticas así toman, se pone en juego la subsidiariedad, porque el que carece de más, recibe más; y se reconoce la dignidad que tanto uno como el otro tienen como personas. El tratamiento, una vez aceptado por el paciente en dichas condiciones, tendrá como principal instrumento la situación que se establece a través de la relación perfectiva que conduce y promueve al paciente hacia su integración como persona total.

g) La metodología de la bioética aplicada a la situación terapéutica

Para valorar un acto humano como aceptable o no aceptable, desde el punto de vista ético, es menester observarlo desde diversos puntos de vista, y no simplemente obedecer a nuestro juicio moral inmediato; que bien podría ser acertado, pero que no toma en cuenta las diversas latitudes que permiten un estudio o valoración sistemática del acto, y así obtener un juicio fundamentado.

La Ética, como todas las disciplinas humanísticas, en contraste con las ciencias experimentales, se enfrenta a problemas; y frente a los mismos ha de tomar una posición. Las ciencias experimentales enfrentan preguntas. A estas preguntas pueden llegar a ofrecer respuestas universales. Una vez que estas respuestas se encuentran correctas, mantienen su universalidad en general, aunque puedan ser cuestionadas de vez en cuando; por ejemplo, la fórmula del agua o la ley de la relatividad. Las disciplinas humanísticas nos asisten en la adopción de una postura que no es universal, y que ha de ser sostenida continuamente; por ejemplo, frente al problema de la eutanasia, distintas escuelas de pensamiento filosófico inspiran diversas posturas que han de ser defendidas, sostenidas, estudiadas, discutidas mediante la metodología propia de las ciencias humanísticas; es decir, con sus instrumentos propios. Un ejemplo de estos es la *argumentación*, que es un instrumento de la lógica, y que asiste en la adopción de una postura que se ha de asumir.

Esto no quiere decir que las diferentes posturas que se adoptan, frecuentemente contrarias, hagan legítimo un relativismo ético. La ética aspira a encontrar posturas que sean válidas para todos. Sin embargo, como se dijo, no es posible alcanzar una universalidad de respuesta en las disciplinas humanísticas; pero sí es posible afirmar, por principio lógico (principio de identidad), que dos posturas contrarias no pueden ambas ser correctas o estar en la verdad; pueden ser las dos erróneas, o puede ser una errónea y la otra correcta. En la arena donde se ponen en juego las posturas, ya sea en los comités hospitalarios o en las asesorías a los legisladores, se presentan posturas éticas que contienden por demostrar una legitimidad; frecuentemente en la falsa creencia de que si son aceptadas por el comité o por el legislador, eso las hace legítimas. La realidad es que una postura es o no legítima intrínsecamente desde el punto de vista ético, independientemente de que sea aceptada jurídicamente o por el consenso de un comité hospitalario. La incertidumbre y la imposibilidad de encontrar respuestas universales en el campo de la ética, es lo que hace necesario y justifica la presencia del legislador y de los comités de ética en las instituciones. Un ejemplo de que lo jurídicamente aceptado no es necesariamente legítimo desde el punto de vista ético es la investigación con humanos que se realizó en la Alemania Nazi de los años cuarenta: La utilización e indignidad con que se manejó a los seres humanos no solo era legal por la legislación de entonces; sino que era socialmente aceptable y recomendable. No se cuestionó su *legitimidad* en forma universal, hasta las deliberaciones y formulación de los principios de Núremberg que derivaron en la Declaración de Helsinki (Asociación Médica Mundial: 2004).

i) Teorías morales

Se han descrito diversos modelos de pensamiento y de actitud morales que pueden ser tomadas ante una misma situación (Brincat y Wike: 2000). Estas posturas representan diferentes teorías morales, y diferentes tipos de compromisos. Las *teorías morales* son perspectivas en situaciones morales. Son las formas en que las personas actúan sus valores. Una teoría moral tiene dos propósitos: a) Primeramente debe ofrecer orientación a las situaciones morales: cómo una situación moral debe ser tratada, y cuáles de sus componentes toma prioridad: ¿Son las consecuencias lo que más importa, o son las intenciones, o las relaciones, o algo más? b) Una teoría moral debe resolver conflictos entre las reglas y los valores. Debe proveer jerarquías entre valores en competencia. Ha de resolver dilemas morales.

Las teorías morales se pueden clasificar en dos:

i.   si enfocan en el acto mismo (teorías morales del hacer), o
ii. si enfocan en el estatus del agente moral(teorías del ser).

Para las primeras, lo importante es que se haga lo que es correcto. Así, pueden enfocar en las consecuencias del acto (teorías consecuencialistas), o entender la conducta en función de los derechos y los deberes (teorías deontológicas). Para las segundas, las teorías morales del ser, lo importante es la virtud del agente en acto y sus interacciones; y no tienen particular interés en las consecuencias o en la naturaleza misma de la acción.

Para las teorías consecuencialistas, la máxima podría ser: *Actúa de forma en que se maximicen las buenas consecuencias, y se minimicen las malas para todos los involucrados.*

Para las teorías deontológicas, la máxima sería: *Una acción es correcta si respeta los derechos y cumple con los deberes, e incorrecta si los viola.*

Para las teorías que enfocan en la virtud del agente que ejerce el acto (teorías aretológicas), la máxima es: *Actúa de forma en que una persona buena (virtuosa) lo haría.*

Para el estudio de la conducta desde el punto de vista ético, el conocimiento de las teorías morales informa y aclara el pensamiento moral de la persona que ha de actuar en una situación moral. Este conocimiento ayuda a entender el pensamiento moral nuestro y de los demás, y nos permite anticipar qué abordaje tomará una persona de acuerdo con la teoría que maneja. Así, la persona con conocimientos teóricos en el campo de la ética, se distingue no por lo que hace; sino por la forma en que decide lo que hace.

El estudio de las teorías morales también nos es útil para explicar nuestra relación con los valores, para interpretarlos y para sostenerlos; así mismo, nos permite resolver los conflictos entre ellos. Todas estas tareas son cruciales para las personas cuyas vidas profesionales están gobernadas por valores. Finalmente, en referencia a las situaciones morales, las teorías morales proveen diferentes modelos para manejarlas (Brincat y Wike: 2000). En consecuencia de lo anterior, podemos distinguir tres criterios o puntos de vista para el entendimiento ético de la conducta:

i.   Aretológico: carácter del agente del acto (virtud, fin de la persona)
ii. Deontológico: acto en sí (deber, derechos, justicia)
iii. Utilitarista: consecuencias del acto (eficiencia, rentabilidad, efectividad).

La diversidad de corrientes filosóficas recae en uno o más de estos criterios. Así, las corrientes personalistas reconocen el valor ético de un acto, considerando el perfil subjetivo de la intencionalidad; pero también su contenido objetivo y sus consecuencias (Sgreccia: 1996). Desde el punto de vista de que el individuo que ejerce el acto bueno pone en juego su virtud, y dicho acto lo dignifica; se representa un criterio aretológico (Brincat y Wike: 2000). Las corrientes liberales, las libertarias y las pragmáticas son exponentes de un *criterio utilitarista*. Las orientaciones derivadas de la filosofía kantiana (imperativo categórico) y el principialismo (Beachamp y Childress: 1994) parten de un *criterio* básicamente *deontológico*.

ii) Dilemas morales y sus fundamentos

En las situaciones morales surgen dilemas éticos entre los tres criterios señalados en el apartado anterior. El criterio aretológico (virtud, bondad, integridad personal, felicidad) puede entrar en conflicto con el deontológico (deber versus integridad personal), con el utilitarista (integridad personal versus eficiencia). Entre el criterio deontológico y el utilitarista, puede haber el dilema entre la eficiencia y el deber. Sobra decir que la mejor postura sería la que sin traicionar los principios aretológicos, logra la transacción que satisface los criterios utilitarios y deontológicos. Es decir, una buena postura dentro de la bioética es la que ante todo observa el principio hipocrático de hacer el bien y evitar el mal (*primum non nocere*).[63]

Existen numerosas corrientes filosóficas que en un momento dado respaldan a las posturas éticas; y cada orientación puede tomar diversas vertientes que se alejan a veces mucho de su inspiración original. Por ejemplo, algunas orientaciones libertarias o el neoliberalismo se alejan considerablemente del liberalismo clásico (Locke: 1690), y el utilitarismo radical de Peter Singer (2000) difiere mucho de las ideas originales de John Stuart Mill (1984, 1994) o de Jeremy Bentham (1948); ya que considera que si los criterios utilitaristas son aplicados exclusivamente a la especie humana, pasa a ser una forma de chauvinismo moralmente inaceptable, puesto que otras especies animales comparten con el hombre la capacidad de gozar y de sufrir; por lo que no hay razón para ignorarlas en la maximización del bienestar (Arnsperger y Van Parigs: 2002).

Marta Tarasco (2003) discute cuatro orientaciones filosóficas que señala como representativas de las muchas corrientes.

iii) El naturalismo sociobiologista

Esta corriente propone una ética basada en el evolucionismo como corriente filosófica, más que como teoría científica. Paralelamente, y aun

---

[63] Comentario del Dr. Rafael García Pavón, Cátedra de Filosofía, Doctorado en Bioética, Universidad Anáhuac, 2004.

anteriormente a las contribuciones científicas de Darwin a la biología, y al entendimiento del proceso evolutivo de las especies,[64] Herbert Spencer concibió un sistema filosófico que llamó *sistema de filosofía sintética* en el que fue estudiando las diferentes formas de manifestarse la evolución en la biología, en la psicología, en la sociología y en la ética. Es decir, presenta una reinterpretación de la filosofía, y desde luego de la ética, en clave evolucionista (González: 2000), y presenta una visión unitaria del mundo de las ciencias de la naturaleza y el mundo de las ciencias del espíritu, y presenta lo específicamente humano como epifenómeno del proceso evolutivo.[65] Niega así cualquier cualidad específicamente humana de nuestra experiencia de la verdad, del bien o de la belleza; que en el fondo no tienen otro valor que el de servir a la supervivencia de la especie humana, que si bien es la *mejor* especie, lo es en función de ser la más evolucionada: el criterio obedece a una única realidad absoluta que es la evolución, cuyo principio es la selección en el que *mejor* significa *más evolucionado*. Por lo mismo, la especie, entonces, tiene prioridad respecto al individuo. En lugar de comprender la vida como una oportunidad para la vida buena, la vida es en sí el valor final y supremo (Spencer: 1902). George Edward Moore (1983) señaló en 1903 que perder la diferencia entre vida y vida buena, equivale a incurrir en una falacia (falacia naturalista) en la que *ser* es equivalente a *deber ser*. Esto cuando se pierde de vista que *bueno* es un predicado indefinible y simple, que no puede ser identificado con propiedad natural alguna (como conservación, salud,

---

[64]   En la actualidad no se pone en duda el valor científico de las contribuciones de Lamark y de Darwin a la Biología (Donceel: 1987). Cuando el evolucionismo se transforma en una corriente filosófica que deriva en una ética evolucionista, es cuando entra en conflicto con la mayoría de las otras corrientes filosóficas.

[65]   Teilhard de Chardin, en su interpretación evolucionista del universo, consideraba a este como una totalidad orgánica en perpetua evolución que como proceso se encuentra orientado teleológicamente y converge a un fin que es la trascendencia en la que el hombre alcanza la espiritualización que resulta del proceso de hominización en el que el hombre se encuentra insertado en la evolución (Teilhard de Chardin: 2002). Este es un ejemplo de una corriente evolucionista que no desconoce el fin del hombre en la trascendencia.

placer, etc.), o cuando se confunde *el ser* (proceso o génesis de la vida) y *el deber ser* (valor).[66]

El naturalismo es, entonces, el sistema que conceptúa la naturaleza desde el positivismo, y establece una cosmovisión evolucionista que aglutina el mundo de los hechos y el mundo de los valores. Entiende el comportamiento humano (la conducta) en términos de disposiciones heredadas y evolucionadas en el curso de la filogenesis, y su bondad solo es una prestación evolutiva útil para la supervivencia. *Este sería para el evolucionismo el entendimiento de una ética científica destinada a suplantar a las éticas místicas, que todavía refieren lo moral a la trascendencia* (González: 2000). El naturalismo entiende que la conducta es considerada buena, si facilita el proceso evolutivo y de selección que asegure el valor supremo vida. Ante la pregunta *¿para qué?*, el evolucionismo da una respuesta hedonista: *para el placer intrínseco y constitutivo de la vida misma, que se incrementa con la evolución.*

En el campo biomédico, el naturalismo llega a traducirse en el eugenismo, que busca al ser humano perfecto. Ya sea que destruya a los niños malformados o esterilice a las personas que podrían engendrar individuos defectuosos física o mentalmente. Otro campo de aplicación del naturalismo sería la intervención sobre el genoma modificando el patrimonio genético con el propósito de facilitar la selección de la especie. Para la bioética naturalista lo importante es la especie, y el valor es la perfección: el individuo humano tiene valor solamente en función de ser eslabón de perfeccionamiento de la especie; no tiene valor intrínseco. Así, la sociedad es el resultado del progreso de la especie. Siendo que no reconoce dignidad a la persona humana, va en contra de los príncipios básicos de las corrientes personalistas y de las liberales; esto, en función de los diferentes conceptos de *dignidad* que manejan estas orientaciones. Los principios de igualdad de los hombres, y del bien para la mayoría; que tutela el pragmatismo, resultan irrelevantes también para la orientación naturalista. Así mismo, la evolución se aplica a la moral. De aquí se infiere que los actos que ya son realizados por un determinado grupo social, pueden ser considerados como correctos por el hecho de que se juzguen

---

[66] *Mi tesis es que 'bueno' es una noción simple, así como lo es 'amarillo'; que, en la misma manera en que no se puede explicar a nadie, por los medios y formas que sean, qué es lo amarillo si no se le conoce, tampoco se le puede explicar qué es lo bueno* (…) (Moore: 1983, cita de González: 2000).

como lo que tal grupo ha encontrado propicio para la mejor adecuación a los cambios *evolutivos.*

iv) El liberalismo

Las corrientes liberales han tenido importantes repercuciones no solo en la práctica de las profesiones relacionadas con la salud; sino en la sociología, en la pedagogía y en las ciencias políticas. Para la orientación liberal, lo más importante es lo que el mismo liberalismo entiende por dignidad de la persona; y que supone, como elemento central de esta orientación, un pleno derecho de propiedad sobre sí misma. Así, considera que el individuo es pleno propietario de su cuerpo, de su vida y de su alma, si hay algo que el liberalismo pudiera considerar como tal; y tiene el derecho de veto de cualquier uso que se pretenda hacer de su persona. El individuo tiene derecho a alquilar sus propios talentos, vender sus órganos, arruinar su salud, suicidarse, etc. Para el liberalismo extremo (radical) no es aceptable la obligación de servicio militar o la prohibición de la prostitución, del comercio de órganos o de las perversiones sexuales; a condición de que no exista coerción a participar en cualquiera de tales actividades (Arnsperger y Van Parigs: 2002).

En el campo de la bioética, esta posición individualista ha sido sostenida sobre todo en las prácticas en torno a la sexualidad y a la procreática; así como al aborto y a la eutanasia. Para las corrientes libertarias (liberalismo), en forma taxativa el individuo tiene el *incuestionable derecho* de hacer lo que quiera con *su* cuerpo –ya que este le pertenece– mientras su conducta no lesione la autonomía de alguien más. La única bondad necesaria que el liberalismo supone en la conducta, es la de respetar y ejercer ese derecho de autonomía; no considera advertencia alguna de las consecuencias constructivas o destructivas de la acción hacia la propia persona. Tampoco reconoce consideraciones deontológicas (deberes y obligaciones) o naturaleza buena o mala intrínseca de dicha conducta. En referencia al aborto, la autonomía que cuenta es la de la madre; es decir, únicamente esta es la que tiene capacidad para ejercer autonomía; y es ella quien ha de decidir si aborta o no. El feto no cuenta, ya que por definición, dentro del liberalismo, este no es considerado como persona, ya que no puede ejercer la autonomía. El concepto ontológico –metafísico– de feto como persona simplemente es descalificado y descartado por estas corrientes. En el ejercicio de la sexualidad, el liberalismo no considera más límites que los que imponga la autonomía de las personas. Incluso en lo que se refiere a la exposición a las enfermedades de transmisión sexual. Esta orientación influyó para que se haya considerado en la nomenclatura psiquiátrica norteamericana, que la homosexualidad no representa una condición patológica si implica actividad sexual entre adultos aceptantes de la misma; ya que están en el ejercicio del incuestionable derecho de disponer de su persona, desde el punto de vista del liberalismo.

Siendo que la consideración del otro no es válida más que en el área de la autonomía, el individualismo liberalista reconoce el derecho del hombre a suicidarse, y nadie tiene razón justificada para interferir con ese ejercicio de su *libertad;* y se le reconoce también el derecho de decidir cómo ha de morir.[67] El liberalismo simplemente no advierte las repercuciones materiales, emocionales y espirituales que el suicidio tiene para los familiares, amigos, compañeros, etc. del suicida. Así, el suicidio asistido es aceptable para el liberalismo, y la asistencia que implica por parte de un terapeuta o de alguien más, es considerada como bondad; dado que está al servicio del ejercicio de la autonomía por parte del que ha decidido destruir su vida.

El liberalismo tiene como supremo valor la autonomía, que en sus argumentaciones entiende como libertad; y lo importante es la persona; entendiendo por persona al individuo humano capaz de decidir por sí mismo y sobre sí mismo en el ejercicio de la radical y extrema autonomía.[68] Es decir, que para el liberalismo el término libertad y autonomía, no solo son sinónimos; sino que presuponen que la persona no tiene una finalidad última diferente a la que en cada momento vaya formulando en sus deseos.

---

[67] No solamente se puede identificar en este juicio una falacia (argumento *ad hominem*); sino también que entra en contradicción al no tomar en cuenta que el acto suicida lesiona gravemente a muchas personas que rodean al que lo comete; lo que en sí contraviene lo principios del mismo liberalismo.

[68] Ciertamente, este concepto está basado en el concepto de libertad de Hobbes: *Un hombre libre es quien en las cosas que por su fuerza o ingenio puede hacer, no se ve estorbado en realizar su voluntad* (Thomas Hobbes, *Leviatán*, II, 21). Para otros autores del liberalismo en bioética. la acepción es la de Stuart Mill, quién tiene también una gran influencia en el utilitarismo: *La única libertad que merece este nombre es la de buscar nuestro propio bien, por nuestro camino propio, en tanto que no privemos a los demás del suyo o les impidamos esforzarse por conseguirlo* (Mill: 1859).

v) Las corrientes utilitaristas

El utilitarismo, como orientación filosófica, ha tenido una gran influencia no solamente sobre la economía como disciplina; sino en la orientación de la ética y de la bioética sobre todo en los Estados Unidos y en Inglaterra. En la actualidad tiene muchos adeptos, empezando por los que promueven, como seguidores, la *sociedad de bienestar*. Se trata de una doctrina humanista y altruista originada en el siglo XVIII en Inglaterra. Su fundador fue Jeremías Bentham (1948), y se extendió a través de los trabajos de John Stuart Mill (1984) y Henry Sidwick (1962). Esta orientación es secuela de *la Ilustración* y se caracteriza por la influencia del empirismo, y por propugnar por el abandono de toda idea de derecho natural y de la metafísica. Para el utilitarismo, la bondad de los actos no puede ser determinada por autoridad alguna; lo que cuenta son los estados de placer o de sufrimiento vividos por los seres humanos.

En principio, el utilitarismo dicta alejarse de intereses y de inclinaciones, de prejuicios morales, de concepciones metafísicas y de creencias religiosas; lo único importante para esta orientación es *lograr la máxima felicidad para el mayor número de personas al menor costo*. Parece sencillo el postulado utilitarista, y tiene aplicaciones en diversas disciplinas: mayor placer *versus* menor dolor; mayor bienestar *versus* menor malestar. Para el utilitarismo, la felicidad se encuentra en torno al placer y al bienestar. Lo importante para aquilatar la bondad o la maldad de un acto es exclusivamente el efecto que produce en términos de utilidad (placer, bienestar, utilidad, beneficio). No obstante, no es tan sencilla su aplicación, ya que se encuentra sujeta a múltiples variantes que han sido atendidas, todas ellas en forma parcial, por diversas vertientes dentro del seno mismo del utilitarismo.

Tomemos, por ejemplo la *máxima única* del utilitarismo, que establece que frente a dos alternativas de acción, hay que evaluar lo más exactamente posible las consecuencias que cada opción tendría en términos de bienestar de cada individuo afectado por dicha acción. La opción (el acto) que tiene mayor valor —en cuanto a la suma de niveles de bienestar producido en el grupo de individuos afectados por tal opción (en comparación con la alternativa)— es la que produce mayor *bienestar agregado*. Entonces, el utilitarismo es una teoría ética consecuencialista. A la luz de la misma, toda acción no es entendida (evaluada, juzgada) por su naturaleza intrínseca, o en función de las intenciones que la inspiraron, o de las virtudes que expresa, o de los deberes a que se ajusta. Lo que el utilitarismo señala como único a tomar como importante, son las consecuencias que se le pueden atribuir a la acción. El utilitarismo es, pues, un consecuencialismo individualista. El bien que preside la evaluación de las consecuencias, se reduce al agregado de bienes individuales; no excede la suma de sus partes. El bien de los individuos es concebido exclusivamente en términos de bienestar (*welfare*).

El utilitarismo acaba siendo individualista, en el sentido de que el interés colectivo no es otra cosa que la suma de los intereses individuales. Pero está en contra del individualismo en el sentido de que exige que este interés colectivo prevalezca siempre sobre el interés particular de cada uno. Es una doctrina universalista en medida que atiende por igual las preferencias y situación de cualquier humano sea cual sea su raza, sexo, clase, etc. Resalta como valor la utilidad social en cuanto a la búsqueda del bienestar para la mayoría al menor costo; pero no se interesa por el bienestar de una minoría y, ante todo, no se interesa por el bien de la totalidad de las personas —que es universal—; sino solamente por el bienestar de una mayoría. En su aplicación a la bioética, se caracteriza por su ponderación de la calidad de vida, desconociendo que la vida tenga un valor en sí. Coloca la importancia de la colectividad —de la sociedad— por encima de la persona como individuo, y las personas son elementos importantes solo en función de su participación en la colectividad —por su contribución a la sociedad.

Entre las vertientes del utilitarismo, resaltan la deontología *prima facie*, el contractualismo y el principialismo (Tarasco: 2003).

La *deontología prima facie* reconoce que todos los valores lo son, solo en sentido general; pero no son valores absolutos. El respeto a la vida, por ejemplo, es de valor indiscutible; pero ha de ser ponderado en una escala gradual en función de las circunstancias de cada situación concreta. Los deberes, entonces, son relativos y admiten excepciones. Esta orientación ética es por tanto relativista.

El *contractualismo* impone la necesidad de estipular un acuerdo entre los individuos que forman parte de una *comunidad moral*. Busca así un consenso en el plano colectivo, en cuanto a normas y procedimientos que regulan la convivencia social.

El *principialismo*, originado en las contribuciones de Beachamp y Childress, deriva de una deontología que recae en utilitarismo cuando modela las acciones de forma que satisfagan principios fundamentales que aplica en forma circunstancial. Los principios de beneficencia y de no maleficencia, que derivan de la medicina hipocrática, y de los que ya se ha hablado al inicio de este capítulo; de autonomía, que deriva de la filosofía liberal; y el de justicia, central en la medicina contemporánea en relación a la economía sanitaria; siendo óptimos en su formulación abstacta, son aplicados por el principialismo sin una jerarquía. El resultado es que esta orientación deviene en una forma de relativismo.

vi) *El personalismo*

El personalismo se originó en Francia a principios de los años 30 en los esfuerzos de Emmanuel Mounier, filósofo y publicista, por desarrollar una matriz filosófica (Carrasco de Paula y Mangione: 2006). El centro de esta orientación es la persona, y considera a esta como el eje de toda fundamentación moral. Aunque diversas orientaciones reconocidas en forma más o menos apropiada como personalistas han dado múltiples conceptos del término *persona*; en general, para el personalismo la naturaleza racional del ser humano es en sí su dignidad intrínseca. Esto implica la consideración de que el ser humano tiene un fin en sí mismo, y que es irrepetible como individuo. La racionalidad implica la libertad responsable. que permite al hombre optar respondiendo por las consecuencias de su opción; poniendo en juego las capacidades específicamente humanas de inteligencia y voluntad.[69] El funcionamiento total resultante deviene de lo que es entendido por dignidad humana.

El personalismo reconoce la dignidad de la persona por su esencia, y no solamente por su capacidad de ejercer su autonomía, como es el concepto del liberalismo; y acepta la indivisibilidad de una unidad física, psíquica y espiritual o trascendente desde el momento de la concepción hasta la muerte (Tarasco: 2003). Gevaert, reconociendo que resulta imposible ofrecer una verdadera y propia definición de la persona,[70] recurre a describir características que resaltan el contenido de lo que es (Gevaert: 2003):

a) Carácter único del sujeto —unicidad—,[71] lo que implica que está por arriba de todas las categorías de la naturaleza: que no es *algo*, sino *alguien* singular, inconfundible e insustituible.

---

[69] Por otro lado, le es inevitable ejercer su inteligencia y voluntad para optar. Continuamente ha de optar en este ejercicio. Desde este punto de vista, la libertad es una necesidad (Donceel: 1987).

[70] Dice Gevaert: *En realidad resulta imposible ofrecer una verdadera y propia definición de la persona, porque su núcleo es el sujeto, y este es algo que, por su propia naturaleza, se sustrae a todo intento de definición* (Gevaert: 2003).

[71] En relación a esto Gevaert cita a A. Heschel en *Chi é l'uomo*, Milano, 1971, 66-68.

La persona es sujeto único que no es un ser cerrado; sino insertado en comunión con otras personas. Wojtyla ya había elaborado sobre estas características de la persona (Wojtyla: 1969). La persona es el ser de la palabra y del amor, mientras que la cosa es una realidad de la que se puede disponer.[72]

El carácter único de la persona en la relación interpersonal, se vive como interioridad. Cualquier interacción con la otra persona significa siempre encontrarse ante *otro*, igual que yo soy *otro* para él.

Carácter sagrado o metafísico que tiene la persona: su carácter único no viene de su contacto con las personas; sino que dicho carácter hace posible el encuentro y la comunicación interpersonal, que obra en función de la trascendencia de la propia persona y de las otras personas con quienes interactúa.

Carlos Díaz enfatiza en la característica por la que la persona es fin en sí misma: El fin instaurado en la persona es lo que constituye la dignidad del ser humano, y nada es comparable a esta dignidad (Díaz: 2002). En lo anterior, este autor invoca la afirmación de Kant, de que el hombre como persona es fin en sí mismo y no puede ser utilizado como simple medio (Kant: 1785, 1797). Las aptitudes y necesidades de la persona para la sociabilidad son enfatizadas por Antonio Caso, quien asevera que solamente el hombre desempeña un papel como ser sociable, y vincula la denominación de *persona* precisamente al hecho de que el hombre desempeña un papel, como lo hacen los actores en el teatro (Caso: 1993). Cabe agregar que para este autor no solamente esta característica es lo que define a la persona; también agrega: ...*Solamente el hombre concibe el ideal; solamente él es capaz de hacer servir sus facultades espirituales (...) no basta a definir el concepto de persona la pura naturaleza psíquica del hombre. Por encima de lo psíquico, está lo espiritual.*

Como fundamentación ética, el personalismo exige el respeto a la vida humana como un valor primario y al ejercicio de una libertad responsable y de solidaridad. La interdependencia e interacción entre las personas es reconocida por el personalismo, ya que la actualización de potencialidades esenciales de la persona, llevadas a su vigencia en el aquí y en el ahora, requiere de dicha interacción.

---

[72] *La persona es el ser que interpela y al que debo responder. La llamada y la invocación forman parte de la estructura de la persona* (Gevaert: 2003) —estructural dialogal o responsarial del hombre.

La filosofía que anima la orientación ética personalista se sintetiza en cinco principios (Tarasco: 2003):

1. El valor de la corporeidad. En el cuerpo y con el cuerpo el hombre se manifiesta y comunica en la sociedad. En el cuerpo la persona encuentra sus límites, como el dolor o la muerte; así como el espacio, el sexo, todas las capacidades y la satisfacción de las necesidades fisiológicas. En todos estos ámbitos se encuentra implicada la participación de todo el ser personal. El cuerpo le da a la persona su individualidad; pero la persona es más rica que su propia corporeidad, aunque vive una unidad substancial con la misma.

   Estas reflexiones sobre el cuerpo tienen consecuencias inmediatas en el plano de la medicina: el médico a través del propio cuerpo y de la técnica, actúa sobre la corporeidad del paciente; pero este acto médico es totalmente personalizado; porque la intervención, aun si fuera en un solo órgano, se realiza en la totalidad de la persona y a través de otra persona. En la psiquiatría, en particular, este hecho se hace evidente.

2. El valor fundamental de la vida física. Aunque la vida física no es toda la persona, es el fundamento de todos los demás valores de la persona; porque todos los demás bienes y valores, incluida la libertad, como también la conciencia, la socialidad y las funciones racionales; se hacen posibles a través de la existencia física del hombre. Por ello, cuidar de la propia vida es deber de cada persona, y suprimir la vida física es privar a la persona de su bien fundamental. La profesión médica tiene por objeto ayudar a preservar esa vida con las características ya antes decritas. Dentro de esta línea de pensamiento, la orientación personalista presenta objeción ética a los avances técnicos y a los procedimientos médicos que rebasan los límites que son piedras angulares tanto de la esencia como de la accidentalidad humana, como es el caso del aborto, la eugenecia, el cambio de sexo y la eutanasia.

3. El principio de libertad y responsabilidad. El cuerpo manifiesta a la persona en la dimensión espacio temporal; y por ello, ante todo la persona es responsable de él: la ética médica personalista otorga una gran importancia al consentimiento informado del paciente, y a la relación alianza entre paciente y médico. Nada se hace si no es respetando la libertad del paciente; pero este a su

vez es responsable del tratamiento médico que ha aceptado. Sin embargo, en esta decisión libre del paciente, a diferencía de la postura liberalista, la postura personalista señala que debe existir, por parte del paciente, un previo conocimiento de la acción misma (del acto bio-médico), de todas sus consecuencias, de la finalidad de la acción, y de la bondad tanto de la acción (*el medio*), como de su finalidad. A esto se refiere la condición del consentimiento que ha de ser informado: de esta manera el ejercicio de la libertad del paciente implica el ejercicio de la responsabilidad. El médico, así mismo, como persona libre y responsable, no puede ser reducido a un mero instrumento de la voluntad del paciente. En el encuentro de su actuación libre y responsable con la del paciente, el médico realiza su vocación; es decir, la perfecciona. Así, no puede realizar actos simplemente por la solicitud o exigencia del paciente, y que a su juicio no convienen al bien de este. En el mismo sentido, desde el punto de vista ético, el médico no puede realizar actos que presenten para él una objeción de conciencia; aunque jurídicamente hayan sido despenalizados, o incluso legalizados, y socialmente sean hasta recomendados.

El personalismo propone un modelo para la relación médico-paciente en la imagen de un triángulo: en el vértice superior está el bien intangible y trascendente de la persona (del médico y del paciente); es decir, el bien fundamental: todo aquello que la ayuda a autoperfeccionarse y a completarse como persona. Hacia ese vértice deben de referirse tanto la elección del paciente, primer responsable y protagonista del acto biomédico; como la decisión del médico, responsable calificado. La participación responsable por parte del paciente en el acto terapéutico —papel activo— representa un modelo más equitativo que el paternalista, en el que el paciente es solamente recipiente de la decisión y actuación bondadosa por parte del terapeuta. Por otra parte, el personalismo entiende que el tratante no podrá quitar la vida, ni tener ninguna actuación que obre en contra de la conveniencia del bien del paciente, aun cuando este se lo pidiese en el ejercicio de su papel activo que se describió anteriormente. La vida, y la salud del paciente en función de esta, son el bien intangible tanto del médico como del paciente, que sobrepasa a ambos. No es aceptable para el personalismo que la ley, la sociedad o los comités de ética inviertan este esquema de responsabilid. El bien, tanto del paciente como del médico, está determinado así, en función de su conveniencia con la naturaleza substancial humana de uno como paciente, y del otro como médico; y no se puede trastocar con base en un contractualismo en el que el médico y el paciente se ponen de acuerdo para una acción que contraviene dicho orden.

4. El principio terapéutico se basa en la unidad de la persona. Propone que es lícito intervenir sobre el cuerpo de una persona que ha otorgado su consentimiento en forma tácita o explícita, solo si hay una justificación terapéutica. Es decir, es lícita la intervención *sobre la parte*, si va en beneficio del *todo* relativo al mismo organismo sobre el cual se interviene. Para ello, tienen que tomarse alternativas menos lesivas de la integridad personal, y tener una razonable probabilidad de éxito proporcionada entre los riesgos y ventajas del tratamiento.

    El personalismo considera que el principio terapéutico surge del hecho de que la vida física es un don. Y un don (como tarea, como misión que es) se asume; la persona no puede adueñarse de él o disponer de él. La persona ha de asumir ese don con una conducta convergente hacia la misión o vocación que dicho don conlleva. Así, dicha conducta irá de acuerdo con su propia naturaleza y dignidad.

5. El principio de socialidad/subsidiariedad implica la necesidad que tiene el individuo humano de sus semejantes. Unos necesitan de los otros para ayudarse mutuamente, reconociendo entre ellos la misma dignidad que todos tienen. Este principio, al ser aplicado al campo médico y al de la asistencia sanitaria, implica que se preste más ayuda a quien más la necesite; pero a su vez, que quien recibe la oportunidad de los servicios de salud tenga la obligación de ser responsable del bien recibido, cuidando del mismo. La aplicación de esta doble vertiente ayuda en el juicio ético al distribuir los recursos para la salud.

vii) La complejidad en la decisión ética

Es posible distinguir si un determinado acto biomédico ha tomado alguna orientación en particular en forma consistente, o ha incurrido en inconsistencias dentro de una misma orientación. También es posible, con cierta facilidad, distinguir si ese acto ha tomado la dirección del respeto a la vida y a la conveniencia con la dignidad del paciente, o si se ha adoptado una orientación que tutela otros valores. Resulta más complicado el ejercicio de la metodología bioética cuando se trata de tomar decisiones o de dar recomendaciones en situaciones médicas en que se ponen en juego conflictos reales; porque, por ejemplo, una acción tiene un doble efecto o pone en peligro la vida o la salud integral del paciente; y sin embargo, podría ofrecer una única posibilidad de ayudarlo. Otras veces, un acto terapéutico tiene que ser ajustado a limitaciones utilitarias o deontológicas, y se ha de ajustar sin sacrificar o poner en riesgo el respeto a los valores fundamentales en torno a la vida y al bien del paciente. Este tipo de situaciones se presentan cuando los insumos de salud son limitados o insuficientes o, en el area de contraste con una orientación deontológica, una legislación o reglamento limita o entra en conflicto con la orientación que se centra en el bien individual del paciente como persona.

viii) El personalismo frente a las otras corrientes

La corriente personalista aplicada al concepto y configuración de la relación médico-paciente que se ha delineado en los párrafos anteriores, siguiendo a Sgreccia (1996) y a Lucas (2003), permite visualizar al hombre como persona. Es decir, como una unidad integral de aspectos y funciones biológicas, psicológicas, sociales y espirituales. Unidad integral, que siendo totalmente distinta y única (individual), tiene su propio fin en sí misma; que puede reconocer y moverse hacia él. Su naturaleza humana[73] es en sí, la capacidad para conocer, reconocer, apropiar la verdad (racionalidad), e identificar lo que desea y para qué lo desea; y así, ejercer una acción (volición) en convergencia con el fin intrínseco de su naturaleza (dignidad).

Otras orientaciones filosóficas dan explicación y orientación a la conducta señalando aspectos importantes, valores reales y conveniencias individuales y colectivas, que pueden ser ciertamente válidas; pero finalmente sus planteamientos son incompletos, y sus visiones plenas de escotomas axiológicos. En el esfuerzo de elevar valores sociales a primer término, como en el utilitarismo; valores biológicos, como en el naturalismo; o valores individuales parciales, como en el liberalismo; estas otras orientaciones pierden

---

[73] Las teorías sobre la naturaleza humana ofrecen relatos comprensivos de las características más significativas del ser humano, y se refieren en forma central a los intentos perennes del hombre para organizar su entendimiento del cosmos, de la Naturaleza, y del significado y propósito de su propia existencia (Jaggar y Karsten: 2004, Juan Pablo II: 1995a).

la visión panorámica integral de la persona humana. y lo que las personas han de alcanzar en la realización de lo instaurado en su naturaleza misma. El personalismo, en cambio, es la orientación que ofrece la consideración integral sin menoscabo de los valores sociales y de los valores parciales de la persona, tanto biológicos como psico-sociales.

	Valor	Preponde-rancia jerárquica	Concepto de persona	Concepto de sociedad
Naturalismo	El acierto (calificacación positiva) de la adaptación de la especie, y la equiparación de la adaptación biológica, con la adaptación ética, y ambas como algo positivo.	La especie. La supervivencia de la especie equiparada a los cambios morales. Cambios morales equiparados a bondad de supervivencia.	Un eslabón en el perfeccionamiento de la especie, es autónoma para adaptarse a *los cambios* según le parezca mejor, desvinculada de una verdad objetiva.	El progreso de la especie.
Liberalismo	La libertad entendida como autonomía.	La persona entendida como ente capaz de ejercer su autonomía.	Lo que en el ejercicio de su libertad decide ser.	Resultado del ejercicio de la libertad de los hombres.
Utilitarismo	La utilidad de la persona. El mayor beneficio para la mayoría.	La sociedad.	Lo que aporta a la sociedad. Un punto en la masa social.	Origen de la producción.
Personalismo	La dignidad de la persona humana (dignidad = naturaleza ontológica)	La persona como individuo irrepetible con un fin único instaurado en su naturaleza.	Unidad biológica, social, psicológica y espiritual.	Conjunto de hombres

Tabla 1. Comparación de las características de las corrientes filosóficas (Tarasco: 2003)

Dentro de las corrientes filosóficas que alternan con el personalismo, probablemente la que tiene mayor importancia para el tema que aquí nos ocupa es el liberalismo, ya sea el clásico o sus derivaciones recientes —de mayor aplicación en la teoría del estado o en la sociología— que proclaman, todas ellas, la libertad (que, como ya se ha explicado antes, es más bien la autonomía) como supremo valor. Si bien parten de la dignidad de la persona, su entendimiento de dignidad queda parcializado a una sacralizada autodeterminación de la persona, derivada de un principio de propiedad absoluta que esta orientación supone que el hombre tiene sobre su propia persona. Se desprende de ahí que las orientaciones liberalistas afirman que el hombre tiene derecho a hacer lo que decida con su propio cuerpo, con sus órganos, con su sexualidad, con su vida. El médico obrará bien, de acuerdo al liberalismo, si facilita y jamás interfiere con el ejercicio de esa capacidad y derecho que la persona tiene de hacer lo que quiere con su persona.

Si bien el personalismo pondera la libertad, esta es considerada como medio de realización de la persona, requisito para su autoconstrucción a través del ejercicio responsable. El liberalismo proclama la libertad como fin en el ejercicio autónomo, sin evaluar mayormente el resultado de dicho ejercicio, y solo objetándolo cuando interfiere con la autonomía de otro hombre. Sin duda, la autonomía, como una capacidad de actuar tal y como se ha decidido, es una función importante (Miller: 2004); pero cuando se la llama *libertad,* y lo único a que se atiende es al acto decidido sin ponderar las funciones que se ponen en juego en tal decisión, y al efecto que los actos tienen en el desarrollo de la persona misma en cuanto a que la perfeccionen o la degraden; el término autonomía y el término libertad pierden todo sentido y profundidad. La importancia de la verdad que permite la valoración del acto en función de los fines, queda totalmente ensombrecida, y si el acto obra en función de la dignidad de la propia persona o la degrada, no tiene importancia; lo único relevante es que dicho acto haya sido decidido sin restricción. No existen otras consideraciones para esta orientación filosófica. El valor vida está por debajo del valor autonomía, perdiéndose de vista lo que es la vida. Esta, como apunta el personalismo, es lo que hace posible todo lo que el ser humano puede llegar a ser y llegar a lograr, incluso la autonomía misma. La expresión de la autonomía, a la luz de esta orientación, desprecia la expresión de la totalidad que la persona puede alcanzar, llevando a una dimensión real las potencias que la definen como persona. El concepto persona como integridad, que el personalismo configura, se pierde; y la importancia de la persona se reduce a la dimensión de la actuación libre.

Cuando el liberalismo pondera y exalta, como justificación de la conducta, motivaciones subjetivas como emociones y sentimientos (Tarasco: 2003), parece contrastar con una extrema insensibilidad que se detecta en un notable egoísmo que se pone en juego en las decisiones individuales; sin reconocer las repercusiones afectivas que la conducta de un individuo tiene en los demás. Por ejemplo, para el liberalismo, si el individuo decide quitarse la vida, está muy bien si esa es la expresión de su autonomía; no hay consideración de las repercusiones emocionales para todas aquellas personas que rodean al suicida: hijos, cónyuge, padres, hermanos, amigos, compañeros, etc. Lo mismo puede decirse de los efectos emocionales que tendrían para los demás otras conductas autodestructivas como la drogadicción, las perversiones sexuales u otras expresiones sexuales no aceptables para las estructuras familiares o sociales, etc. que son ciertamente permisibles para el liberal, si representan el ejercicio de la autodeterminación. A pesar de que el liberalismo reconoce el derecho de los otros de ejercer la autodeterminación, a nivel de las necesidades emocionales y vinculares de la persona, pierde de vista la noción personalista de la importancia que cada ser humano tiene para los otros, la interdependencia que con ellos sostiene, y tiende a soslayar el derecho que cada uno tiene de la interacción perfectiva con el otro. Así, en la orientación liberal, la relación terapeuta-paciente pierde todas sus dimensiones que la caracterizan. El paciente es liberado hasta de la responsabilidad global que habrían de conllevar sus opciones. La dignidad y la vocación del terapeuta son ignoradas, y su función humanista se reduce a respetar y facilitar el ejercicio de la autonomía de su paciente. El personalismo reprueba estos enfoques al hacer énfasis en la interrelación humanista entre el terapeuta y el paciente, mediante la que cada uno es responsable de la promoción del otro en el respeto a la integridad y salud del paciente en la dirección a su perfeccionamiento y en el respeto a la dignidad vocacional del tratante.

Como se dijo, la corriente naturalista propone una ética que parte del evolucionismo, y conceptúa la naturaleza desde el positivismo (González: 2000). Para esta orientación, la conducta humana deriva directamente de disposiciones heredadas, y su entendimiento científico dicta que la evolución de tales disposiciones para la conducta, obedece una orientación hacia el perfeccionamiento de la especie en función de su supervivencia. El evolucionismo como teoría paleontológica se trasforma en una filosofía en la que se desarrolla una reinterpretación de la filosofía.[74] Como se dijo en el apartado en el que se describe el naturalismo sociobiologista, surge entonces una ética evolucionista (González: 2000).

El conjunto de orientaciones consecuencialistas, como se describió anteriormente, tienen como valor el mayor beneficio para la mayoría al menor costo y por el mayor tiempo posible. Por estas características se pueden agrupar como corrientes utilitaristas. Desde el utilitarismo radical hasta las diversas formas de pragmatismo, en cuanto se aplican a la valoración de la conducta, recaen en las características utilitaristas descritas; aunque en otros ámbitos de la filosofía, de la sociología, de la economía, de la teoría del estado y de la epistemología; propongan contribuciones muy diversas, diferenciándose claramente unas de otras.

En el ámbito de la bioética estas corrientes resultan colectivistas, ya que su enfoque es en la sociedad. El individuo humano es importante en medida de lo que aporta a la sociedad, y solamente es un punto en la inmensidad de la masa social (Tarasco: 2003). En principio, el utilitarismo dicta alejarse de intereses e inclinaciones, de prejuicios morales, de concepciones metafísicas y de creencias religiosas; solo importa lograr la máxima felicidad para el mayor número de personas. Se trata de minimizar el dolor y aumentar al máximo el placer para la mayoría, por el mayor tiempo posible, y al menor costo. Así, la vida es *mejor,* si hay en ella mayor bienestar, y entonces la vida puede ser de mayor o menor calidad en forma relativa al bienestar (placer). Esta instauración de concepto *calidad de vida* pierde de vista el valor intrínseco de la misma,[75] y ya su valor es relativo a su calidad (en términos de bienestar). La conducta es valorada en función de las consecuencias en términos del mayor o menor beneficio y, por lo tanto, dichas valoraciones son relativistas. El principialismo aplica los principios de beneficencia, de justicia y de autonomía, en una jerarquización conveniente a la apreciación de la consecuencia del acto, en contraste con el personalismo, que subordina al principio de beneficencia los otros dos, atendiendo fundamentalmente al desarrollo de la persona en dirección y función de su fin último. En el contractualismo el acto es valorado también por su consecuencia, y

---

[74] Desde el punto de vista epistemológico, esta transpolación de postulados paleontológicos, y en general biológicos, a formulaciones de orden filosófico para animar una ética evolucionista; son, por lo menos, de dudosa validez.

[75] Que da el fundamento filosófico del significado de la vida, como lo explica Juan Pablo II (1995a).

no por su naturaleza misma. Y esa valoración es lograda a través de un acuerdo dentro de un grupo o comunidad moral. En la deontología *prima facie,* los valores fundamentales son reconocidos; pero son relativos a las circunstancias de la situación valorada en términos de su consecuencia (bienestar o sufrimiento).

En el contexto de la relación médico-paciente, como en el naturalismo, en estas orientaciones utilitarias, el paciente es despersonalizado en cuanto a su dignidad intrínseca en relación a su fin último, que es lo que el personalismo tutela en forma fundamental. La felicidad es entendida por el utilitarismo en términos de bienestar, en contraste con el personalismo, que entiende la felicidad como consecuencia de la armonía de las vivencias, con el fin intrínseco de la persona en una progresión irregular perfectiva inagotable. El humanismo del médico utilitarista es matizado por las peculiaridades de la antropología filosófica utilitarista. Se preocupa por su paciente ciertamente; pero su concepción de él es en función del grupo social, y el tratamiento es matizado por las nociones de costo-beneficio. La salud pública tiene preponderancia en la medicina utilitarista, y sí es justificable no tratar o dejar morir a un individuo o a un grupo en beneficio de la colectividad. Siendo el utilitarismo y el naturalismo orientaciones en las que se despersonaliza al individuo humano, no es de extrañar que ambas orientaciones se hayan conjuntado frecuentemente en sistemas socio-políticos caracterizados por su inclinación a la cosificación de la persona (despersonalización) como en el nazismo.

La teoría moral que sustenta la conducta de una persona, producirá un tipo de acción acorde a tal teoría, y desvelará la naturaleza de compromiso que tiene la persona para consigo mismo y para con los demás. Por ejemplo, una persona puede decidir tomar una acción que representa *hacer el bien*, otra persona toma otra acción en cumplimiento de un reglamento o de una ley o de un principio establecido, y otra persona actúa de forma que su actuación lo hace sentir *bueno*. Podría ser que ninguna de estas tres personas esté mal o bien, simplemente están empleando buenos sistemas de moral. No obstante, su entendimiento de lo que es relevante o no en una situación moral, o por qué un acto es correcto o incorrecto, podría ser diferente en cada una de ellas.

Desde la antigüedad se reconoció la capacidad que el hombre tiene para juzgar correctamente en cuestiones morales;[76] es decir, la conciencia moral que ha de ejercer un juicio recto y ecuánime de lo que es la acción dirigida al bien. La adecuación de esta conciencia en forma recta y cierta ha de devenir de una visión integral, que no por ser integral necesariamente desatiende o subestima los enfoques parciales. Desde el criterio aretológico, ya ubicado en la virtud, ha de atender, además, a los aspectos utilitarios o liberales que en un momento dado dan respaldo práctico a la acción, o a los aspectos deontológicos que la hacen aceptable y respetable para un determinado universo institucional o societario. Por ejemplo, desde lo utilitario, la producción de insumos de salud, la practica hospitalaria, o el ejercicio de una técnica terapéutica como la psicoterapia, se relaciona con la rentabilidad de la acción: la institución o el practicante tiene legítimos intereses económicos, y existen compromisos tanto con los dirigentes e inversionistas, como con los empleados cuya actividad se implica. Desde lo deontológico existen reglamentos institucionales o societarios además de las legislaciones. La eficiencia y el deber son importantes. La orientación personalista no desconoce estos aspectos; pero los subordina al interés por el bien de la persona agente de la acción, y el de la persona que la padece; entendiendo por bien la promoción —perfeccionamiento— en la dirección del fin instaurado en la naturaleza de la persona, y que constituye su dignidad. Además, la orientación personalista respeta la unidad biológica, psicológica, social y espiritual de la persona, y su finalidad última. La acción animada desde el criterio aretológico, verá la eficiencia y el deber desde esa perspectiva de la virtud, y la fuerza que anima la acción pugnará hacia la búsqueda del cumplimiento de un llamado que implica asumir el don que compele hacia hacer el bien y evitar el mal.[77] Esto es lo que constituye la vocación del psicoterapeuta como proveedor de servicios de salud; y sus acciones vivificadas por dicho impulso vocacional, será lo que corona su actualización como psicoterapeuta

---

[76] Los griegos llamaron sindéresis (συνδήρησις) a esta capacidad (Martínez y Cortés: 1991).

[77] En la observación del principio hipocrático *primum non nocere*.

EL ACTO HUMANO:
LIBERTAD Y DETERMINISMO[78]

El estudio del acto humano resulta incompleto si es emprendido desde los puntos de vista de una sola disciplina. En este capítulo se ensaya la confluencia de la metodología de la psicología psicoanalítica, y la de la antropología filosófica. Este intento encuentra dificultades particulares, ya que la terminología y formación de conceptos frecuentemente no son las mismas en ambas disciplinas. Se ha de hacer un esfuerzo por lograr la conciliación para afinar el entendimiento que aquí se planea alcanzar, en cuanto a lo relacionado con el libre albedrío y con el determinismo: temas que son objeto de estudio en este capítulo.

En diversos sistemas de pensamiento, ya sea desde las llamadas ciencias naturales o de las disciplinas filosóficas, ha sido de controversia desde la antigüedad, y sigue siendo, el tema de si la conducta del hombre es completamente libre o determinada parcial o totalmente por factores internos o externos. Y no es que sean las disciplinas filosóficas las que tienden a proclamar el libre albedrío, y que las ciencias naturales propongan el determinismo. Tanto en unas como en las otras ha habido proponentes de todos los grados de determinismo y de *libertismo*. Este último término es un neologismo que diversos autores en el campo de la filosofía utilizan para referirse a la postura de contraposición total al determinismo, y que considera que la conducta del hombre es absolutamente libre. Entre éstos se encuentra David Dennet (2003), destacado filósofo americano contemporáneo, profesor de la Tufts University, especialista en ciencias cognoscitivas; a quien citaremos

---

[78] El material de este capítulo, en una configuración distinta, fue publicado en la *Revista Psiquiatría*, 24:5-16, México, 2008.

repetidamente en este capítulo, ya que sus escritos sobre este tema son importantes.

Algunos físicos afirman que el libre albedrío es requisito previo para formular teorías y planificar experimentos. Antón Zellinger, físico cuántico de la Universidad de Viena, decía recientemente que la aleatoriedad cuántica no era una prueba; sino tan solo un indicio de que tenemos voluntad propia.[79]

David Dennett, en sus escritos sobre el libre albedrío, concluye que la evolución, la historia y la cultura han dotado al ser humano de sistemas de reacción que le otorgan la capacidad única de reflexionar y pensar las cosas e imaginar el futuro. El determinismo y el libre albedrío pueden coexistir, dice Dennett, si no se implica una huida descabellada del mundo materialista, que se representa en una teoría metafísica exagerada, como sucede en una visión dualista anticuada; visión que este autor rechaza vigorosamente desde el materialismo. Agrega: *Tenemos todas las variedades de libre albedrío que merece la pena tener... ...Tenemos el poder de la imaginación, de ver e imaginar futuros...* (Dennett: 2003).

El individuo humano está dotado de reflexión, inteligencia e imaginación; por lo tanto, puede proyectarse al futuro y anticipar los efectos que tendrían las opciones que se le presentan. Sin embargo, ha de ejercer su conducta en el cauce de la posibilidad que el destino y el azar le determinan. Además, su elección y actos consecuentes, no estarán exentos de condicionantes ni de la causalidad que deviene de sus necesidades psicológicas inconscientes.

En este capítulo se tiene la intención de precisar la responsabilidad que el hombre tiene en su actuación. Es decir, en función del ejercicio de la aptitud que lo posibilita para optar, en forma posterior al ejercicio de la razón, por una alternativa entre dos o más que se le presentan. Además, aquí también se quiere mostrar que la cuestión de la libertad no tiene una respuesta sencilla o simple, como se podría antojar desde la apariencia que puede ofrecer un punto de vista parcial desde alguna de las disciplinas mencionadas. En el mejor de los casos, la cuestión se hace dialéctica en el sentido hegeliano, en el que dos opuestos −tesis y antítesis− se resuelven solo en una síntesis superior. Es el caso del *dictum* del libertismo total de Sartre, quien afirma que el hombre está condenado a ser libre. A esto se

---

[79]   *Quantum Experiments and the Foundation of Physics*: 2007

podría argumentar que si está condenado a serlo, y no tiene otra opción; su libertad está desde ya coartada.[80]

La razón teórica de Sigmund Freud lo hizo arribar a la noción de que la conducta del hombre está *determinada* por el inconsciente; en contraste, su razón práctica lo llevó a diseñar una forma de tratamiento que permite al neurótico liberarse de la compulsión repetitiva perfilada por las experiencias infantiles que funcionan desde el inconsciente. En otras palabras, Freud diseñó una técnica terapéutica que tiene por objeto hacer más libre al individuo, a través de desarrollar mayor dominio sobre los factores psicológicos que matizan y condicionan su ejercicio de optar.

En sí, la teoría psicoanalítica no se contrapone a las proposiciones de los autores que parten del humanismo integral. Aun estos, en su proposición del libre albedrío, de la responsabilidad y de la conciencia moral; han de considerar las múltiples limitaciones que tiene el ejercicio de la libertad de la persona. Al final, ante las diversas opciones, el hombre ha de elegir una opción en un proceso que a este punto final, después de los matices psicológicos de limitación que se pongan en juego; ha de tomar una acción producto del ejercicio de sus funciones intelectuales y volitivas (Coreth: 1991, Donceel: 1987, Engelhardt: 1996, Gevaert: 2003, Jolivet: 1959: Lonergan: 1992, Llano: 2002, Nicol: 1989, Sanabria: 1987, Verneaux: 1988).[81] El análisis del acto voluntario, que hace Verneaux (1988), es revisado más adelante en este capítulo.

a) Noción de Libertad y paradigmas

El término libertad es aplicado en diversos contextos; a veces como función psíquica esencial que define al hombre, otras veces como condición que existe o ha de existir en el ámbito en el que el humano actúa o ha de actuar. Se tocarán seguidamente tales diversificaciones para precisar el concepto de libertad que aquí verdaderamente interesa, que es la libertad de elección, en función de un bien, como ejercicio de la inteligencia y de la voluntad; condición esencial de la naturaleza substancial humana, y que implica su responsabilidad moral.

La libertad física es externa, y consiste en la ausencia de vinculación material. Es posible estar privado de libertad física, sin estar privado de

---

[80]   Situación que reconoció el mismo Sartre (1989).

[81]   Como se verá más adelante, Freud se refiere específicamente a las limitaciones psicológicas de la esfera emocional (esfera conflictiva del yo), que preceden a los ejercicios intelectual y volitivo (esfera libre de conflicto).

las libertades internas. La corporeidad, siendo que se presenta como un posible obstáculo de la libertad física, que es externa, es un principio de *instrumentalidad*[82] de las libertades internas.[83] La libertad sociológica es el sentido original de libertad, y se refirió en la antigüedad griega y latina a que el individuo no se halla en la condición de esclavo. En la actualidad, *libertad sociológica* se refiere a la autonomía de que goza el individuo frente a la sociedad; es en sí la libertad política o civil garantizada por los derechos y garantías que amparan al ciudadano en las sociedades democráticas (Martínez y Cortés: 1996). El término *libertad legal* alude a la ausencia de vínculos legales. Esta libertad es menguada por las leyes y por cualquier obligación o compromiso jurídicos. Tanto la libertad sociológica como la legal no son propiamente internas; imperan en la arena de la actuación, limitándola o permitiéndola.

Por libertad psicológica normalmente se entiende la capacidad que posee el individuo, *dueño de sí mismo*, de no sentirse obligado a actuar a instancias de la motivación más fuerte.[84] La libertad moral, que es la que aquí interesa, es la capacidad del hombre de decidirse a actuar en función de un valor de acuerdo con la razón, sin dejarse dominar por los impulsos y las inclinaciones espontáneas de la sensibilidad. Radica en la voluntad y su objetivo es conducirse fácil y espontáneamente por el camino correcto y valioso (Gevaert: 2003). Significa la adhesión a los valores morales de manera que permita su fácil elección. De esta manera, la libertad moral alcanza el estatus de hábito y se eleva a virtud. Tanto la libertad psicológica, como la moral, participan en la actuación misma del individuo, y tipifican esta actuación como específicamente humana. De esta manera pueden reducirse simplemente a la libertad de la voluntad.

---

[82] Frecuentemente se hace uso de este neologismo para denotar que la corporeidad. El cuerpo no es un instrumento; sino que es un coprincipio participante en el proceso humano, que permite la actualización de las potencias y el perfeccionamiento que lleva al hombre a ser lo que realmente es.

[83] A esto se refiere Dennett (2003) cuando afirma, en contra de la corriente dualista, que la inmersión en la causalidad y en el mundo material es lo que precisamente libera al ser humano.

[84] Jolivet se refiere en estos mismos términos a la voluntad: *Voluntad es la facultad por la que el hombre se posee a sí mismo y es dueño de sus actos. Consiste esencialmente en poder determinarse a sí mismo en presencia de un fin* (Jolivet: 1959).

Esta puede definirse como la facultad de decidirse por una determinada conducta mejor que por otra igualmente posible. También puede definirse como la capacidad de autodeterminarse o escoger el motivo por el que uno se decide a obrar de una u otra manera, o a no obrar; esto, habiendo visualizado con anticipación las consecuencias de la opción; lo que permite su realización responsable. Esta es la libertad que la tradición llama *liberum arbitrium*,[85] o libre albedrío, libertad de elección, o libertad de decisión.

La idea de libertad moral, por arriba de la idea de libertad psicológica, no añade a este concepto más que la libre aceptación de los valores morales como motivos suficientes para obrar. La libertad psicológica es necesaria, pero no suficiente para la libertad moral; aunque puede limitarla, como sucede con las pasiones. A la capacidad de autodeterminación en el obrar se la llama también «espontaneidad» de la voluntad (Martínez y Cortés: 1991; Gevaert: 2003). Por otro lado, Verneaux entiende que la libertad, igual que la vida, no es un ser, ni una substancia, ni una facultad, ni un acto. Es un carácter de ciertos actos de voluntad (Verneaux: 1988). Octavio Paz poéticamente dice:

> La libertad no es una filosofía y ni siquiera es una idea: es un movimiento de la conciencia que nos lleva, en ciertos momentos, a pronunciar dos monosílabos: *Sí o no*. En su brevedad instantánea, como a la luz del relámpago, se dibuja el signo contradictorio de la naturaleza humana (Paz: 1990, cita de Savater [2009]).

Sí, o no, es la elemental formulación de respuesta en un diálogo. Y el diálogo constituye un reconocimiento de la libertad de aquel con quien se dialoga. Su libertad se patentiza no cuando se le permite hablar; sino cuando es interiormente escuchado (Llano: 2002).

Verneaux (1988) hace un minucioso análisis del proceso que sigue el acto voluntario, y señala en él doce fases de las que unas son intelectuales y otras volitivas. Unas y otras se suceden y se intercalan. El proceso se

---

[85]   Se señala que parece haber alguna dificultad en distinguir entre *voluntas* (voluntad) y *liberum arbitrium* (libre albedrío), siendo la primera una facultad y el segundo un acto o suceso particular. Santo Tomás de Aquino explica que por libre albedrío no se entiende el acto mismo de decidir, sino lo que hace posible esa libre decisión (Kenny: 1994).

inicia con la función cognoscitiva que permite el conocimiento del objeto del acto y la complacencia que se origina en la voluntad, y que anticipa la obtención de dicho objeto. El proceso culmina en la ejecución del acto como función de la voluntad, y en la fruición como síntesis de lo intelectual y de lo volitivo.

Otro planteamiento del anterior desarrollo, y que es clarificador y simplificador a la vez, distingue entre la concepción positiva o intrapersonal del concepto de libertad, y su concepción negativa o interpersonal. Según la primera, cuyo origen puede retrotraerse a Platón, concibe la libertad y a la moralidad como el sometimiento de la parte sensitiva e irascible del hombre a su parte racional: la persona no es libre si es esclava de sus pasiones. Entre los que sostienen esta libertad positiva, se puede enumerar a Descartes, Spinoza, Rousseau, Kant y Hegel; entre otros muchos autores clásicos. La concepción negativa de libertad, expresión que se debe a Bentham, o según el concepto de libertad interpersonal, es equivalente al de ausencia de coacción: la persona no es libre si algo o alguien la obliga a actuar o le impide hacerlo (Day: 1983).

Actuar con libertad es poder dar cuenta y razón del acto que se ejecuta. Así, el acto humano tiene tres momentos: motivación, decisión y ejecución.[86] Dentro del modelo hegeliano, en el individuo determinado; es decir, el animal; entre la motivación (deseo) y la ejecución, solo se puede interponer el miedo. En el hombre se interponen todas las funciones que implica el proceso intelectual y volitivo de la decisión.[87] La inteligencia orienta a la voluntad; Santo Tomás de Aquino decía que ambas, inteligencia y voluntad, son facultades superiores; aunque consideró que la inteligencia es aún superior: no se puede decidir cabalmente lo que no se conoce (Kenny: 1994; Verneaux: 1988).[88] La inteligencia inicia su función a través de la intuición, que es una síntesis, y como tal, viene a ser afectiva y emotiva, y surge como ejercicio de la familiaridad.[89] La razón

---

[86] Momentos que claramente son analizados en la descripción de las doce fases del acto voluntario, que hace Verneaux (1988).

[87] Cita del Profesor Ignacio Rivero, en la cátedra de Fundamentos Filosóficos de la Bioética, Maestría en Bioética, Universidad Anáhuac, 1996.

[88] *Nil volitum nisi praecognitum* —Nada es voluntario si no se ha preconcebido— señala Verneaux (1988) como axioma de la filosofía tomista.

[89] Son muchas las funciones psicológicas que se ponen en juego en el proceso mental de decidir. Su análisis sería muy extenso y no relevante

es el proceso racional deductivo por el que se llega a la conjetura, y que ha de partir precisamente de la intuición que lo precede. La intuición se adquiere ejecutando; y es un conocimiento vivencial de la experiencia emotiva y afectiva en el contacto con el objeto, que se intuye a través de la pasión de las acciones de este.[90] Así, el acto de elegir supone renuncia. Elegir una alternativa es renunciar a todas las demás. En resumen, en el ejercicio de la voluntad se interpone la inteligencia en el conocimiento del bien que se elige. La inteligencia propone a la voluntad diversos bienes, y además le propone cuál es más viable; en el acto voluntario, finalmente; inteligencia y voluntad se funden en forma interdependiente e indistinguible, como lo describe Verneaux (1988).

b) Limitaciones de la libertad

Nada es más equívoco, a pesar de su aparente simplicidad, que el lema: *La libertad es total o no es libertad* (Verneaux: 1988, p. 174). Este es un tema de especial importancia para el desarrollo de este capítulo, en el que se propone mostrar la responsabilidad en la conducta del psicoterapeuta y del paciente en la situación psicoterapéutica. En forma inherente, la conducta encuentra obstáculos y limitaciones parciales al libre ejercicio. En el campo de la psicoterapia predomina la importancia de los obstáculos y limitaciones de la libertad. Estos son los que presentan los mecanismos defensivos inconscientes, y los fenómenos de la transferencia; que ya se han discutido en el apartado correspondiente. Estos fenómenos obviamente son de especial atención para el psicoterapeuta, ya que continuamente se los encuentra a su paso y son objeto principal, si no es que central, de su labor terapéutica. El filósofo defensor del libre albedrío no solo tiende a minimizar la importancia de dichas limitaciones; sino que incluso llega a dar por entendido que la teoría psicoanalítica niega que la libertad exista (Gevaert: 2003, p. 218).[91] Aunque en general, todos los especialistas en las diversas disciplinas aceptan la multiplicidad de factores

---

para el propósito de este capítulo. Tan solo la imaginación marca un paso anticipatorio imprescindible: *...se olvida demasiado que el hombre es imposible sin imaginación* (Ortega y Gasset: 1966-69). Este tipo de imaginación recaería en lo que Jolivet llama *creación imaginativa* (Jolivet: 1956).

[90] Comunicación del Dr. Jorge Aguirre en la cátedra de Antropología Filosófica del Curso de Maestría en Bioética, Universidad Anáhuac, 1996.

[91] En un próximo inciso titulado *El determinismo y la libertad en el psicoanálisis* se discutirá el desacuerdo con este entendimiento, y se mostrará la

condicionantes en la producción de una conducta, el sociólogo dará más peso a los factores sociológicos, el psicólogo a los psicológicos y el biólogo a los biológicos.

No solo en la situación psicoterapéutica, sino en cualquier circunstancia, el hombre encuentra limitantes a la libertad de su acción a cada paso. Por ejemplo, las costumbres y los usos que una sociedad impone son factores importantes que obran en la limitación de la libertad (limitación cultural).[92] En un extremo, el hombre puede fantasear alternativas para la opción que ni siquiera lo son, al no ser reales. La realidad misma confronta el deseo en la tercera fase del proceso volitivo,[93] y frecuentemente muestra a la persona la imposibilidad que ella ignoraba en su pretensión, ya que los modelos de estructuración del pensamiento son fruto del aprendizaje cultural; por ejemplo, la inclinación a optar por superar obstáculos o por huir de la dificultad, es aprendida. Los propios planteamientos de los problemas son aprendidos. De ahí que ante la creatividad de sujetos muy brillantes, reconozcamos que éstos han roto paradigmas. Por otro lado, si el individuo no es consciente del aprendizaje cultural, seguirá planteando problemas y soluciones de la misma manera, y la plenitud factible de su libertad permanecerá reducida. Estos últimos renglones permiten subrayar nuevamente que la conciencia de lo que sucede, es la primera condición necesaria para el acto libre.

Obran como limitantes de la libertad, la vida misma, la condición del cuerpo, el entorno físico, el espacio geográfico, el momento histórico, etc. y en forma prominente y determinante la condición de mortalidad. Estas son situaciones configuradas por el destino. A la vez, cada una de esas situaciones limitantes destinadas abre posibilidades para la actualización de las potencias del ser en el ejercicio de la acción. Por esto, la libertad puede ser conceptuada como una apropiación del destino (Nicol: 1989). Entre otras limitantes propias de la naturaleza humana se encuentran la

---

importancia del concepto de libertad para el psicoanálisis, dado que esta es el objetivo principal del tratamiento.

[92] El grado de limitación será, por un lado, relativo a características psicológicas e intelectuales de la persona; por otro lado, habrá factores limitantes propios del momento histórico y del espacio geográfico en los que la persona ha sido insertada como destino.

[93] Dice Verneaux (1988, pág. 153): *La complacencia provoca un examen más atento del objeto para ver si es posible y bueno 'hic et nunc'. Es decir, 'para mí, aquí y ahora', para mí en la situación concreta en que me encuentro.*

ceguera axiológica[94] consciente e inconsciente, culpable o no culpable; la violencia, la incertidumbre, el miedo y la angustia; junto con los mecanismos psicológicos defensivos y de adaptación que, obrando en forma inconsciente, limitan aún más la libre elección. Estos, a la vez, pueden actuar como motores de la búsqueda de expectativas espirituales, filosóficas o científicas y, en general, en la actualización de potencias del ser. Las pasiones, como la ira, los celos, la envidia o la lujuria; e incluso, desde un enfoque psicológico: la depresión, las adicciones, etc. sin la orientación de la inteligencia son obstáculos que encuentra la libertad porque hacen tender al hombre a perder el control de sí mismo. Como pasión, también el enamoramiento, al implicar la falsificación del supuesto objeto amado –del objeto real– a través de la idealización, implica una enajenación que obstaculiza o limita la libre opción. Y de interés específico aquí, se encuentran las enfermedades psíquicas. Los mecanismos defensivos neuróticos y las neurosis propiamente dichas constituyen obstáculos importantes al ejercicio de la libertad. Las psicosis, en el extremo de gravedad, probablemente se encuentren próximas a la anulación de la libertad cuando el ejercicio de las facultades de razonamiento se encuentre inhabilitado.[95] No es motivo de discusión aquí si el deseo o el impulso están condicionados genética o socialmente; lo que aquí se alega que es libre, es la decisión final de ejercer o no el acto que satisface tal deseo.

Siguiendo a Verneaux (1988), es posible concluir que por encima de todas las limitaciones físicas, psicológicas y sociales; finalmente el

---

[94] Nicolai Hartman, bajo la influencia de Scheler, llama ceguera axiológica a la incapacidad de ver un valor; en contraste con la ilusión axiológica, que es el acto de valoración equivocada, como de no ver la realidad o confundir aquello que no lo es. En: (http://www.monografias.com/trabajos15/filosofia-tp/filosofia-tp.shtml consultado el 1 de abril de 2013). Jorge Aguirre (en la cátedra de Antropología Filosófica del Curso de Maestría en Bioética de la Universidad Anáhuac [2 de marzo de 1996]) citó a Max Scheler (1971) en la utilización de este término.

[95] Por ejemplo, el pánico que sufre un individuo con neurosis de ansiedad le compele a abandonar una reunión. En su discernimiento, puede o no cometer el acto, ya que al fin y al cabo él es consciente de la irracionalidad del impulso. En cambio, el psicótico con un delirio de persecución, al estar totalmente persuadido de la realidad de la persecución, es más proclive a ejecutar la acción, que podría llegar a ser o no inevitable para él.

individuo ejerce la facultad de decisión que le hace pronunciar el *sí* o el *no:* ejecutar o no ejecutar el acto. Facultad que hace que dicho acto sea voluntario, y que representa la libertad moral que le lleva a elegir los medios para la consecución del bien.

c) El punto de vista jurídico

Desde el punto de vista jurídico, tanto los sistemas que se derivan del derecho anglo-sajón, como los que se derivan del derecho continental,[96] reconocen las limitaciones a la libertad de la persona, y consideran que dicha libertad es condición de responsabilidad en el acto cometido. La capacidad para comprender el carácter ilícito de un acto, como la capacidad de conducirse de acuerdo con dicha comprensión, son figuras jurídicas imprescindibles para establecer la existencia de un delito.[97] La presencia de un trastorno mental que prive al individuo de dichas capacidades en el momento de la comisión del acto proscrito, es causa de exclusión de delito.

Desde la antigüedad, Aristóteles dijo:

> Una persona es moralmente responsable si, con el conocimiento de las circunstancias y en la ausencia de compulsión externa, deliberadamente escoge cometer un acto específico" (Aristóteles: 1996).

Este pasaje clásico es citado como origen del concepto de responsabilidad criminal en la teoría del derecho penal en el sistema

---

[96] Se entiende como Derecho Anglo-Sajón el sistema consuetudinario que se desarrolló en Gran Bretaña; y por Derecho Continental al que se desarrolló en el Continente Europeo, y que deriva del derecho germánico con la escuela de derecho positivo de Kelsen (García-Máynez: 1995); y en Francia con el Código Napoleónico. En general, todo el derecho continental deriva del Derecho Romano, y su influencia se extendió a todos los países latinoamericanos; en contraste con el sistema anglo-sajón, que se extendió a los Estados Unidos de Norteamérica y a los países de la Comunidad Británica como Canadá y Belice.

[97] En el Derecho Mexicano, para ser delictivo un acto, ha de reunir las características de punibilidad, tipicidad, antijuricidad y culpabilidad. Esta última característica se refiere al conocimiento de la naturaleza del acto y la intención culpable.

jurídico americano (Resnick: 2004). Otros orígenes del concepto de *prueba de correcto-incorrecto* como función mental, que también se invocan; son el Talmud Babilónico y la locución de *Cristo: Perdónalos, Señor, porque no saben lo que hacen* (Resnick: 2004), con la que se entiende que el que obra sin conocimiento de la naturaleza de lo que ejecuta, no es merecedor de castigo. En el acto criminal, Resnick señala dos componentes: el acto prohibido (*actus reus*) y el intento culposo, que consiste en premeditación, propósito, conocimiento e imprudencia. Estas nociones sobre actuación responsable se encuentran desde la lejana antigüedad en Inglaterra (siglo XI).[98] Se hicieron patentes en el *Caso McNaughtan* (1843),[99] y fueron origen de la *Reglas McNaughtan*; que no solo está vigente en el Reino Unido; sino que es constantemente invocada en los Estados Unidos. McNaughtan fue exonerado a pesar de haber cometido un atentado en contra de la Reina Victoria. Esto produjo gran frustración en el público y en la Reina. En forma similar, en 1982, John Hinckley, quien intentó matar al Presidente Ronald Reagan, fue absuelto con base en que se estableció que obró en un estado de enfermedad mental.[100] El veredicto de no culpable por razón de enfermedad mental, en este caso, también produjo indignación en el público. Una encuesta realizada por una agencia noticiosa de la ABC mostró que el 83 % de la población participante pensaba que no se había hecho justicia.[101]

En el sistema jurídico mexicano, en la línea de la tradición continental del derecho positivo escrito, tanto el Código Penal Federal (Capítulo IV: Causas de exclusión de delito, artículo 15, fracción VII), como el Nuevo

---

[98]   En la ley pre-normanda, y más tarde en los textos del jurista William Lombard (1536-1601): *Si un enajenado o tonto natural, o un lunático en el tiempo de su locura... ...no tiene conocimiento de lo bueno ni de lo malo y mata a un hombre, este no es un acto criminal... ...porque no se puede decir que ha tenido voluntad de entendimiento* (cita de Resnick: 2004).

[99]   *Reglas McNaughtan: ...el acusado actuaba bajo tal defecto de razón, de enfermedad de la mente, que no sabía la naturaleza y calidad de su acto...no sabía la diferencia entre un acto bueno y un acto malo... respecto al acto preciso por el que es acusado* (Resnick: 2004).

[100] http://www.law.umkc.edu/faculty/projects/ftrials/hinckley/hinckleytrial.html consultado el 1 de abril de 2013.

[101] http://www.law.umkc.edu/faculty/projects/ftrials/hinckley/hinckleytrial.html consultado el 1 de abril de 2013 (misma cita de pie de página anterior).

Código Penal para el Distrito Federal (Capítulo V, artículo 29, fracción VII –Inimputabilidad y acción libre es su causa) se lee:

> (El delito se excluye cuando) ...al momento de realizar el hecho típico, el agente no tenga la capacidad de comprender el carácter ilícito de aquel o de conducirse de acuerdo con esa comprensión, en virtud de padecer trastorno mental o desarrollo intelectual retardado, a no ser que el sujeto hubiese provocado su trastorno mental para en ese estado cometer el hecho, en cuyo caso responderá por el resultado típico producido en tal situación.[102]

d) El determinismo y el libertismo como extremos

Existen corrientes de pensamiento que niegan que el hombre tenga libertad, y proponen que toda acción humana está determinada por factores ajenos a la posibilidad volitiva; por ejemplo, internos; como los instintos programados biológicamente; o externos, como la voluntad de Dios.[103] Esto, al grado de considerar la idea de *libertad* como mera ilusión.

> De modo que la experiencia misma, no menos claramente que la razón, enseña que los hombres creen ser libres solo a causa de que son conscientes de sus acciones, e ignorantes de las causas que las determinan, y, además porque las decisiones del alma no son otra cosa que los apetitos mismos (Spinoza: 1980 pág. 188).

Se da a estas corrientes el nombre de *deterministas*. En contraposición, otras posiciones se caracterizan por pronunciarse a favor de una completa, radical y absoluta autodeterminación como poder independiente. A estas

---

[102] http://info4.juridicas.unam.mx/ijure/tcfed/8.htm?s= consultado el 1 de abril de 2013.
   http://www.paot.org.mx/centro/codigos/df/pdf/cpdfn.pdf consultado el 1 de abril de 2013.

[103] En la época de la Reforma se ponderó el valor de la Fe y el de la misericordia de Dios, ya que se consideró al hombre a expensas de la omnipotencia de Dios para obrar bien o mal. Para refutar esto, Aquino, *ante litteram*, cita el *Eclesiástico* (15, 14): *Dios hizo al hombre desde el principio y lo dejó en manos de su propio albedrío.*

posiciones se les llama *libertarias*. Tanto entre las corrientes deterministas como entre las libertarias las hay *moderadas* y las hay *radicales*.

El sentido sociológico de *libertad* se remonta a los griegos y latinos, y se refiere a la condición de autonomía en el sentido de autarquía o autosuficiencia del hombre, del Estado a que pertenece y en el que participa. Este es un sentido de libertad exterior, como cuestión social, en el que se entiende por libertad la ausencia de una resistencia externa que se oponga a la acción; noción en la que elabora Hobbes, y en la que no se observa referencia a la capacidad del hombre para tomar una opción –elegir–; sino a la ausencia de impedimento para la acción por la que ha optado:

> Libertad o independencia significa (propiamente hablando) la falta de oposición (por oposición quiero decir impedimentos externos al movimiento); (...) Y con arreglo a este sentido adecuado y generalmente reconocido de la palabra, *un hombre libre es quien en las cosas que por su fuerza o ingenio puede hacer no se ve estorbado en realizar su voluntad*. (...) Por último, por el uso de la palabra *libre albedrío* no puede inferirse ninguna libertad de la voluntad, del deseo o de la inclinación; sino la libertad del hombre, que consiste en no encontrar alto alguno a la hora de llevar a cabo lo que tiene la voluntad, el deseo o la inclinación de hacer (Hobbes: 1979, pág. 299).

La historia de la *libertad interna* de la voluntad parte de la doctrina cristiana, que añade al sentido primario de libertad sociológica el de *libertad interior*, por dos motivos fundamentales: el mensaje cristiano se acepta por conversión interior; es decir, por libre decisión;[104] y porque el destino final del creyente es obra conjunta de la voluntad de Dios, omnipotente, y de la cooperación y decisión humanas. En dicha progresión de interiorización de la libertad, entendida como libre ejercicio de la propia decisión, intervino con anterioridad la filosofía helenista: el estoicismo, sobre todo. Apartados de la plena participación en la vida ciudadana, y admiradores del ideal del sabio que se retrae hacia su propia vida interior, los estoicos dejaron de entender la libertad como autonomía del ciudadano, y pasaron a entenderla como la

---

[104] Sin embargo, el acto de fe requiere de una moción interior como don (cf. S. Tomás de Aquino, I-II).

autonomía e independencia internas del hombre que persigue el dominio de las pasiones y el ejercicio de una racionalidad (Martínez y Cortés: 1991).

La filosofía escolástica elabora el concepto de libertad interior, según los principios del análisis del acto voluntario que hace Aristóteles en la Ética a Nicómaco (Aristóteles: 1996, libro III), y define el libre albedrío como libertad de indiferencia, que se explica en un doble sentido: como ausencia de coacción interna a querer una cosa más bien que otra (sentido negativo), y como capacidad de decidirse por una cosa u otra (sentido positivo); o simplemente de decidirse a no obrar. La teoría con que la Escolástica justificó tal capacidad de indiferencia interna es que el bien, motivo de la acción humana, nunca se presenta al hombre como un bien sumo y necesario; sino como bien o valor finito; frente al cual, el entendimiento no se siente totalmente obligado y se mantiene indiferente. Por esto, Tomás de Aquino define la libertad como el *dictamen libre de la razón* (Martínez y Cortés: 1991, Kenny: 2000).[105]

En el extremo de la ponderación de la libertad de la actuación humana se encuentran las *negaciones metafísicas* de la metafísica que propone el existencialismo: *el hombre está condenado a ser libre*, es el *dictum* de la metafísica de Sartre (Martínez y Cortés: 1991), que considera el ser del hombre (su esencia) resultado de su existencia –de su actuación–. Por lo que si no ejerciera su existencia, no alcanzaría a ser. En la óptica existencialista la persona no es sino un yo constantemente por hacer, condenado a hacerse y, por lo mismo, a ser libre. Entonces, la libertad no es una cualidad de ningún sujeto; sino el mismo hacerse de la conciencia humana. El hombre, más que *ser*, es *hacerse* en el ejercicio libre:

> La realidad humana es libre porque *no es suficiente*; porque está perpetuamente arrancada de sí misma, y lo que ella ha sido está separado por un nada de lo que es y de lo que será, y, por último, porque su mismo ser presente en nihilización en la forma del "*reflejo-reflejante*". El hombre es libre porque no es sí mismo, sino presencia ante sí. El ser que es lo que es, no puede ser libre. La libertad es precisamente la nada que es sida en el meollo del hombre y que obliga a la realidad-humana a hacerse en vez de ser (Sartre: 1989).

---

[105] Tomás de Aquino sostiene que el libre albedrío y la gracia divina no son explicaciones incompatibles del obrar humano (Kenny: 1994).

Para la proposición de Sartre el ejercicio de la libertad es lo que da al hombre la existencia que le permite ser. Está condenado a ejercer la libertad o de otra manera se quedaría en la nada.[106] Al margen de la proposición existencialista, cierto es que el hombre se ve obligado a ejercer la libertad en forma ininterrumpida, porque no puede dejar de optar en cada instancia de su vida. De mayor o menor trascendencia, se le presentarán alternativas para cada acción que ejecuta. Por simple o intrascendente que sea esta, siempre habrá dos o más alternativas; por lo menos la de ejercer y la de no ejercer la acción. Vivir es actuar, y para actuar se ha de preferir. Y en el ejercicio de preferir, el hombre crea una jerarquía de valores para así valorar y, por consiguiente, optar.[107] Optar conlleva la renuncia, y la acción es la opción de una posibilidad y la renuncia de otra u otras, o es la elección de una imposibilidad con el consecuente fracaso. Frecuentemente, cuando el hombre elige no sabe a qué está renunciando, y por lo tanto, no sabe lo que está perdiendo. Sin embargo, duda. Y la duda es la mejor prueba de que el hombre es libre. Si estuviera determinado a escoger lo que escoge y no existiese el acto libre, la duda no tendría razón de ser, y la vida humana perdería sentido.[108]

Al estar defendiendo la existencia de la libertad, lo que se defiende en realidad es la responsabilidad[109] no solo en el sentido cristiano; sino en el

---

[106]   También Ortega y Gasset declara el carácter irreductiblemente libre del yo abierto al mundo: *somos libres a la fuerza* (Martínez y Cortés: 1991).

[107]   En ese sentido, Victor Frankl señala que aquellos que estuvieron en campos de concentración observaron a hombres que iban de barracón en barracón consolando a los demás, dándoles el último trozo de pan que les quedaba. Puede que fueran pocos en número, pero ofrecían pruebas suficientes de que al hombre se le puede arrebatar todo salvo esta última libertad para decidir su propio camino. Y es precisamente esta libertad que no puede ser arrebatada al ser humano, la que hace que la vida tenga sentido y propósito (Frankl: 1979).

[108]   Comentarios del Maestro Ignacio Rivero en la cátedra de Antropología Filosófica de la Maestría en Bioética, Universidad Anáhuac, 1996.

[109]   Principio de libertad-responsabilidad (Sgreccia: 1996).

aristotélico.[110] Si todo estuviera determinado, no habría responsabilidad.[111] Todo estaría justificado porque la conducta no sería producto de la elección. Paradójicamente, si el hombre fuera absolutamente libre, no sería libre. Lo es porque está determinado a ser libre. Solo hay libertad dentro de los límites de la necesidad; y para el hombre, ser libre es destino, y su libertad se encuentra confinada dentro de los límites que ese mismo destino le impone. La verdadera libertad, la que es propia del ser humano, viene a ser un punto intermedio entre el determinismo y el libertismo. A través del estudio de estas posiciones extremas se visualiza la realidad y la vigencia de ese punto intermedio.

A lo largo de la historia del pensamiento, ha habido pensadores que en forma decidida niegan que el hombre tenga libre albedrío, y aseguran que todo acto humano está determinado por factores que se encuentran fuera del control del que lo ejecuta. Tales pensadores aseveran que la libertad es solo una ilusión ingenua debida a la ignorancia de las verdaderas causas que determinan los actos. Lo que ocurre, incluyendo la acción del hombre, deriva de la necesidad. Así, de acuerdo al determinismo, no hay libertad y la existencia es el reino de la necesidad, y no existe la contingencia ni siquiera en el suceder propiamente humano (Damm: 1989).

Damm (1989) cita a Antonio Millán Puelles en la afirmación de que las principales formas del determinismo son la teológica, la fatalista, la psicológica, la fisiológica y la mecanicista. El determinismo teológico sustenta la tesis de que la voluntad humana está determinada por Dios; es la teoría de los Maniqueos y de Calvino y Lutero. El fatalismo es prácticamente lo mismo, pero no habla en concreto de un dios; sino de un vago destino o necesidad que se entiende como una fuerza ciega, denominada *anagké* por los griegos, y *fatum* por los romanos. El determinismo psicológico interpreta que la voluntad humana es determinada por el motivo más fuerte entre los que se proponen a la razón

---

[110] Una persona es moralmente responsable si, con conocimiento de las circunstancias y en la ausencia de compulsión externa, deliberadamente escoge ejecutar un acto específico (Aristóteles: 1996).

[111] Precisamente, la ética se origina del compromiso que la filosofía tiene con la racionalidad y la libertad (González: 2000). Si el hombre fuera determinado y no hubiera responsabilidad, la ética no tendría objeto (Engelhardt: 1996).

o por el mayor bien que esta pondera.[112] El determinismo fisiológico reduce la operación volitiva a un acto reflejo, y tiene a Spencer como su mayor representante. El determinismo mecanicista trata de suprimir las diferencias entre la voluntad y las simples fuerzas fisicoquímicas. El principio fundamental de todo determinismo considera a la voluntad como necesariamente definida en sus operaciones por causas que predeterminan la actuación humana.[113]

Donceel señala además un determinismo psicosocial que recalca la importancia de una combinación de factores psicológicos y sociales. Del lado psicológico coloca diferentes tendencias e instintos que impelen al individuo; del lado social se encuentra la presión constante del medio ambiente: palabras, costumbres, modas, propaganda y principalmente la educación, en particular la de los primeros años de vida (Donceel: 1987).

Si bien es claro que todo lo que sucede o existe tiene una causa, y que, por principio, no hay efecto sin causa; y es precisamente esa causa la que le permite llegar a ser (Damm: 1989), es necesario distinguir la causalidad y el determinismo. En otras palabras: el determinismo afirma que *todo lo que ocurre tiene causa* y que *todo lo que tiene una causa está predeterminado.* De acuerdo a las leyes de causalidad, no es posible poner en duda la primera proposición; pero la segunda no se sigue de la primera. Dice Damm (1989): Todo ser o acontecer implica necesariamente una causa; pero no toda causa implica necesariamente la predeterminación. Como veremos más adelante, el determinismo al que se refieren las corrientes psicológicas psicoanalíticas claramente apela a la primera premisa, en cuanto a que cuando habla de determinismo implica más bien causalidad. Diversos autores psicoanalíticos utilizan los términos determinismo y

---

[112]   Damm (1989) menciona a Leibniz como ponderador del determinismo psicológico. Sin embargo, Julián Marías describe el pensamiento leibniziano como impregnado de la idea de libertad. Dice que para Leibniz la libertad es condición fundamental de la persona (Marías: 1999/2000).

[113]   Damm (1989) concluye en relación al determinismo con tres aclaraciones: a) Las teorías deterministas no son susceptibles de comprobación. Son meras hipótesis. b) El análisis insuficiente de lo que realmente se ha de entender por *determinismo* origina la mayoría de las dificultades en torno al mismo. C) Hay que recordar la opinión de Aquino con respecto a que toda negación de la libertad constituye una opinión afilosófica: destruye una parte muy importante de la filosofía; como lo es la ética, que como ciencia filosófica práctica tiene como objeto de estudio las acciones libres del hombre.

causalidad en forma indistinta o como sinónimos, describiendo más bien la causalidad.[114]

Por otro lado, pretender la absoluta autonomía en las decisiones humanas, soslayando, ya no se diga la propia naturaleza biológica y psicológica de la persona, que asigna restricciones individuales y de especie; sino hasta los límites que la realidad espacio-temporal impone, es caer en una postura libertaria ingenua, a la vez que incurrir en una soberbia ontológica. La imposibilidad de rebasar los límites humanos la cristaliza Terencio, notable comediógrafo romano del siglo II a.C. en una pieza titulada *El Atormentador de Sí Mismo*[115] con la célebre sentencia: *Hombre soy, nada que sea humano reputo como ajeno a mí.*[116] El conocimiento de los propios límites se ha considerado siempre parte de la maduración cabal; como se revisa en otra parte de este capítulo, el *conócete a ti mismo* inscrito en el frontispicio del Templo de Apolo[117] se refiere precisamente a ese conocimiento de los propios límites, que protege de la imprudencia y de la audacia que implicaría luchar más allá de los límites y que representa la soberbia; el pecado más castigado por los dioses. Es el pecado endilgado por Satanás a Adán y Eva en la diabólica promesa de *seréis como dioses".*[118]

El prurito por ponderar las condiciones específicamente humanas del comportamiento del hombre, puede deslizar al pensador a negar las condiciones necesarias, que derivan de la corporeidad y de la arena en donde la persona ejerce dicha corporeidad como principio de *instrumentalidad* de su actuación. Pico Della Mirandola, en el *Discurso sobre la Dignidad del Hombre* pone en labios de Dios lo que representa la esencia pura del libertismo (Della Mirandola: 1496, Damm: 1989, p. 28):

> Oh, Adán, no te he dado ni un lugar determinado, ni un aspecto propio, ni una prerrogativa peculiar con el fin de que

---

[114] Ver citas de Brenner en el inciso E.

[115] *Heautontimorúmenos* (Del Hoyo: 1988).

[116] *Homo sum, nihil humanum a me alienum puto* (ibidem).

[117] *Conócete a ti mismo*, sentencia atribuida por unos a Quilón el Lacedemonio, uno de los siete sabios de la Grecia Antigua, y por otros a Tales del Mileto, otro de los siete sabios. Este último también dijo: *Difícil es conocerse a sí mismo* (*Refranero Clásico Griego. Los Presocráticos*. México: Fondo de Cultura Económica, 1991).

[118] Quilón el Lacedemonio también dijo *No desees lo imposible.* (ibidem).

poseas el lugar, el aspecto y la prerrogativa que conscientemente elijas y que de acuerdo con tu intención obtengas y conserves. La naturaleza definitiva de los otros seres está constreñida por las precisas leyes por mí prescritas. Tú, en cambio, no constreñido por estrechez alguna, te he puesto en el centro del mundo para que más cómodamente observes cuanto en él existe. No te he hecho ni celeste ni terreno, ni mortal ni inmortal, con el fin de que tú, como árbitro y soberano artífice de ti mismo, te informases y plasmases en la obra que prefirieses...

Concluye Della Mirandola: ...*Oh suma libertad de Dios Padre, oh suma y admirable suerte del hombre al cual le ha sido concedido el obtener lo que desee, ser lo que quiera...*
Algunos filósofos defienden un indeterminismo espiritual incluso compatible con un determinismo material; principalmente Kant, quien acepta el determinismo en relación a la dimensión de los fenómenos –mundo de la naturaleza—; pero lo niega en relación a la dimensión del noúmeno o de la libertad, siendo la libertad un postulado de la razón práctica; pero que aparece fuera del espacio y del tiempo. Piensa Damm (1989) que Kant está en lo cierto al distinguir el mundo del fenómeno del mundo del *noumeno*; pero, piensa él, Kant exagera al postular un indeterminismo espiritual, y analiza que desde el momento en que los hechos espirituales son, deberán tener, necesariamente, una causa. Esta será de índole distinta a las causas del mundo de la naturaleza, pero causa al fin. De no ser así, los hechos espirituales no se explicarían. Describe Damm que el indeterminismo espiritual planteado por Kant se desarrolló a través del tiempo hasta desembocar en un libertismo extremo. Sea de esta forma o de otra diferente que se entienda el pensamiento de Kant, cierto es que alrededor de la distinción entre el fenómeno y el noumeno –entre naturaleza y libertad– gira actualmente gran parte de la especulación filosófica acerca de la libertad.
Teóricamente, el hombre solamente podría llegar a tener libertad absoluta si dejara de ser hombre, despojándose así de las limitaciones propias del ser participado. El modo de ser del hombre, como el de cualquier ente, determina su modo de obrar. Si se entiende la libertad como una cierta manera de obrar del hombre, gracias a la que se le conoce como libre, y esta manera de obrar está condicionada por su manera de ser, que es –desde luego– limitada, necesariamente su conducta será limitada, por más que su obrar sea libre. La actuación no deja de ser libre,

aunque sea limitada (Damm: 1989). Así, los seres humanos hacen no solo lo humanamente posible, sino lo individualmente posible.

Solamente a través del entendimiento de lo que son los límites es posible comprender lo que es la libertad. Los límites son impuestos por la necesidad y, paradójicamente, sin necesidad no habría libertad; ya que esta consiste en la capacidad de opción que tiene el hombre para manejar las distintas necesidades que se le imponen. Es decir, la libertad consiste en las distintas opciones para actuar dentro del cauce que impone la necesidad. Esta, entonces, da posibilidades de actuación, y esas posibilidades son lo que precisamente es la libertad.

La necesidad y la libertad no se excluyen la una a la otra. El hambre, como necesidad, deviene en multitud de posibilidades culinarias y enorme diversidad de costumbres para compartir los alimentos. Se puede elegir qué comer o no comer, y además: cómo se ha de comer. Aun la muerte, inevitable necesidad, deja amplio margen de ejercicio libre para morir dignamente, o valientemente, o de muy diversas maneras. Ninguna necesidad determina al hombre en forma unívoca, evoca actos que para ser tales, han de ser posibles y no necesarios. Al haber posibilidades, hay alternativas; y al haber alternativas, hay libertad. Donde no hay alternativa, hay necesidad y no hay libertad.

Ahora bien, el ejercicio inevitable de la libertad en la toma de opciones para enfrentar y adaptarse a la necesidad, lleva al hombre a la creatividad, a la estética, y a la búsqueda de alternativas amables en la subsistencia. Ha llevado al hombre al desarrollo de la cultura, que por definición es muy diversa y representa las múltiples maneras con que el hombre responde a la naturaleza y las necesidades que esta impone.[119] Teilhard de Chardin (2002) propone que la posibilidad de decidir aparece en el proceso de hominización, cuando surge la posibilidad reflexiva en el humano, y que deviene en la autoconciencia que le permite conocer su propia existencia, y saber que sabe; y así, puede distinguir lo que ha de elegir como fin. Este es, así mismo, el inicio de la espiritualidad, porque el conocimiento no es más que una parte integrante, esencial y básica; pero solo parcial, de la autorrealización humana completa. Mientras el hombre vive se encuentra en proceso de cambio, evolución y desarrollo; a través del cual su propio ser se revela, se realiza, y se completa cada vez más. El conocimiento muestra las posibilidades de decisión y desarrollo con las potencialidades

---

[119] Decía Frankl *quien tiene un porqué para vivir, encontrará casi siempre el cómo.* (1979).

del propio ser; señala valores y desvalores, las posibilidades auténticas, inadecuadas, verdaderas o falsas. Pero es el hombre mismo quien ha de elegir y decidir. En la autorrealización el hombre es libre, y precisamente porque lo es, necesita del conocimiento como orientación espiritual e intelectual para alcanzar la verdad y distinguir lo verdadero de lo falso. Sanabria hace notar que el hombre no solamente conoce; también quiere, desea, ama; y señala una relación profunda entre conocer y querer. La voluntad, dice Sanabria (1987), es la capacidad de autorrealización.[120] Este es el motivo de que la libertad del querer, o libre albedrío, postule como condición la espiritualidad del conocimiento como correlato (Coreth: 1991). En torno a estas reflexiones es posible visualizar la complejidad del continuo ejercicio que es la toma de decisiones –la libertad– que a su vez es precisamente el vivir: es la vida del hombre. Y el ser del hombre no es, sino su propia vida;[121] y el humano es el único ser que vive su vida y, al hacerlo, hace historia y crea cultura (Nicol: 1963).

e) El determinismo y la libertad en el psicoanálisis

El determinismo supone que la evolución de los fenómenos naturales está completamente determinada por las condiciones iniciales. Es decir, es una teoría que sostiene que nada sucede al azar; sino que todo se debe a causas necesarias. El determinismo universal o causal afirma que todo fenómeno del universo ocurre según leyes causales. El determinismo psicológico radical mantendría la idea de que las decisiones que el individuo toma derivan de necesidades provenientes de su propio aparato psicológico –como por ejemplo, de su inconsciente– y que no son resultado, entonces, del ejercicio de su voluntad.[122] Como se verá a continuación y como ya se señaló en la introducción de este capítulo, Freud no se muestra

---

[120]   Ya Píndaro (518-438 a.C.). dijo *hazte lo que eres,* es decir, esfuérzate en realizarte (Sanabria: 1987).

[121]   Por lo que no solamente es que *tenga* libre albedrío, sino que *es* libre albedrío.

[122]   Prácticamente la totalidad de las escuelas de psicología reconocen la existencia de un inconsciente dinámico que matiza los procesos mentales en general, y la conducta de la persona. Esto, tanto en las personas sanas, como en las enfermas. La psicología psicoanalítica moderna no considerara que en función de lo anterior el hombre esté privado de nada, ya que conceptúa el funcionamiento inconsciente como propio de la naturaleza humana. El hombre ciego está privado de una función propia de su naturaleza; pero si

como un determinista radical que considere anulada la posibilidad de la actuación libre; aun menos en extremo se encuentran las diversas corrientes psicoanalíticas modernas. Es muy importante que se analice aquí lo que el psicoanálisis entiende por *determinismo psíquico* porque, como se espera mostrar aquí, como principio o postulado básico del psicoanálisis no supone la anulación de la libertad moral del individuo, como a veces se escucha afirmar en comentarios a la ligera pronunciados por algunos filósofos, o incluso por algunos psicoanalistas. Cuando el psicoanálisis afirma que los *lapsus lingue,* los actos fallidos, los sueños o los olvidos incidentales obedecen a un determinismo psíquico, lo que implica es que tales fenómenos obedecen a necesidades o deseos inconscientes que se escapan al control consciente asomándose en la conducta. Cuando el psicoanálisis afirma que en la conducta del individuo se manifiestan elementos que han sido condicionados por experiencias o necesidades infantiles que se mantienen en el inconsciente, no excluye la libre elección ni resta importancia a las funciones superiores de volición y de inteligencia en la toma de decisiones. Dado que la tendencia de la psicología no psicoanalítica y del pensamiento común, siempre ha sido negar o considerar con negligencia el papel que juegan las funciones inconscientes, la psicología psicoanalítica ha pugnado por mostrar y realzar la importancia de dichas funciones, que sobretodo en condiciones psicopatológicas limitan o condicionan la libre elección. Tal reconocimiento ha sido la piedra angular de la posibilidad terapéutica que ofrece el psicoanálisis. La psicología psicoanalítica muestra que todo proceso psicológico, y el desarrollo psicológico mismo, en su avanzada hacia lo óptimo; nunca alcanzan la completitud. La madurez psicológica y la capacidad de ejercicio del libre albedrío no tendrían por qué ser diferentes.

En una formulación un tanto diferente de esto último, la orientación psicoanalítica actual más bien entendería que todas la etapas por las que pasa el individuo en su desarrollo se encuentran ahí, en el aparato mental, en forma vigente (la situación edípica, las vivencias adolescentes, los conflictos y traumas infantiles, etc.). Lo que se modifica a través del desarrollo −o del tratamiento−, son las modalidades de funcionamiento del yo que van enfrentando todos esos contenidos. Así, el funcionamiento del yo va llegando a ser más propicio para la adaptación, en el proceso de maduración que se extiende durante toda la vida. El punto de vista antropológico observa que el proceso de actualización de estas potencias

---

no vuela porque no tiene alas; no está privado de alas porque estas no son propias de su naturaleza.

del ser es continuo hacia el perfeccionamiento; pero nunca se agota en la realidad del curso de la vida.

A través de sus abundantes escritos a lo largo de más de cuarenta años, Freud muestra en diversos pasajes una postura que se puede identificar como determinista (1916-1917, 1917a,1924). En el siguiente fragmento de la Lección VI de la serie Lecciones Introductorias de Psicoanálisis (1915-1916) exhibe tal orientación:

> Ya antes me permití una vez reprocharos vuestra creencia, profundamente arraigada, en la libertad y la espontaneidad psicológicas, y os dije que semejante creencia es por completo anticientífica y debe desaparecer ante la reivindicación de un determinismo psíquico (Freud: 1915-1916).

Y en la lección XVIII (1916-1917) de la misma serie abunda en esta orientación:

> En el transcurso de los siglos han infligido la ciencia a la naïve[123] autoestima de los hombres dos graves mortificaciones. La primera fue cuando mostró que la Tierra, lejos de ser el centro del Universo, no constituía sino una parte insignificante del sistema cósmico... ...La segunda mortificación fue infligida a la Humanidad por la investigación biológica, la cual ha reducido a su más mínima expresión las pretensiones del hombre a un puesto privilegiado en el orden de la creación, estableciendo su ascendencia zoológica y demostrando la indestructibilidad de su naturaleza animal... ...Pero todavía espera a la megalomanía humana una tercera y más grave mortificación **cuando la investigación psicológica moderna consiga totalmente su propósito de demostrar al yo que ni siquiera es dueño y señor en su propia casa, sino que se halla reducido a contentarse con escasas y fragmentarias informaciones sobre lo que sucede fuera de su consciencia en su vida psíquica...**(Freud: 1916-1917)[124]

---

[123] (Sic.) Se puede entender como *ingenuo, simplista* (N. del T.)

[124] Todas las negrillas son del que aquí escribe.

En una de las cinco conferencias dictadas en la Clark University, durante su única visita a los Estados Unidos en 1909, ya había dicho:

> Observaréis que **el investigador psicoanalítico se caracteriza por una estricta fe en el determinismo de la vida psíquica**. Para él no existe nada pequeño, arbitrario ni causal en las manifestaciones psíquicas; espera hallar siempre una motivación suficiente hasta en aquellos casos en que no se suele sospechar ni inquirir la existencia de la misma, y está incluso preparado a encontrar una motivación múltiple del mismo efecto psíquico, mientras que nuestra necesidad casual, que suponemos innata, se declara satisfecha con una única causa psíquica (Freud: 1910a).[125]

Sin embargo, en otro pasaje, también de 1917, en la lección XXVIII de la misma serie Lecciones Introductorias de Psicoanálisis, refiriéndose a la terapia psicoanalítica, dice:

> **El neurótico es incapaz de gozar y de obrar**; de gozar, porque su libido no se halla dirigida sobre ningún objeto real; de obrar, porque se halla obligado a gastar toda su energía para mantener a su libido en estado de represión y protegerse contra sus asaltos. No podrá curar más que cuando el conflicto entre su yo y su libido haya terminado y tener de nuevo el yo la libido a su disposición. **La misión terapéutica consiste, pues, en desligar la libido de sus ataduras actuales, sustraídas al yo, y ponerla nuevamente al servicio de este último** (Freud: 1917a).[126]

En este pasaje, Freud indica que el tratamiento psicoanalítico ejerce su acción terapéutica al lograr que el paciente supere las limitaciones que la enfermedad emocional impone a su funcionamiento psicológico, condicionando el ejercicio de su actuación libre. Sobra decir que, entonces, la limitación que la enfermedad impone no actúa sobre la libertad moral, suposición en la que recaería la crítica de algunos filósofos humanistas (Caffarra: 1995; Gevaert: 2003); sino que condiciona

---

[125] Ibid.
[126] Ibid.

específicamente la libertad psicológica, que así se encuentra disminuida por la represión que la debilidad del yo ha hecho necesaria para mantener un equilibrio precario en presencia del conflicto neurótico. Fortalecido el yo, el individuo es capaz de una actuación más propicia, resultado de decisiones mayormente libres de conflicto. Con una orientación básicamente psicoanalítica, como ya fue señalado, se entiende que como todo proceso psicológico, tanto el desarrollo normal, como el logrado a través de la psicoterapia, la total liberación de las ataduras emocionales generadas por las relaciones y vivencias infantiles, nunca alcanzan una resolución total. Tales vivencias infantiles siempre matizarán en mayor o menor grado el funcionamiento psicológico posterior; pero en la situación más cercana a la normalidad, el individuo podrá llegar a asumir la capacidad de optar que lo lleva al ejercicio de una libertad menos condicionada por elementos que actúan desde el inconsciente. Un relativo acercamiento a la normalidad, y una relativa liberación de limitaciones que se originan en el inconsciente, fueron descritas por Freud desde muy temprano (1904) como objetivos del tratamiento que estaba diseñando:

> Puede decirse también que el fin perseguido es el de destruir todas las represiones, pues el estado psíquico resultante es el mismo que el obtenido una vez resueltas todas las amnesias. Empleando una fórmula más amplia; **puede decirse también que se trata de hacer accesible a la consciencia lo inconsciente, lo cual se logra con el vencimiento de la resistencia. Pero no debe olvidarse en todo esto que semejante estado ideal no existe tampoco en el hombre normal** y que solamente raras veces se hace posible llevar tan lejos el tratamiento. Del mismo modo que entre la salud y la enfermedad no existe una frontera definida y solo prácticamente podemos establecerla, el tratamiento no podrá proponerse otro fin que la curación del enfermo... (Freud: 1904a).

En este fragmento Freud describe claramente su parecer de que el efecto terapéutico se obtiene al hacer consciente lo inconsciente. Esto autoriza a considerar que Freud implicaba que el tratamiento psicoanalítico *disminuye* la acción de las fuerzas psicológicas inconscientes que limitan la actuación libre. Tal limitación se entendería aquí más como *condicionamiento* que como *determinismo*. Esto queda más claramente entendido en el siguiente fragmento de otra obra contemporánea de Freud:

> ...Nuestra experiencia nos permite sentar la afirmación de que por medio de técnicas como las apuntadas **se consigue hacer consciente al enfermo lo reprimido**, su secreto, y suprimir así la condicionabilidad[127] psíquica de sus síntomas... (Freud: 1906).

Nótese que Freud utiliza en forma ambigua y a veces sinónima los términos *condicionabilidad* y *determinismo*; lo cual puede llevar al lector que no ponga suficiente atención a entender que Freud es determinista, cuando en realidad está utilizando el término *determinismo* para referirse a factores que *condicionan* —**y que *no determinan*—**, en el sentido lato de la palabra.

Lo anterior queda aún más explicitado en los siguientes fragmentos provenientes de la misma época, y que pertenecen a una conferencia dictada por Freud en el Colegio de Médicos de Viena en 1904:

> Así, pues, os diré que nuestra terapia se funda en el conocimiento de que las representaciones inconscientes —o mejor dicho, **la naturaleza inconsciente de ciertos procesos anímicos**— **es la causa primera de los síntomas patológicos**... ...Pero si os colocáis en nuestro punto de vista, **advertiréis en seguida que la traducción a lo consciente del material inconsciente** dado en la vida anímica del enfermo **tiene que corregir su desviación** de lo normal **y destruir la coerción que pesa sobre su vida psíquica**... ...teóricamente puede demostrarse que la acción somática y psíquica de los impulsos anímicos hechos conscientes no puede ser nunca tan fuerte como la de los inconscientes. **Sabido es que el dominio de todos nuestros impulsos lo conseguimos haciendo actuar sobre ellos nuestras funciones psíquicas más altas, dotadas de consciencia** (Freud: 1904b).

Es pertinente hacer notar, y hasta enfatizar, en el último fragmento, que Freud da por sentado que el dominio de los impulsos se consigue

---

[127] Sic.

haciendo actuar sobre ellos las funciones psíquicas más altas, dotadas de conciencia. Esto, en sus palabras. Es posible agregar que Freud está ahí implicando que la inteligencia y la voluntad —es decir, la razón— son capaces de gobernar los impulsos; funciones que implican la elección —opción— y el ejercicio del libre albedrío.

En el siguiente fragmento de un artículo titulado *Psicoterapia (Tratamiento por el Espíritu)*, Freud reconoce la acción que puede llegar a tener el terapeuta sobre las *enfermedades de la voluntad*:

> **El médico puede**, por ejemplo, **tratar de dirigir la voluntad y la atención del paciente, y en distintas enfermedades tiene buenos motivos para hacerlo. Si se empeña en inducir a quien se cree paralítico para que ejecute los movimientos que pretende no poder realizar, o si se niega a examinar a una persona pusilánime que exige ser revisada por una enfermedad que evidentemente no padece,** el médico habrá adoptado el correcto proceder... (Freud: 1905b).

Ya para 1918, Freud manejaba la idea de que aun cuando hacer consciente lo inconsciente era el instrumento fundamental de la terapia psicoanalítica, este no era un procedimiento suficiente para aliviar al paciente, y que los elementos perturbadores provenientes de la infancia del paciente tendrían que ser modificados en la relación terapeuta-paciente, en la que dichos elementos eran transferidos:

> **Hemos formulado nuestra labor médica determinando que consiste en revelar al enfermo neurótico sus tendencias reprimidas inconscientes,** y descubrir con este fin las resistencias que en él se oponen a semejante ampliación de su conocimiento de sí mismo. **El descubrimiento de estas resistencias no equivale siempre a su vencimiento; pero una vez descubiertas confiamos en alcanzar este último resultado utilizando la transferencia del enfermo sobre la persona del médico para infundirle nuestra convicción de la falta de adecuación de las represiones desarrolladas en la infancia y de la imposibilidad de vivir conforme a las normas del principio del placer** (Freud: 1918).

En las dos últimas líneas Freud se refiere a la patología consistente en la actuación gobernada por los impulsos; y en la totalidad de este fragmento se refiere a la utilización de la relación terapéutica (transferencia) como instrumento para lograr el funcionamiento adecuado del paciente. La importancia de la transferencia como fenómeno propio de la relación entre terapeuta y paciente, sus riesgos y la oportunidad que ofrece como instrumento terapéutico para liberar al paciente de las limitaciones que impone el trastorno mental, fue motivo de extensa investigación cualitativa por parte de Freud, quien vertió sus observaciones y descripciones en abundantes escritos a lo largo de cuatro décadas. De hecho, el concepto de transferencia apareció desde sus primeras producciones en 1895 (Freud: 1893-5). No obstante, en 1938, cerca del final de su vida, aún sostenía la importancia de hacer consciente lo inconsciente como el centro del quehacer terapéutico:

> El concepto del inconsciente ha estado desde hace tiempo llamando a las puertas de la psicología para que se le permitiera la entrada. La filosofía y la literatura han jugado con frecuencia con él, pero la ciencia no encontró cómo usarlo. **El psicoanálisis** ha aceptado el concepto, lo ha tomado en serio y le ha dado un contenido nuevo. **Con sus investigaciones ha llegado a un conocimiento de las características de lo psíquico inconsciente** que hasta ahora eran insospechadas **y ha descubierto algunas de las leyes que lo gobiernan.** Pero **nada de esto implica que la calidad de ser consciente haya perdido su importancia para nosotros. Continúa siendo la luz que ilumina nuestro camino y nos lleva a través de la oscuridad de la vida mental.** Como consecuencia del carácter especial de nuestros descubrimientos, **nuestro trabajo científico en la psicología consistirá en traducir los procesos inconscientes en procesos conscientes,** llenando así las lagunas de la percepción consciente... (Freud: 1938).

En la actualidad, como ya se ha discutido en capítulos anteriores, existen muy diversas formas de psicoterapia, incluyendo las de orientación conductista y las de grupo; las de familia y las de pareja. Algunas de estas se fundamentan en la orientación psicoanalítica. La psicoterapia psicoanalítica no solo se ha diversificado; sino que aun la orientación más conservadora en los principios freudianos, ha coexistido con una diversidad de ciencias psicológicas y médicas. El psicoanálisis y las escuelas de psicología que han derivado de él, han tenido que contemporizar con impresionantes avances de las neurociencias; y con conocimientos cada día más amplios sobre las influencias culturales y sobre las teorías sociales. En buena medida, la teoría psicoanalítica se ha enriquecido en el diálogo con todas estas disciplinas. No obstante, los principios psicoanalíticos fundamentales siguen siendo los mismos de acuerdo a autores de gran solvencia en el presente del psicoanálisis (Brenner: 1973, 2000, 2006, Etchegoyen: 1991, Gabbard: 2000, Karasu: 2005).

Charles Brenner es un erudito del psicoanálisis que se mantuvo en la investigación y en la enseñanza de esta disciplina por más de medio siglo, y publicó numerosos libros y artículos científicos. Es citado aquí por ser un clásico observador y exponente del psicoanálisis que ha seguido su evolución por más de cinco décadas. Escribió un libro de texto de psicoanálisis que fue publicado en 1955 y que ha servido para la enseñanza en muchas universidades en los Estados Unidos y en otros países. Publicó una edición revisada y aumentada de dicho libro de texto en 1973, y recientemente fue publicado su nuevo libro *Psychoanalysis, or Mind and Meaning* (Brenner: 2006). Brenner dijo lo siguiente en 1973:

> Como en cualquier disciplina científica, las hipótesis de la teoría psicoanalítica se encuentran relacionadas. Algunas son más fundamentales que otras, algunas se encuentran mejor establecidas que otras, y algunas han recibido tanta confirmación y parecen ser tan fundamentales en su significado que nos encontramos inclinados a verlas como leyes de la mente confirmadas.
>
> **Dos de tales hipótesis fundamentales, que han sido confirmadas abundantemente, son el principio del determinismo psíquico, o causalidad, y la proposición de que la conciencia es un atributo excepcional, más que regular, de los procesos psíquicos...** ...los procesos mentales inconscientes son de gran frecuencia y significado en el funcionamiento mental tanto normal como anormal...

El mismo autor escribe lo siguiente en el año 2000:

> Cualquier teoría psicoanalítica del funcionamiento mental válida debe incluir las siguientes conclusiones: (1) Los procesos mentales inconscientes son omnipresentes y

de gran importancia en el funcionamiento mental; (2) Los pensamientos están relacionados causalmente uno a otro como lo están otros eventos en el universo; (3) El funcionamiento mental es un fenómeno del desarrollo con características describibles y secuenciales; y (4) **conflictos en torno a deseos sexuales y agresivos que caracterizan la vida mental durante el período de los tres a los seis años de edad, y las formaciones de compromiso que resultan de estos conflictos juegan papel de importancia mayor en el funcionamiento mental** (Brenner: 2000).

Es de hacerse notar, en las negrillas del párrafo citado, que Brenner en el año 2000 considera que el determinismo psíquico consiste en el papel importante que juegan los significados de eventos psicológicos de la vida infantil en el funcionamiento mental de ahora en la vida adulta. Y este papel de los eventos infantiles no se da directamente en el funcionamiento actual. Se da a través de los mecanismos defensivos que se suscitan para lograr un funcionamiento que sea lo más cercano a la adaptación, aunque esta pudiera ser precaria. Esta secuencia, que Brenner se refiere a ella como formaciones de compromiso, repercute en el funcionamiento psicológico normal y neurótico, matizando finalmente la conducta (Arlow y Brenner: 1990; Brenner: 2000, 2002, 2006).

Así, en 2006, Brenner dice:

El sentido del principio del determinismo psíquico es que en la mente, como en la naturaleza física que nos rodea, nada pasa por azar o de forma aleatoria. Cada evento psíquico es determinado por los que lo preceden... ... nunca debemos descartar ningún fenómeno psíquico como accidental o sin significado... ...Creemos actualmente, primero, que los eventos en la vida mental son siempre relacionados en forma causal por su significado; y segundo, que la función consciente, aunque es una característica importante de las operaciones de la mente, no es de ninguna manera necesaria. Creemos que no necesita y frecuentemente no se adhiere aun a operaciones mentales que son decisivas para determinar la conducta de una persona, o a aquellas que son las más complejas y más precisas

en su naturaleza. Tales operaciones –aun complejas y decisivas–
pueden ser bastante inconscientes.[128]

Como se ha mostrado en los párrafos anteriores, el determinismo
psíquico y la preeminencia de los procesos inconscientes en el
funcionamiento mental siguen siendo los postulados fundamentales del
entendimiento psicoanalítico. No obstante, los autores modernos,[129]
al igual que Freud, enfatizan la presencia de factores psicológicos
provenientes de la vida anterior[130] en todo proceso mental de la vida
actual participando en su determinación.

En el apartado correspondiente a psicoanálisis y terapia psicoanalítica
del *Comprehensive Textbook of Psychiatry* más reciente se afirma:

> La perspectiva genética tiene implicaciones más extensas
> de la idea del determinismo psíquico, y que iluminan la noción
> crucial de que **el comportamiento presente se encuentra
> relacionado con el pasado de la persona** en función de
> las etapas de desarrollo a través de las cuales la persona ha
> evolucionado desde la infancia hacia la madurez adulta (Karasu:
> 2005).[131]

En el capítulo correspondiente de la edición anterior del mismo libro
de texto se escribe:

> …Otro principio central de la teoría psicoanalítica es que
> **el comportamiento tiene significado...** **...*parcialmente
> determinado* por conflictos inconscientes...** **...Una
> característica central del determinismo psíquico es que
> las experiencias infantiles se repiten a través de la vida y**

---

[128]   Traducción del que aquí escribe.

[129]   Los que han contribuido en forma substancial durante las últimas dos
décadas y que son reconocidos en el ámbito internacional.

[130]   Emociones experimentadas en el pasado en la relación con figuras
significativas –en la infancia y en relación con los padres– que son
transferidas y superimpuestas a situaciones del ahora.

[131]   La traducción es del que aquí escribe.

se encuentran *vigentes en términos de las motivaciones, conflictos y deseos* del individuo adulto (Gabbard: 2000).[132]

Se ha señalado con negritas en los fragmentos anteriores lo más relevante al tema que aquí se maneja, y en itálicas la aseveración que hacen los autores de referencia en cuanto a que el significado del comportamiento está *parcialmente* determinado —condicionado—; es decir, no absolutamente determinado. Además, lo que ahí se indica que se encuentra parcialmente determinado —condicionado— es el significado del comportamiento, no el comportamiento como tal. Por consiguiente, el individuo decide —opta— ejercer una conducta, y quizá racionalice el motivo de su actuación, y esconda de sí mismo y de los demás motivaciones igualmente importantes; pero inadmisibles. En cualquier entendimiento, no quiere decir que en última instancia él no haya decidido el ejercicio de tal conducta en una deliberación de su inteligencia y voluntad; a pesar de la presencia funcional de factores inconscientes. Se agrega que las experiencias infantiles que dan dicho significado a la conducta, significado con el que estas se reaniman; lo hacen a través de las motivaciones, deseos y conflictos que a su vez despiertan mecanismos yoicos defensivos, formando un complejo que matiza —condiciona— en mayor o menor grado la conducta que finalmente ejerce el individuo. Esto, en la decisión que tipifica al acto voluntario. Los autores que se han citado no hablan de una determinación total o absoluta de la conducta y, desde luego, no implican una anulación de la libertad o de una inexistencia del libre albedrío. Cabe hacer notar que los autores psicoanalíticos utilizan el término *determinismo* para referirse a una determinación parcial, y que los filósofos utilizan dicho término para referirse a una situación absoluta.[133] De no ser absoluta o total, generalmente los filósofos se refieren a tal situación como *condicionada* y no como *determinada*.

---

[132] Idem.

[133] Dice Brenner (2006):*¡Cuando uso una palabra, esta significa justamente lo que yo escojo que signifique!* Como con *Humpty Dumpty* en el *País de las Maravillas*, así también con los psicoanalistas de hoy día; todos usan una misma palabra, pero no siempre quieren decir lo mismo.

ÉTICA DE LA PRÁCTICA PSICOANALÍTICA

REVISIÓN DE LOS ESTÁNDARES ÉTICOS DE NUESTRA PRÁCTICA PROFESIONAL[134]

Homo sum, nihil humanum a me alienum puto[135]

Me alienta a insistir sobre estos temas, el *Escrito preliminar sobre ética y conducta profesional* que preparó el Comité de Ética de la Asociación Psicoanalítica Internacional (IPA). Veo en ese escrito una posibilidad de que podamos distinguir como inaceptables ciertas conductas y prácticas profesionales que en algunos medios psicoterapéuticos se han hecho comunes o casi aceptables. Señalar la malignidad de dichas prácticas es fundamental para evitarlas o para que, si incurrimos en ellas, las podamos detectar como anormales (*distónicas*) y podamos tomar los derroteros preventivos y correctivos adecuados. Volveré a este tema posteriormente.

Freud se refirió a lo que él llamó *aspectos inobjetables de la transferencia*, y que consideró *no técnicos* (cita de Emde: 1988). Estos aspectos se pueden comprender en dos grupos: uno engloba la capacidad de respuesta afectiva que puede tener un psicoanalista; *disponibilidad libidinal*, dice Emde (1980, 1988); *sintonización emocional*, le llama Stern (1985);

---

[134] Parte del material de este capítulo fue leído como *Trabajo Estímulo* en el *Precongreso Didáctico del Instituto de Psicoanálisis de la Asociación Psicoanalítica Mexicana*, México, D.F., 7 de diciembre de 1991. Una versión del mismo, que ahora hemos actualizado, fue publicada en *Cuadernos de Psicoanálisis*, 23: 247-258, 1993.

[135] *Hombre soy, nada de lo humano pongo ajeno a mí.* Terencio, s. II a.C.

potencial contratransferencial, señala Selma Kramer;[136] *capacidad empática*, de acuerdo con Gitelson (1948b), y *capacidad de respuesta afectiva flotante*, según Sandler y Sandler (1978).

El otro grupo de aspectos inobjetables es el principal instrumento que el terapeuta tiene para modular el desarrollo de la liga real que, a su vez, también produce modificaciones fundamentales en la calidad de relaciones que se establecen con el paciente. Estos aspectos incluyen las relaciones humanas decentes, corteses y respetuosas.

Los aspectos del primer grupo están íntimamente ligados con los del segundo. La síntesis de ambos grupos es la base de sustentación de lo que llamamos *ética de la práctica psicoanalítica*.

El terapeuta, para serlo, ha de poseer características específicamente humanas que le permiten desarrollar una mística en el trato con el paciente muy por encima de cualquier comprensión científica. El dolor, los sentimientos del sujeto, su vulnerabilidad, su candor infantil; merecen, por parte del terapeuta, el respeto más específico. Para que exista respeto a las necesidades emocionales del paciente, el terapeuta habrá de tener la capacidad de desarrollar un genuino interés afectivo que le permita, a través de la empatía, percibir y responder en forma compasiva a dichas necesidades afectivas.

Cuando decimos que el terapeuta ha de ser decente y respetuoso con su paciente, estamos implicando valores humanos en el primero, que hacen impensable para él la posibilidad de tomar cualquier ventaja sobre el paciente. Como esto es una característica que matiza la personalidad en forma global, el terapeuta no podría tenerla en la relación terapéutica si no la tiene en cualquier otra circunstancia de su vida. El psicoterapeuta ha de poseer la decencia como estilo de vida.

Los intereses del paciente han de ser defendidos a través de que las instituciones que educan a los terapeutas, y que luego los agrupan, promuevan el cultivo de la mística que acabamos de revisar en los párrafos anteriores. Para que esto sea posible, dichas instituciones habrán de tomar tres diferentes providencias:

1. Evitar la aceptación de estudiantes de psicoanálisis y de psicoterapia con ciertos tipos de constitución del aparato psicológico que determinan que sean definitivamente ineptos para la práctica de una carrera asistencial.

---

[136] Trabajo presentado en la *Philadelphia Psychoanalytic Association*, 1970.

2. Lograr en los estudiantes de psicoterapia la modificación de ciertas características que son sintónicas al medio sociocultural a que pertenecemos. Estas características han de hacerse *distónicas* para permitir un estilo de vida orientado al humanismo.

3. Promover la información y la formación sobre la ética de la práctica psicoterapéutica, como disciplina que estudia los valores humanistas relacionados con dicha práctica.

Selección de los aspirantes a psicoanalistas y psicoterapeutas

A esto se refiere el primer inciso de los tres enumerados en el párrafo anterior. Greenacre (1952), una autora experta en el tema del adiestramiento de psicoterapeutas, juzgó que el sujeto aspirante a un adiestramiento en psicoterapia debe mostrar una fascinación prominente por el entendimiento del fenómeno psicológico; es decir, interés en las motivaciones conscientes e inconscientes de la conducta humana. Greenacre también consideró, como condición básica esencial para el estudiante de psicoterapia, la disposición para aprender. Para esto, dijo Greenacre, el estudiante tiene que ser humilde. En verdad, el estudiante que pretende saber, ya no es estudiante. Y, como quiero enfatizar en esta comunicación, la humildad no solo es la antítesis de la soberbia; sino el antídoto del narcisismo. Antídoto que permite captar y conceptuar la filosofía del proveedor de servicios de salud mental.

Además de las capacidades cognoscitivas, las condiciones que se han de exigir en la selección de estudiantes de psicoterapia, son las características que a través del cultivo que impone la formación permiten consolidar las cualidades humanistas que esperamos encontrar en el psicoterapeuta. Otras características que ha de tener el aspirante a psicoterapeuta como condiciones, son las que permiten el desarrollo de la habilidad y tino en el manejo de la técnica, y la sensibilidad para la detección y comprensión del fenómeno emocional.

Me he de referir a un conjunto de condiciones que habrían de ser observadas para la selección de estudiantes para cursos de psicoanálisis y de psicoterapia (López, M.I.: 1999). Condiciones, unas, que emergen del sentido común, y que tienen la suficiente validación consensual que emana de la experiencia de la práctica prolongada de esta modalidad de tratamiento en la que la persona del terapeuta es instrumento esencial. Queda implícita aquí la capacidad para un pensamiento lógico, y para ejercer las funciones mentales relacionadas con el juicio. La cualidad y calidad de este instrumento son determinantes de los resultados terapéuticos. Otras condiciones del aspirante se deducen del conocimiento de la teoría y práctica de las diversas modalidades terapéuticas, como son el psicoanálisis, la psicoterapia de orientación psicoanalítica, y otras psicoterapias dinámicas de diversas orientaciones.

Además, existen habilidades específicas en el perfil vocacional del terapeuta que lo diferencian de otros proveedores de servicios de salud. Habilidades que ha de desarrollar a través de su adiestramiento a expensas de cualidades humanas de las que ha de estar dotado. Desde luego se espera que todo proveedor de servicios de salud, médico o no médico, ha de ser capaz de respetar la dignidad del paciente, distinguiéndolo como persona y reconociendo su derecho de ser tratado de la forma que más conviene a su naturaleza. De otra forma, el proveedor de servicios de salud cosifica al paciente, y en el peor de los casos recae en la utilización de este.

Se ha de notar que en algunas situaciones que se presentan en ciertas especialidades, la despersonalización transitoria del paciente puede ponerse al servicio de su mayor beneficio; por ejemplo, el cirujano recurre a la utilización de un mecanismo defensivo de escisión[137] que le permite despersonalizar al paciente para poder intervenir quirúrgicamente en él, manteniendo la objetividad y la precisión técnica. El ginecólogo puede disociar su respuesta erótica, lo que le permite apartarla de su conciencia produciendo cierta cosificación de la paciente. En mayor o menor grado, estos mecanismos de escisión se ponen en juego en diversas situaciones que enfrentan los médicos y otros proveedores de salud, no interfiriendo con el cabal ejercicio de tales profesiones; sino que todo lo contrario. Si bien los mecanismos de escisión y disociación se han considerado típicos del funcionamiento psicológico fronterizo; el caso del cirujano, como decíamos antes, constituye una excepción. Y hay otras muchas. Una más es la del médico que practica en una sala de urgencias y que

---

[137] Voy a utilizar este término en el desarrollo de esta exposición para referirme al mecanismo defensivo que consiste en la división (*escisión*) de partes de contenidos del aparato psicológico que, a través de dicho mecanismo, la persona puede ignorar o desconocer, y así evitar su experiencia emocional (afecto) consecuente. A este mecanismo se le ha llamado *disociación* y *compartimentalización*. Así, reservaremos el término *disociación* para referirnos al mecanismo por el cual se realiza el apartamiento del aspecto afectivo del aspecto cognitivo de un determinado evento o contenido psicológico. Como mecanismo patológico, la escisión generalmente se presenta en la organización fronteriza (*borderline*) de la personalidad.

continuamente enfrenta situaciones límite. Cualquier acción que tome decidirá la diferencia entre la vida y la muerte. Para poder actuar en forma efectiva, tendrá que *aislar* la naturaleza humana del sujeto al borde de la muerte y la del corazón en el que intenta reinstalar el funcionamiento. Centra toda su atención en el procedimiento que ha decidido realizar, y parece olvidar que la situación en que se encuentra, es límite.

Desde luego hay otros ejemplos de empleo de los mecanismos de escisión al servicio de la adaptación. En la adolescencia estos mecanismos son parte del funcionamiento normal. Con ellos el joven logra postergar ciertos enfrentamientos hasta que determinadas líneas del desarrollo alcancen una maduración que permita la síntesis. En buena medida la regresión al servicio del desarrollo que permite al adolescente el movimiento progresivo, recurre a la utilización de dichos mecanismos. Aun el individuo normal, en su vida diaria, enfrenta su rutina con un funcionamiento, que si bien toma las precauciones razonables y pertinentes; escinde (niega) los riesgos que implica la vida cotidiana. Esto, sobre todo en ciertas ocupaciones.

Así, a diferencia de otros proveedores de servicios de salud, el psicoterapeuta, en el ejercicio adecuado de su labor, no puede escindir al paciente ni disociar (negar, reprimir) sus sentimientos. El instrumento terapéutico exquisito que ha desarrollado consiste en poner en juego su respuesta psicológica total frente al paciente como persona. Para poner en juego su respuesta psicológica total, tiene que ser consciente de los afectos y emociones que despierta el paciente en él. Esto, para entender el fenómeno de la contratransferencia que se produce, y para distinguir en ella sus propias necesidades e inclinaciones y los mecanismos por los que el paciente las evoca. Captar, visualizar, tratar al paciente como persona, implica percibir y sentir su unicidad (su calidad de único, irrepetible) y profundo respeto por sus necesidades emocionales —carencias, sufrimientos, trastornos—; es decir, captar al paciente como persona significa respetar su dignidad. Así, el paciente en psicoterapia, si bien es objeto desde el punto de vista epistemológico (objeto de observación), no lo es de cosificación o de disociación. En la psicoterapia, el paciente es *objeto* desde el punto de vista psicológico; en todo momento se está cultivando una interacción humana en la que terapeuta y paciente son *objetos* el uno del otro. No solo son objetos de observación como dicta el ejercicio epistemológico; sino que el uno al otro se experimenta, se siente, responde, y se hace depositario de innumerables contenidos psicológicos provocados por la realidad y por la fantasía. Llamamos a esta interacción *relación terapéutica,* y es el instrumento del proceso mismo, e implica la producción de afectos que han de ser comprendidos y utilizados al servicio del crecimiento —perfeccionamiento, evolución, maduración— del paciente, y nunca gratificados, como las tendencias espontáneas del paciente y del terapeuta podrían apetecer.

Por otra parte, el aspirante a psicoterapeuta ha de ser una persona cabal y decente que, entre otras cosas, no haya malentendido que como psicoterapeuta habrá de ser un *iluminado* que impresione con dotes extraordinarias. Además de ser culto e inteligente —y haber cultivado los buenos modales— ha de ser una persona básicamente buena que no pretenda explotar, sacar el mayor provecho posible del prójimo. Más que seres *raros* e iluminados que pretendan haber trascendido los valores convencionales, es menester tener como estudiantes de psicoterapia a *gente sencilla del campo.*

Puesto en forma tácita: individuos con organización fronteriza de la personalidad, que implique un narcisismo maligno, no deben tener acceso a practicar una profesión asistencial. Estos sujetos simplemente son malos, y lo van a seguir siendo. Un psicoterapeuta no puede ser malo; tan fácil como eso. Esta profesión requiere de una bondad elemental. Aquí no cabe quien deriva una satisfacción narcisista a través de dañar o hacer sufrir a otro. La maldad narcisista corresponde a la búsqueda de una destructividad canibalística que reproduce una sensación de omnipotencia de la infancia temprana.

Otro tipo de conformación de la personalidad que no cabe en esta profesión, es la que imposibilita al sujeto para captar con conmiseración que los demás tienen necesidades psicológicas que merecen no solo respeto, sino compasión. No aceptar a este tipo de sujetos con personalidad narcisista, no constituye discriminación. Evitar que un individuo que no puede establecer relaciones objetales adecuadas sea psicoterapeuta, es tan válido como evitar que una persona miope llegue a ser aviador, o evitar que alguien con propensión a sufrir vértigos se dedique a lavar ventanas en los rascacielos.

Cierto es que existen técnicas psicoterapéuticas derivadas del psicoanálisis freudiano, que son capaces de modificar la estructura patológica de la personalidad narcisista; las técnicas desarrolladas por Kernberg (1974), por ejemplo. Sin embargo, si hemos de ser objetivos y hacemos a un lado expectativas irrealistas, reconoceremos las limitaciones de dichas técnicas. El paciente fronterizo, por medio de este tipo de tratamiento, llega a lograr estupendos resultados en términos de su adaptación, de su funcionamiento psicosocial y de cierta productividad; pero no alcanzará el nivel de relaciones objetales que el psicoterapeuta requiere como instrumento indispensable en su *armamentarium*. Desafortunadamente, la experiencia nos ha frustrado por la imposibilidad práctica de lograr un proceso de selección de estudiantes de psicoterapia y de psicoanálisis verdaderamente efectivo en este sentido.

Modificación caracterológica del psicoterapeuta en adiestramiento.

El inciso 2 tiene relevancia en forma más directa con el tema que hoy nos ocupa. El psicoanálisis personal del candidato a psicoanalista o la experiencia personal en psicoterapia ha sido uno de los pilares de la formación del psicoterapeuta. La intención sería que este, durante su formación como tal, lograse un nivel adecuado de madurez emocional y las modificaciones caracterológicas que hicieran posible el ejercicio humanista del tratamiento al mejor servicio del paciente.

Si dejamos a un lado la patología narcisista grave de los trastornos fronterizos, hemos de considerar que nos encontramos en un medio profesional en el que el narcisismo es naturalmente endémico. Muy frecuentemente, en tono de broma, hacemos alusión a esta característica tan generalizada en los psicoanalistas. Cínicamente, en medio de la broma, pretendemos pensar en la misma dirección de Álvaro de Laiglesia,[138] quien dice que *la modestia es la virtud de los que no tienen otra*. Valdría la pena ver nuestra inmodestia en un tono más serio de cuando en cuando, e incluso preocuparnos por ella. Combatir el narcisismo en las instituciones que forman y agrupan psicoanalistas y psicoterapeutas sería vital porque este defecto de la personalidad imposibilita el desarrollo del humanismo. La ética de la práctica del psicoanálisis y de la psicoterapia postula que hemos de actuar, de acuerdo con nuestra conciencia, al servicio del mejor interés del paciente.

El narcisismo lleva a sentir derecho de decidir lo que le conviene al paciente; y a decidir por él, tomando el papel de Dios sin recato ni pudor. Sin una postura básica de humildad, no es posible dejarse enseñar, no es posible la supervisión, no es posible el análisis, no es posible desarrollar un código deontológico. Sin humildad, no hay posibilidad de que nos demos cuenta de que somos propensos a cometer equivocaciones, errores y trasgresiones. Sin humildad, no hay posibilidad de que podamos prevenir las caídas propias de la debilidad humana.

---

[138]   Escritor español (1918-1981).

Terencio, poeta latino del siglo II AC, dijo que como humano que era, no había nada humano que pudiera poner como ajeno a él.[139] Con esto, se declaraba capaz de cometer cualquier crimen. El Talmud enseña que el hombre es, en potencia, culpable de todos los crímenes posibles. En *yom kipur* —Día del Perdón—, en el ritual judío del *kolnidri,* los hombres se reconocen culpables de todos los pecados existentes. También para el Cristianismo es importante que el hombre tome en cuenta su potencialidad destructiva. El Evangelio alienta una actitud humana benévola y reparadora ante el trasgresor; lo verdaderamente importante es que este tenga conciencia de que la actuación que ha tenido no es aceptable. La sentencia: *El que esté libre de culpa, que arroje la primera piedra,* fue utilizado por Jesús, el Nazareno, para defender —no para justificar— al pecador. La utilización corrupta y psicopática de esta sentencia, permite al cínico justificar sus tropelías con base en el supuesto de que todos somos perversos.

El conocimiento sobre el efecto degradante del narcisismo y de la necesidad de combatirlo es mucho más viejo que el psicoanálisis —valga la herida narcisista. El Talmud lo señala, y como parte del rito de la coronación papal, a través del ceremonial, se le hacen al Papa varios recordatorios de su condición humana ante distintos testigos simbólicos. Esto, cuando se dirige procesionalmente en la silla gestatoria al altar papal. Al salir de la Capilla Clementina, se le presenta de rodillas un maestro de ceremonia con una vara plateada que porta en un extremo un poco de estopa que es prendida en presencia del Papa mientras el ceremoniero, alzando la vara ante él, le dice la sentencia: *Sancte Pater, sic transit gloria mundi —Santo Padre, así pasa la gloria de este mundo.* La misma escena y sentencia, que la Iglesia Católica se apropió del ritual de coronación de los emperadores romanos, se repiten ante la estatua de San Pedro, y en la Capilla de los Santos Proceso y Martiniano (Del Hoyo: 1988).[140]

La humildad nos permite vigilar nuestra ineptitud, la posibilidad de errar, la necesidad de luchar en contra de la imperfección. El término *humilde* deriva del latino *húmilis,* y este a su vez de *humus:*

---

[139] *Homo sum, nihil humanum a me alienum puto* (*Comedia Latina. Obras completas de Plauto y Terencio.* Biblioteca Aurea).

[140] Apelaciones a la humildad similares se hacían a los gobernantes romanos en ciertas épocas de la antigüedad: *Homo humus, fama fumus, finis cinis —El hombre es barro, la gloria es humo, el fin es ceniza—* (Herrero Llorente. Diccionario de Expresiones Latinas, Madrid: Gredos).

tierra. Ser humilde es estar cerca de la tierra, aceptarse como pequeño. Curiosamente, el término *humanidad* es más cercano etimológicamente a *humus* (tierra) que a *homo* (hombre). Está implícito que ser humano es ser humilde, estar cerca de la tierra (con los pies en la tierra). El pecador medieval, para lograr la reconciliación, *se humillaba* (reconocía su falta) afeitando su cabeza y cubriéndola con ceniza en recordatorio de su origen terrenal. La antropología filosófica derivada del Génesis enseña que el hombre pecó contra Dios, cuando pretendió ser como Él a través de comer de la fruta prohibida; creyendo en el ofrecimiento que le hiciera el Demonio. Dios, en su enemistad, expulsó a Adán del Paraíso con el atroz recordatorio *polvo eres y al polvo retornarás* (Génesis, 3, 19). Desde el Génesis está señalado que el mejor antídoto para la soberbia es el recordatorio de la finitud del hombre: el reconocer a la tierra como origen y destino. Al inicio de la cuaresma, los cristianos son llamados a dicho recordatorio y al reencuentro con sus imperfecciones: el sacerdote coloca ceniza en la cabeza del fiel y le recuerda: *memento, homo, qui pulvis es et in pulvis reverteris.* Ciertas órdenes trapenses hicieron de esta frase de humildad su saludo. Cuando un monje de esas órdenes encuentra a otro le saluda diciéndole *memento mori* —recuerda que has de morir— (del Hoyo: 1988).

La soberbia consiste en un envanecimiento por la contemplación de las propias cualidades, prendas o posición; con menosprecio de los demás. Es una forma de narcisismo que ya implica la utilización de los mecanismos de escisión en forma patológica. Es importante distinguir la soberbia y el narcisismo de la legítima apreciación de las propias cualidades y de la exigencia legítima de respeto a la propia dignidad. El soberbio niega partes de su condición humana real (la escinde); las sustituye con la idealización que ha hecho de sí mismo magnificando las partes que le engrandecen. Tal idealización puede ser alentada por los logros reales o posiciones que se llegan a ocupar. La soberbia y todas las formas de narcisismo son catastróficas en cualquier actividad humana. Sobre todo cuando la actividad implica una posición de poder. Poder que puede devenir de una posición de liderazgo en cualquier profesión. En el proveedor de servicios de salud, la posición de poder surge del ejercicio mismo de la profesión y de la investidura que hace el paciente en su terapeuta. En cuanto el hombre se engolosina en la autoidealización, se inclina a desconocer la naturaleza humana del otro, pierde toda posibilidad de compasión y ejerce la soberbia sin piedad, desconociendo la dignidad humana de sus semejantes.

En otros trabajos me he referido a lo devastador que es el narcisismo en las profesiones de servicio (López, M.I.: 1994a, 1994b), describiendo cómo estas profesiones, y principalmente la del psicoanalista o del psicoterapeuta lo sitúan en una posición de poder que le otorga el paciente, o la situación misma que coloca al paciente en posición de dependencia y de cierta infantilización; ya que el paciente deposita todas sus intimidades y demás debilidades en el terapeuta, quien no ha de comunicar información alguna sobre su persona; fuera de los datos formales como profesional. La información misma es fuente de poder.

El narcisismo impide a la persona percatarse de que la otra persona tiene necesidades emocionales. El terapeuta narcisista no puede participar afectiva y emotivamente en la realidad vital del paciente. Es decir, no puede acompañar al paciente en su dolor: no tiene capacidad de empatía. Peor aún, el narcisismo, en la insensibilidad, lleva al terapeuta a la utilización del paciente en agravio de la dignidad de este (López, M.I.: 1995). En el extremo, el narcisismo, cuando es maligno, se gratifica en la crueldad.

El narcisismo caracteriza a un buen número de colegas psicoterapeutas. Su insensibilidad para registrar la calidad criminal que tienen los actos de abuso que ejecutan en la persona de sus pacientes, se hace notoria cuando cuentan sus desliertes o los de otros colegas. En su plática destacan la forma en que la aventura afectó al terapeuta, y minimizan o *ignoran* el trágico efecto que las actuaciones de explotación pudieron haber tenido en sus pacientes. Esto recuerda unas líneas de la novela de Jardiel Poncela *¿Hubo Alguna Vez Once Mil Vírgenes?* El protagonista, charlando con un amigo, le relata cómo, al salir de su cochera manejando su automóvil, una mujer, a quien recientemente había seducido y *burlado*, grita: *¡Por ti, mi amor!*, arrojándose a las ruedas del vehículo. El amigo, con angustia, pregunta: —…Y, ¿qué pasó! —Nada, contesta el antihéroe, apenas un rasguño en el guardafangos.

Por cabal, se entiende a una persona completa, integra; que, como reza el dicho, por lo menos ha plantado un árbol, ha tenido un hijo, y ha escrito un libro. Es decir, que ha logrado la estabilidad de su personalidad, lo que la hace una persona sólida, confiable y predecible. En este sentido, se coloca a los solteros en una categoría de elegibilidad dudosa. No por discriminación o prejuicio; sino porque, sin que sea garantía, el matrimonio sugiere estabilidad y compromiso. Recuerdo cómo, cuando me iniciaba como psicoterapeuta, los pacientes, al ver que lucía yo demasiado joven, me preguntaban si estaba casado, tratando de entrever qué tanto podrían confiarme sus problemas. La capacidad para establecer relaciones reales y vincularse, es una tarea obligatoria del desarrollo psicológico normal; condición *sine qua non* para que el individuo pueda ser leal, considerado, apto para captar que *el otro* tiene necesidades y derechos. Sin estas cualidades, el individuo es narcisista; incapaz de comprometerse con las necesidades del otro, incapaz de sentir compasión, incapaz de amar al prójimo, incapaz de tratar pacientes. En la arena de la práctica de la psicoterapia, como me referí antes, el instrumento por excelencia que el terapeuta tiene para ayudar al paciente, es su propia persona. Sobre todo si lo que el paciente necesita es mejorar la calidad de las relaciones que tiene con los demás. Es decir, el psicoterapeuta utiliza su persona para el desarrollo de la relación terapéutica que paulatinamente establece con el paciente, utilizando elementos de respuesta real de su persona hacia la de él. Estos elementos quedan englobados en el término contratransferencia, cuando el sentido que se da a este término es de respuesta total (Greenson, 1967).

Promoción institucional de los valores éticos

El final del apartado anterior nos lleva a la tercera de las providencias que los centros de adiestramiento han de tomar en el esfuerzo institucional para establecer el respeto al paciente, como mística del psicoterapeuta. Hemos de estar conscientes de que no es poco frecuente que los psicoterapeutas incurran en conductas que implican utilización, explotación y abuso del paciente. Estas prácticas obran directamente en detrimento del prestigio de nuestra institución y de nuestra profesión; así como del desarrollo de la mística que ha de ser central en nuestra práctica. El primer paso para evitar las conductas delictivas, es definirlas como tales. Algunas de estas prácticas son de menor gravedad; representan un profesionalismo deficiente por parte del terapeuta, y perjudican el tratamiento del paciente en cuanto a que interfieren con su libre curso. Entre estas prácticas está la utilización social, comercial o de cualquier otra índole menor. Aprovechar la relación con un paciente para lograr un poder político representa el ejemplo más grave en esta línea de explotación. Menos grave será la utilización accidental o eventual del sujeto en un oportunismo social. Situaciones de gravedad intermedia se presentan cuando el terapeuta promueve o acepta transacciones comerciales con el paciente, lo utiliza para que lo asesore en operaciones bursátiles o acepta que le pague por adelantado con obras de arte o con otros bienes materiales. El paciente, el expaciente, y sus familiares siempre están en una posición de desventaja en este tipo de transacciones que el terapeuta aprovecha.

En ocasiones, simplemente por ignorancia, y porque en los cursos de adiestramiento no se manejan estos temas, los terapeutas, de buena fe, promueven transacciones de este tipo. En estos casos el problema no es de ética, sino de técnica. Tuve oportunidad recientemente de comentar un caso en que el terapeuta, al saber que la familia de su paciente adolescente tenía un negocio de venta de vinos, *inocentemente* encargó a este dos cajas para la temporada de Navidad. Tengo la impresión de que este terapeuta no trataba de explotar a su paciente, ni siquiera pretendía obtener un precio especial; me dijo que su intención había sido intensificar la fluidez de la relación. En el material que se produjo posteriormente se observó que el encargo ocasionó un verdadero conflicto para el joven paciente quien, a través de la fase inicial del tratamiento, se percibía entre el terapeuta y su familia como *entre la espada y la pared*. Sentía que tenía que defender a su familia de los embates del terapeuta; y a este, de las críticas de sus familiares. Temió que, de alguna forma, su familia, en la venta de esos vinos, hiciera algo que disgustara u ofendiera a su terapeuta; en otro momento, sintió que deberían, él y su familia, regalar dicha mercancía al terapeuta; en otro, sintió coraje hacia el terapeuta porque tal vez le había hecho el encargo esperando que le regalaran dicha mercancía; también temió que su familia criticara a su terapeuta *por aprovechado*; etcétera, etcétera.

En este ejemplo, el vino fue entregado y debidamente pagado. No hubo problemas; pero luego, el vino, de acuerdo con el terapeuta, no tenía buen sabor; así que lo regresó, y la familia del paciente le rembolsó su dinero. Los familiares no estuvieron de acuerdo con la idea de que el vino supiera mal. El paciente dijo que su tío comentó que le había rembolsado el dinero al terapeuta solamente por él (por el chico); de otra manera, no lo hubieran hecho.

Haciendo a un lado los casos en los que el terapeuta presenta una psicopatología fronteriza del orden de la psicopatía o del narcisismo maligno, las conductas en menoscabo del profesionalismo se presentan por combinación de una formación ética deficiente y de una ignorancia en el terapeuta. Esto es válido por lo menos parcialmente, hasta en los casos en que la conducta delictiva del terapeuta alcanza proporciones criminales, como es el caso en la explotación sexual.

La desorientación y la confusión —valga la redundancia— se produce como resultado de varios factores. Todavía hay maestros que se refieren con ligereza a la explotación sexual del paciente, implicando que las relaciones sexuales con sujetos en tratamiento, son fenómenos comunes en la práctica de la psicoterapia. El escrito del Comité de Ética de la Asociación Psicoanalítica Internacional me alienta a repetir y a subrayar que no es así. En el consenso internacional, una institución abocada a la psicoterapia en la que en forma común y frecuente se registran casos de involucramiento sexual con los pacientes, se identifica como maléfica y destructiva.

Comentaba yo, hace años, que oí decir a un psicoanalista docente que, cuando era candidato, su supervisor le había dicho que no iba a poder ayudar a su paciente si no *se acostaba con ella.* Luego, agregó, —*con el tiempo comprobé que él tenía toda la razón.*

Lo que muestra la sintonicidad que tiene en nuestro medio la utilización sexual de los pacientes, es que cuando mencioné este ejemplo junto con otros en un precongreso didáctico hace algunos años, un colega comentó que no le impresionaban mis ejemplos. Quizá la sintonía en nuestro medio fue implantada por viejos maestros del psicoanálisis, que fueron figuras de identificación de mayor calibre. Éstos desarrollaron la extraña habilidad de proferir contestaciones y comentarios de contenido sexual presuntuoso sumamente ocurrentes que obtenían un efecto de desconcierto impactante en sus oyentes. Así, esos psicoanalistas lograban un prestigio derivado de sus decires audaces, y la admiración de jovencitas ingenuas y no ingenuas; lo que creaba la imagen de que la mística del psicoanálisis hacía del terapeuta un atleta sexual. Se creó también el mito de la insaciabilidad sexual de Freud, y se hablaba de que Minna, su cuñada, había sido su amante; así como Lou Andreas Salome, y hasta la princesa Marie de Grecia. A través de las cartas a Fliess (1897-1902),[141] del trabajo *La moral sexual "cultural" y la nerviosidad moderna,* de 1908,[142] y del comentario en el simposio sobre masturbación de 1912 (1912a),[143]

---

[141] Freud escribió: *La excitación sexual ya no tiene utilidad alguna para una persona como yo.*

[142] *Al cabo de estos tres, cuatro o cinco años, el matrimonio falla por completo en cuanto ha prometido la satisfacción de las necesidades sexuales, pues todos los medios inventados hasta el día para evitar la concepción disminuyen el placer sexual, repugnan a la sensibilidad de los cónyuges o son directamente perjudiciales para la salud* (p. 950).

[143] *Esta consecuencia de la masturbación... cierta atenuación de la potencia masculina y de la iniciativa brutal a ella vinculada, es bastante valiosa desde*

se puede inferir que Freud, a lo largo de su formidable productividad; muy lejos de tener una sexualidad insaciable, aparte de un efímero y frustrado enamoramiento por una niña a los 16 años, no mostró interés por las mujeres hasta los 26; se casó célibe, probablemente, y todo indica que después de los 40 años de edad tenía una vida heterosexual escasa y era atormentado por el control de la natalidad y por la masturbación. Aparentemente pensaba que esta le había causado una muy conveniente impotencia parcial.

Como quiera que sea, las figuras carismáticas del psicoanálisis de antaño contribuyeron a una desinformación generalizada tanto por las barbaridades que decían, que hacían, y que decían que hacían; como por el mito que crearon al ligar la salud mental con la promiscuidad y el atletismo sexuales. Como parte de la mística psicoanalítica se promovió en pacientes y alumnos la actuación de todos los impulsos; el sexual entre ellos, en aras de cultivar una supuesta genuinidad. El esnobismo de la época consistió en un hedonismo desaforado. Difícilmente el estudiante identificado con sus maestros podría haber deslindado lo adecuado de lo inadecuado en cuanto a conducta. El comportamiento abiertamente repugnante de algún *maestro*, incluyendo las perversiones y la promiscuidad sexuales, se veía como ingenioso y ocurrente. Si un *maestro* se alcoholizaba en desmedida, al grado de mostrar conducta inadecuada y francamente vergonzosa, no había que juzgarlo; dentro de su *vitalidad* garantizada por su postura de patriarca del psicoanálisis, sabiamente había escogido ese camino.

En la actualidad, seguimos diluyendo la gravedad de las acciones delictivas de algún colega, porque frecuentemente es uno de nuestros amigos más cercanos quien ha incurrido en dichas acciones. Entonces, nos portamos comprensivos, decimos que otros cometen tropelías peores. Defraudar a un paciente, destruir su tratamiento, destruir su posibilidad analítica, es visto como *pecata minuta*.

En una ocasión reciente un analista comentaba que había estado teniendo relaciones sexuales con una paciente por un tiempo prolongado; pero que luego se había dado cuenta de su error, que había descubierto que a quien quería era a su esposa, y que había dado por terminada la

---

el punto de vista cultural, pues facilita al individuo que vive en la cultura el cumplimiento de las virtudes de moderación y de constancia sexual que se le exigen. Por lo general, se comprueba que la virtud con plena potencia es una tarea ardua y difícil (p. 478).

relación con su paciente. Según él, la experiencia había resultado incluso en una mejoría de la relación matrimonial del analista. Con esto, el colega daba a entender que no había habido perjuicio. Las preguntas que aquí se antojan son: ¿Y la paciente?, ¿y su tratamiento?, ¿y toda la inversión emocional, de tiempo, de esfuerzo y de dinero que puso ella en su tratamiento? La actitud típica del terapeuta que ha incurrido en estas conductas ignora la posibilidad de que su paciente pudiera tener importancia.

Las escuelas de psicoterapia basadas en el psicoanálisis enseñan que la introyección de los principios éticos se logra a través del desarrollo y crecimiento, y del análisis y reflexión continuos que el individuo tiene oportunidad de ejercer en el transcurso de su propio tratamiento. El tratamiento nos condiciona a no emprender la acción sin el análisis y la reflexión. Es muy importante, además, que durante el adiestramiento del terapeuta sus maestros *le prediquen con el ejemplo*, le informen lo que tradicionalmente se considera indebido en la práctica psicoterapéutica, y lo ayuden a utilizar su aparato yoico para meditar y discurrir las razones por las que la ética profesional no admite una determinada conducta.

Desde el siglo IV a.C., en Europa, se sistematizaron los principios éticos de la práctica terapéutica. El *Corpus Hippocratum*, supuestamente compilado en la Biblioteca de Alejandría en el siglo IV a.C., ocupó el primer plano (Campbell: 1989). En él se condena como explotación cualquier práctica sexual en la que los participantes no tuvieran la más absoluta y objetiva libertad. Cuando los miembros de la pareja sexual ocupan distinto nivel en cuanto a una línea de autoridad, de generación, de profesión, etc., el proceso vincular es prostituido. El paciente, el alumno, el empleado, el supervisando, etc., no están en posibilidad de actuar con libertad sexual objetiva, respectivamente, con el terapeuta, con el maestro, con el patrón, con el supervisor, etc. La idealización, la autoridad, la conveniencia, la prudencia; implican sometimiento. La sexualidad en estas condiciones representa una situación de explotación que obra y redunda en detrimento del prestigio de la institución connivente.

Es reconfortante que desde el Escrito Provisional de la Comisión de Ética de la Asociación Psicoanalítica Internacional, por lo menos se señaló que el involucramiento sexual entre un maestro y un estudiante muestra falta de profesionalismo en la institución a la que pertenecen. En este documento se establece: *Los maestros (supervisores, profesores) son líderes y educadores profesionales importantes para los estudiantes y tal conducta (el involucramiento sexual con los alumnos) puede afectar adversamente el futuro comportamiento profesional del educando...*[144]

Todo lo anterior es ajeno a las implicaciones psicoanalíticas que tiene el acto sexual entre el psicoanalista y el paciente. Desde el punto de vista psicoanalítico, las consecuencias de este involucramiento sexual son devastadoras tanto para uno como para el otro. El acto tiene un significado transferencial de gratificación, de traición o de fraude incestuosos. La cristalización en el actuar, por la gratificación que implica, lleva la situación resultante más allá de cualquier posibilidad de análisis. El paciente ya no va a poder ser ayudado por la técnica psicoanalítica ni en ese ni en otro tratamiento.

En cuanto al terapeuta, una vez que ha arrollado y prostituido los principios psicoanalíticos, no le queda más que conducirse hacia un mundo de distorsión. No le queda más que creer que ha ayudado mucho a su paciente. Adopta mecanismos de disociación que le permiten continuar utilizando el método psicoanalítico y, al mismo tiempo, no creer en él. Conciliar su conducta con los principios psicoanalíticos es completamente incompatible, y mediante la actuación que ha tenido, cristaliza mecanismos de disociación que nulifican toda posibilidad de que buscase tratamiento, o de que pudiera utilizarlo si ya se encontrase en él. La experiencia ha sido que una vez que un terapeuta incurre en la explotación sexual de una paciente, continúa reincidiendo irremediablemente en este tipo de conducta —por compulsión repetitiva. Así, el tratamiento psicoanalítico que ofrece se transforma en un fraude para todos los pacientes que supuestamente trata, y será psicoanalista solamente a un nivel *como si* (de farsa).

Los elementos preventivos del involucramiento erótico con un paciente son la información y la formación ética del psicoanalista; es decir, su conocimiento y su discernimiento junto con su análisis personal; que le permitirá detectar, en su relación con el paciente, las valencias incestuosas acarreadas de sus propias relaciones tempranas; que ahora, en forma oportunista intentan encontrar gratificación en la regresión propicia que se presenta en la situación terapéutica. La detección oportuna de sus

---

[144] Las relaciones eróticas entre un(a) estudiante y un(a) supervisor(a) ejemplifican la desigualdad de situación entre los miembros de la pareja. La *American Psychiatric Association* también ha tomado una posición, a este respecto, similar a la de la IPA (*Psychiatric News*, 4 de agosto y 20 de octubre de 1989).

propias inclinaciones patológicas permite al terapeuta hacer uso de sus recursos internos, y de los recursos idóneos y únicos que la institución psicoanalítica ha puesto a su alcance. Estos recursos son el psicoanálisis personal y la supervisión. Son los únicos que desde afuera lo pueden asistir, y se encuentran a su alcance antes de su graduación y después de ella. Un mínimo de conocimientos, un mínimo de formación ética y un mínimo de humildad permiten al psicoanalista utilizar adecuadamente dichos recursos.

Por otro lado, el manejo que tradicionalmente los distintos grupos humanos han dado a la violación de los códigos, es la sanción. La psicología conductista más elemental ha demostrado que una ley o un código, para ser efectivos, primero tienen que probar su utilidad; segundo, tienen que ser razonables; y tercero —sobre todo— tienen que estar sustentados por los medios que van a reclamar su cumplimiento y castigar la trasgresión.

En algunos países, el involucramiento sexual de un terapeuta con su paciente encuentra graves sanciones civiles o penales, y las sociedades profesionales castigan severamente este tipo de trasgresiones. La Asociación Psiquiátrica Americana, por ejemplo, tiene sobre cincuenta mil socios. En ella pueden emitirse juicios y sentencias sobre fría objetividad, y la ética no se distorsiona por el compadrazgo. Para una misma persona o grupo es muy complicado juzgar, sancionar y consolar. La infidencia del psicoanalista, es decir, su traición a la confianza que en él se ha depositado, no puede ser manejada en todos sus aspectos por un grupo de amigos.

Por otro lado, hemos de reconocer que no es posible dar toda la carga de refuerzo a una ley que no ha logrado la validación consensual del grupo en cuestión. Por destructiva que pueda ser una práctica, si el grupo no está listo para repudiarla decididamente, continuará siendo connivente.

Existe un mecanismo defensivo bastante típico en nuestro medio que consiste en colocar, a través de la proyección, un impulso o un conflicto en el otro; es decir, en un objeto recipiente. Este objeto representa convenientemente al que hace uso del mecanismo en cuestión. El mecanismo se completa cuando se intenta o se logra la extinción del impulso o conflicto proyectado y desplazado, al atacar, destruir o deshacerse del objeto recipiente. De momento, a falta de otro término, llamaré aquí a este mecanismo, *mecanismo* de *extinción conveniente*. Se trata de una combinación de otros mecanismos: proyección e identificación proyectiva entre ellos. Dicho mecanismo se hace conspicuo en la *quema de brujas,* y probablemente en la prosecución feroz y con saña que, en un momento dado, se hace de los trasgresores en algunas instituciones. En este caso, el propio impulso es reconocido en el colega trasgresor, y a este se le crítica y se le ataca ferozmente.

Otra derivación que puede tomar este mecanismo es la proyección del impulso en el objeto incitador, para ahí atacarlo convenientemente. Es la modalidad que se presentaba cuando un inquisidor se excitaba sexualmente con una bruja: la hacía quemar en la hoguera para así extinguir su propio impulso. Con este mecanismo se enajena el impulso del *self*. Así, si las pacientes o las alumnas inquietan a los analistas, el fenómeno es entendido en términos de la patología de ellas, y se les prescribe tratamiento más intensivo. Cuando un colega incurre en la utilización sexual de una paciente, se entiende que esta es la culpable del desaguisado y que es ella la que ha victimizado a su *pobre* terapeuta. Sor Juana Inés de la Cruz denuncia magistralmente el mecanismo de extinción conveniente en el más célebre de sus poemas.[145]

El psicoterapeuta que ha captado la filosofía hipocrática tiene más facilidad para comprender el contenido de los conceptos expuestos en el anterior apartado. El dolor y los sentimientos del paciente merecen, por parte del terapeuta, además del respeto más específico, una respuesta afectiva compasionada derivada de la empatía. Me estoy refiriendo a características que no se obtienen en un adiestramiento ni se cuantifican con un examen de conocimientos (López, M.I.: 1989, 1991). La antigua filosofía griega se refiere a estas características como las que hacen al ser humano, *humano* en el verdadero y más intenso sentido de la palabra; y que son, en sí, la entelequia[146] de la humanidad. Sin ellas, el humano no es realmente *humano*. La mujer y el hombre *hechos y derechos* son los que han logrado llevar al acto dichas potencialidades que hacen posible el verdadero diálogo con el otro, la conciencia real de la naturaleza de la *otredad* del prójimo. Conciencia que promueve en el proceso de ser promovido, como la madre en la relación con su hijo lo promueve en la creación de la conciencia de su propia existencia en el proceso que la consagra a ella en la maternidad.

---

[145] *Hombres necios que acusáis/ a la mujer, sin razón,/ sin ver que sois la ocasión/ de lo mismo que culpáis;/ si con ansia sin igual/ solicitáis su desdén,/ por qué queréis que obren bien/ si las incitáis al mal?*

[146] Cosa real que lleva en sí el principio de su acción y que tiende por sí misma a su fin propio.

Los griegos se referían por esta entelequia del hombre a los valores físicos: la belleza (*tokalón*) y a los valores espirituales: la dignidad interna, la elevación —*agasoz*. La filosofía cristiana pondera los valores espirituales y se refiere al amor al prójimo y a la virtud teologal (otorgada por Dios) que, siguiendo a los griegos, llama *caridad*. Para el psicoterapeuta, estos valores espirituales que hacen humano al hombre se traducen en la posibilidad de comprometerse en la búsqueda de lo que es el bien del paciente, de lo que conviene a su naturaleza, de lo que lo promueve, lo perfecciona; lo dignifica.

Citamos antes a Erich Fromm (1947), quien describe esta característica humana, que llama *amor*, y que es también estudiada por Buber (1974). Fromm da mucho más fuerza a este fenómeno que el concepto freudiano de *libido*, porque amor implica un desarrollo mucho más complicado y, filosóficamente más profundo que la distribución de las fuerzas biológicas que hacen al individuo tender a la gratificación. Es la madurez cabal alcanzada por medio de la resolución de conflictos infantiles. El psicoanálisis clásico se refiere a este logro como *genitalidad*.

La más depurada filosofía española, la de Cervantes, retoma el concepto de *honor* y *bizarría* del Cantar de Juglería, que considera al *hombre* incapaz de mentir, incapaz de traicionar; incapaz de defraudar al prójimo, al rey, o a la patria. El hombre, primero muere con honor que manchar su sentido de *hombría*. El Cantar de Juglería rescata la fuerza de estos conceptos, aunque imprime una connotación machista, dada la orientación de la época. El Cid es condenado al exilio por exigir al rey Alfonso su palabra eximiéndose de la muerte de su hermano. Para el Cid, y para la época, la palabra y el honor son inviolables. Es impensable que un verdadero hombre pueda mentir. El Cid fue exiliado por su atrevimiento; pero su lealtad y devoción fueron consagradas en el deber con la patria y con el rey que lo exilió.

Cervantes crea un personaje que cree en los valores humanos, y en él palpita el sentir del caballero andante. Honor y justicia vienen antes que cualquier interés personal, y aun familiar. Lleva a la acción dichos valores y distingue al hombre por su capacidad de pensar o reflexionar que lo pueden llevar al egoísmo y al cálculo, alejándolo de la virtud. Cervantes es el precursor del humanismo existencialista que apareció en el siglo XIX, y Unamuno establece la continuidad con sus letras, con su convicción, y con su actuación *quijotesca* que lo lleva al exilio como al Mío Cid.

En lo que se ha discutido en los últimos párrafos, notamos que los términos *amor, decencia, respeto, bizarría, honor, compasión, etc.* se encuentran emparentados. Así, cuando decimos que el psicoterapeuta ha de tener la capacidad de sentir compasión por su paciente, no nos referimos a lástima; sino al interés respetuoso, empático, generoso, genuino y verdaderamente amistoso en las necesidades afectivas de este y, sobretodo, en su dolor.

Es claro que la intención de la Asociación Psicoanalítica Internacional y del Comité de Ética ha sido establecer los estándares de comportamiento profesional a un nivel internacional y universal. Nosotros podemos seguir esa misma línea y, sin alejarnos de la verdad, podremos reconocer que las definiciones éticas, tanto en nuestro medio, como en la IPA; han seguido un prolongado proceso de elaboración. Frente a algunas situaciones ya existen estándares establecidos; frente a otras, no. Por ejemplo, aún no se establecen estándares en cuanto al conocimiento que debe tener un paciente de que su caso va a ser llevado a supervisión, presentado a un grupo o publicado. Otros problemas, como los relacionados con la corrupción y la explotación de pacientes ya se encuentran bastante definidos. Y no van a encontrar solución discutiendo lo indiscutible.

Un paso necesario hacia una solidez ética y profesional de las profesiones de la salud será efectivo a través del estudio, la reflexión y la enseñanza sistematizada de la ética aplicable al tratamiento del paciente.

Resumen

Los niveles de ética profesional que son adecuados para la práctica del comercio o de muchas otras ocupaciones, no lo son cuando nos referimos a la práctica de una profesión asistencial. Algunas conductas que se practican en forma aceptable en otras profesiones asistenciales, médicas o no médicas, son inadecuadas o condenables cuando se incurre en ellas en las profesiones que ofrecen tratamiento psicológico. Hay terapeutas jóvenes que no entienden por qué ciertas tendencias a tomar ventaja sobre el *cliente* son dignas de desaprobación, cuando se tienen entendidas como *de rutina* en la práctica diaria de cualquier transacción comercial. Asimismo, algunos colegas sin experiencia no entienden por qué no es válido establecer con el paciente transacciones ajenas al proceso psicoterapéutico; no entienden el perjuicio que le hacen cuando aceptan, alientan o incitan cualquier trato social, comercial, societario, etc. Otros profesionales consideran que cuando el tratamiento ha sido interrumpido o terminado, ya no hay inconveniente en tener trato social, de negocios o hasta sexual con el paciente. Cuando se trata de tratamiento de menores, la mayoría de los psicoterapeutas entienden la necesidad de abstenerse de tratar con ellos en situaciones ajenas a la psicoterapia; pero no entienden que tampoco es válido tener dichos tratos o contactos con los padres de los pacientes.

El estudio, la reflexión y la enseñanza sobre estos temas son particularmente importantes en estas épocas en que personas de distintas procedencias profesionales —y por lo tanto, con distintas orientaciones éticas— están recibiendo adiestramiento para ejercer la psicoterapia y el psicoanálisis.

ÉTICA EN LA RELACIÓN PSICOTERAPÉUTICA

¿HAY DIFERENCIAS CULTURALES?[147]

En la literatura especializada en el estudio de la ética en la práctica de la psiquiatría y la psicoterapia, se describen las transgresiones en que más frecuentemente incurren colegas psiquiatras y psicoanalistas (Gabbard: 2002). Entre estas, las diversas formas de explotación de pacientes con las que terapeutas obtienen beneficios ilegítimos ya sea en términos económicos, de prestigio profesional o social, de adquisición de bienes o servicios, de gratificación sexual, etc. Todas estas áreas de explotación tienen un punto de partida común en la violación de los límites propios de la relación terapéutica.

Las violaciones más comunes a los límites que son indicadores pronósticos de transgresiones éticas mayores, se presentan, por ejemplo, cuando el terapeuta recibe información del paciente en relación al mercado de valores; cuando el terapeuta acepta invitaciones del paciente a desayunar, a comer o a asistir a fiestas de la alta sociedad; cuando el terapeuta solicita al paciente información en alguna área en la que este es experto; cuando el terapeuta, como rutina, abraza o sostiene la mano del paciente; cuando el terapeuta, regularmente, revela al paciente información acerca de su persona; cuando el terapeuta solicita o acepta dinero del paciente como contribución a proyectos de investigación

---

[147] Un resumen de este material apareció publicado originalmente en inglés en: *Scientific Proceedings of the Annual Meeting, American Academy of Child and Adolescent Psychiatry*, 9:24. Una versión anterior a esta fue publicada en *Cuadernos de Psicoanálisis*, 27:235-251, México, 1994.

o asistenciales, o cuando vende al paciente boletos de rifas en beneficio de dichos proyectos; cuando el terapeuta obtiene del paciente precios especiales en restaurantes o por bienes o servicios que el paciente provee; cuando una sesión se lleva a cabo, sin justificación, fuera del lugar habitual, etc.[148]

Hace ya algunos años, el Comité de Relaciones Internacionales de la *American Academy of Child and Adolescent Psychiatry* me invitó a participar en un simposio sobre ética. Presenté un estudio comparativo de las actitudes culturales a este respecto que se han producido en diferentes épocas en los Estados Unidos de América y en México.[149] Sustenté dicha presentación, por un lado, con mi experiencia personal durante cinco años de adiestramiento en psiquiatría, psiquiatría infantil, psicoanálisis y psicoanálisis infantil en los Estados Unidos; en mi participación por 25 años en congresos norteamericanos e internacionales, y en la revisión de cuestiones éticas aparecidas durante el período entre 1975 y 1992[150] en el *Psychiatric News,* periódico editado por la *American Psychiatric Association (APA);* el *Newsletter* de la *American Academy of Child and Adolescent Psychiatry,* y otras publicaciones llegadas a mis manos fortuitamente. Por otro lado, también las sustenté con mi experiencia durante más de 20 años de participación en el Cuerpo Directivo del Consejo Mexicano de Psiquiatría, en diferentes posiciones directivas en la Asociación Mexicana de Psiquiatría, en la Asociación Mexicana de Psiquiatría Infantil, en la Asociación Psicoanalítica Mexicana; y en la participación que he tenido

---

[148] De las Heras (1994) se refiere al compadreo a que recurren algunos médicos que abdican de la condición de médico para ponerse a la misma altura del enfermo: le hacen confidencias al paciente que se han de considerar como faltas graves que con toda seguridad repercutirán desfavorablemente en el proceso terapéutico, aunque inicialmente parezcan estimular la comunicación. A esto agregaría yo que cuando el médico provoca cualquier introducción del paciente en su intimidad, destruye la posibilidad de una relación terapéutica.

[149] Trabajo presentado en el *40th. Annual Meeting of the American Academy of Child and Adolescent Psychiatry,* San Antonio, Texas, 26 de octubre de 1993

[150] Período en que se observó una afluencia muy importante de publicaciones y notas relativas al tema que nos ocupa. A partir de 1993 las notas han sido escasas. Entendemos que la abundancia anterior se relacionó con el trabajo intenso del Comité de Ética de la *American Psychiatric Association* en ese período, sobre el tema en cuestión.

oportunidad de ejercer en estas y otras varias sociedades mexicanas y norteamericanas.[151]

I

Al revisar las diversas fuentes de información, se observa que en los Estados Unidos, durante las décadas comprendidas entre 1975 y 1995 se hizo un gran énfasis y se invirtió gran esfuerzo para establecer la identificación, definición y prosecución de transgresiones relacionadas con conducta sexual en que incurren psicoanalistas y psicoterapeutas. Como mostraré a continuación, la abundancia de material publicado en relación a este tipo de transgresiones fue sorprendente: más del 80% de lo publicado sobre ética en general durante ese par de décadas.[152,153] A partir de 1995, la presencia de este tipo de material disminuyó progresivamente en *Psychiatric News* y otras publicaciones de orden científico general. Continúa la atención en las publicaciones más especializadas en Ética. Estimo que la atención tan abundante en esas dos décadas se relacionó a los trabajos intensos del Comité de Ética de la Asociación Psiquiátrica Americana (APA) en ese tiempo, que desde 1973 publicó varias ediciones progresivamente más detalladas del código deontológico que formuló.[154]

Estos esfuerzos no solamente se hicieron dentro de la comunidad profesional, sino que trascendieron hacia la comunidad en general promoviendo leyes civiles y hasta penales. Asimismo, empezaron a aparecer prosecuciones que se llevaron hasta las últimas respectivas consecuencias. En la Asociación Psiquiátrica Americana más de la tercera parte de las

---

[151] Puedo agregar ahora la experiencia que he tenido como Coordinador del Comité de Ética de la Asociación Psiquiátrica Mexicana, y como miembro del Comité de Ética de la *International Psychoanalytical Association*.

[152] Esta desproporción ha llamado la atención de muchos colegas norteamericanos, quienes critican y comentan que tal parece que no hubiera en los Estados Unidos otras formas de trasgresión ética. (*Letters to the Editor, Ethical concerns. Psychiatric News*, 15 de octubre de 1993. *Psychiatry Residents appear to be most concerned about ethics issues related to managed care. Survey Shows, Psychiatic News*, 20 de agosto de 1993).

[153] Patient-therapist boundaries more complex than sex issues, *Psychiatric News*, 18 de junio de 1993.

[154] *American Psychiatric Association* (2001): *The Principles of Medical Ethics with Annotations Especially Applicable to Psychiatry*, Washington, DC: APA.

denuncias al Comité de Ética, en esas décadas, fueron por transgresiones sexuales por parte de miembros de esa asociación,[155] y, desde luego, son las que más atención y espacio ocupan en las publicaciones.

Ahora bien, a pesar de que la práctica clínica de las especialidades de la salud mental en México tiene muchas similitudes a la de los Estados Unidos, especialmente en tratándose de colegas mexicanos allá adiestrados; ante cuestiones legales, morales y éticas; hay variación y diferencias entre uno y otro país. En los medios profesionales mejicanos, la actuación sexual con el paciente encuentra reprobación y crítica, ciertamente; pero no la condenación que encuentra en los Estados Unidos.

Por las razones anteriores, este capítulo atiende principalmente al área de los abusos sexuales que se infligen en los pacientes, y uno de los propósitos al presentar el material en México y en los Estados Unidos, ha sido el de poner a prueba el diferente nivel de validación consensual de que gozan los conceptos éticos en relación con la utilización sexual del paciente.

He de partir de la base ética derivada de la noción personalista, que dicha actuación del psicoterapeuta —y del proveedor de servicios de la salud mental en general— ha de convenir a la naturaleza humana del paciente promoviendo su desarrollo, su mejoramiento y su perfección. Y sin intentar discutir por ahora la intemporalidad y la inmanencia de estos valores éticos, baste recordar aquí que dichos valores se ajustan a la validación consensual acorde con el *Corpus Hippocratum (Campbell: 1989)* y la Declaración de Ginebra,[156] y que han sido elevadas por muchos, a través de miles de años a un orden de imperativo categórico. En el capítulo anterior ya se discutió el contenido de estos tratados, sus repercusiones y sus consideraciones en cuanto a las relaciones sexuales, cuando los miembros de la pareja se encuentran en distinto nivel de autoridad, profesión, generación o rango.

En el sentido del párrafo anterior, siempre que una persona enferma recurre a un profesional de la salud, se encuentra en un plano de desventaja que asume con base en la confianza. La relación se establece en forma vertical y no horizontal. El profesional de la salud, especialmente el médico, es visto por el paciente como un superior, docto conocedor de la

---

[155]　Patient-therapist boundaries more complex than sex issues, *Psychiatric News*, 18 de junio de 1993.

[156]　Declaración de Ginebra (1948) En: http://www.unav.es/cdb/ammginebra1.html consultado el 1 de abril de 2013.

curación del mal que le aqueja. La posición del paciente siempre conlleva cierta infantilización. Con el psiquiatra, la dependencia emocional del paciente puede ser particularmente intensa. En la relación del paciente con su psiquiatra o con su psicoterapeuta, se recapitulan situaciones afectivas que el paciente vivió en su infancia, y adoptará actitudes que originalmente tuvo en torno a sus padres. Deseos incestuosos inconscientes que el paciente experimentó en su infancia hacia sus padres podrán aflorar y buscar gratificación en el *aquí* y en el *ahora* de la relación con el terapeuta. Las dependencias psicológicas que el paciente tuvo hacia los padres y que no ha podido resolver, también serán llevadas a la relación con el terapeuta.[157] La naturaleza de la relación terapéutica incrementa la propensión a que se den estos fenómenos, ya que implica características de intimidad y de intensidad emocional en la que se recapitulan sentimientos de ternura infantil, y se exteriorizan las carencias emocionales.

La situación terapéutica siempre estará matizada por los factores transferenciales enumerados en el párrafo anterior, y dichos factores siempre actuarán como limitantes o como obstáculos de la libertad en dicha situación. Cualquier actuación —y desde luego la sexual— en la situación terapéutica no es libre, o por lo menos su libertad se encuentra seriamente comprometida. Así, la situación terapéutica es desigual y el paciente se encuentra en desventaja, ya que se siente compelido a satisfacer los deseos del terapeuta. Cuando el terapeuta aprovecha, en cualquier sentido, la ventaja que le otorga su posición, está cometiendo un abuso y, en todo caso, una enorme injusticia. Se habrán de discutir con mayor detalle en los capítulos siguientes de esta obra, las transgresiones de este tipo en que incurre el psicoterapeuta.

II

Que el tiempo modifica las actitudes se pone de manifiesto en un artículo de Nancy Tomes, de 1991,[158] que se refiere a una paciente de 23

---

[157] La teoría psicoanalítica estudia el fenómeno por el cual los afectos y situaciones del pasado reverberan en el presente, condensándose especialmente en la situación terapéutica; y llama *transferencia* a este fenómeno.

[158] Tomes, N.: *Devils in the heart: a nineteen-century perspective on women and depression. Transactions and Studies of the College of Physicians of Philadelphia*, 13(4):363-386 (Citado por Patricia Scheifler M.S.W. en una carta a

años que fue internada en el *Pennsylvania Hospital for the Insane* en 1858 después de un intento suicida. Permaneció hospitalizada durante siete meses y medio, y luego fue dada de alta. En los años subsecuentes tuvo varias recaídas depresivas. Su psiquiatra, el Dr. Thomas Story Kirkbride, contrajo matrimonio con ella en 1866, cuando era Presidente de la *American Psychiatric Association*. Más de 100 años después, la posición ética que tomó la asamblea de la Asociación Psiquiátrica Americana en el mes de noviembre de 1992,[159] y la revisión del código de ética que aprobó el Consejo Directivo de dicha asociación en julio de 1993[160] explicitan que la actividad sexual de un psiquiatra con un paciente o expaciente está siempre en contra de la ética profesional. En estos términos, teóricamente, el Dr. Kirkbride hubiera sido retirado de la práctica psiquiátrica, se le hubiera revocado su licencia para practicar la medicina y hubiera sido suspendido, y tal vez expulsado de la *American Psychiatric Association*. Hubiera aparecido una nota en la publicación quincenal *Psychiatric News*, en la que se hubiera dado información sobre esta acción, como lo exigen actualmente los estatutos de dicha asociación.[161,162]

Con los estándares éticos americanos de la última década, se hubiera cuestionado la validez del matrimonio del Dr. Kirkbride; ya que, de acuerdo a dichos estándares, para contraer nupcias se requiere un grado de competencia superior al necesario para consentir la intimidad sexual, y se define que un expaciente es clínicamente incompetente para consentir actividades sexuales con su psiquiatra.[163] Esta es la base legal para proseguir, incluso penalmente en algunos estados de la Unión Americana, los casos de los terapeutas que intiman sexualmente con sus pacientes[164] (Perr: 1989). Así, la conducta de Kirkbride no solo hubiera

---

Psychiatric News titulada *Ethics en 1866*, que apareció el 16 de julio de 1993).

[159] *Assembly takes strong stand on patient-doctor sex. Psychiatric News*, 4 de diciembre de 1992.

[160] *Sex with former patients voted unethical. Psychiatric News*, 6 de agosto de 1993.

[161] *APA's new ethics procedures. Psychiatric News*, 17 de agosto de 1984.

[162] *Recent cases of ethical violation reported. Psychiatric News*, 2 de noviembre de 1984.

[163] *Consent for sex? (Letters to the editor). Psychiatric News*, 5 de mayo de 1989.

[164] Ibidem

sido considerada criminal en algunos estados de la Unión Americana, sino que el matrimonio pudiera haber sido anulado.

Los valores éticos que van siendo adoptados por una comunidad representan diferentes actitudes frente a los principios. Valorados por el hombre como éticos o no éticos, los actos en sí continúan el mismo nivel de bondad o maldad en todos los tiempos. Nuestros valores profesionales emanan del conocimiento que nuestra profesión ha alcanzado de la naturaleza de la relación médico-paciente. Dado que el paciente psiquiátrico es especialmente vulnerable porque la relación terapéutica implica características de intimidad y de intensidad emocional, la necesidad de que el psicoterapeuta sea íntegro se hace extrema (Webb:1986). Así, los estándares que ha ido adoptando la *APA* representan por un lado, una progresiva organización y sistematización de los conceptos éticos; por otro lado, el consenso de los profesionales agrupados en esa sociedad; es decir, de la comunidad psiquiátrica de los Estados Unidos de América. Sin embargo, lo anterior no quiere decir que las resoluciones de la Asamblea de la Asociación Psiquiátrica Americana y de su Consejo Directivo en 1992 y 1993, respectivamente, hayan sido aprobadas por unanimidad; además, las resoluciones fueron aprobadas después de un debate, y evocaron un torrente de cartas que expresaron toda clase de preocupaciones, desacuerdo, y también apoyo.[165]

Los estándares éticos para la profesión médica fueron formulados y adoptados por la *American Medical Association* desde 1857. Estos principios se aplicaron para miembros de la Asociación Psiquiátrica Americana en 1973, cuando esta agregó conceptos que llamó *Anotaciones Especialmente Aplicables a la Psiquiatría.*[166, 167] A partir de entonces, el interés en estos temas ha crecido en forma notable, y el Comité de Ética de la *APA* se fue haciendo progresivamente más activo. Además, el ámbito de

---

[165]   *Letters to the editor. Psychiatric News*, 17 de septiembre de 1993, 15 de octubre de 1993, 5 de noviembre de 1993, 3 de diciembre de 1993.

[166]   Webb: 1986.

[167]   *American Psychiatric Association* (1973): *The Principles of Medical Ethics with Annotations Especially Applicable to Psychiatry*, Washigton, DC: APA.

la ética atrajo la atención de los investigadores (Gartrell: 1986)[168,169,170,171] y el número de inclusiones en relación con el tema en *Psychiatric News*, el órgano oficial de la *American Psychiatric Asociation* (en forma de cartas a la redacción, reportes de trabajos presentados en congresos, discusiones en las reuniones de la Asamblea, notas de expulsión de los miembros infractores, etc.) se fue haciendo cada día más copioso. Asimismo, muchas otras publicaciones científicas incluyeron trabajos relacionados con el tema.[172,173,] Actualmente, las normas éticas condenan uniformemente las actividades sexuales de psicoterapeutas con pacientes. El Consejo de Ética y Asuntos Judiciales de la *American Medical Association* concluye que todo contacto sexual durante la relación médico-paciente atenta en contra de los principios éticos. No hace distinción entre médicos dedicados a la psicoterapia y los que ofrecen cualquier otro tipo de tratamiento (Johnson: 1993). Cito tanto a estas sociedades médicas no solamente porque son las más relevantes al tema que nos ocupa; sino porque son las que han ido a la vanguardia en estas cuestiones. Más recientemente la correspondiente asociación americana de psicólogos y la de abogados han tomado cartas en el asunto y sus comités de ética han empezado a condenar el envolvimiento sexual de esos profesionales con sus clientes (Gutheil et al.: 1992, Jonson: 1993).[174,175]

De acuerdo a Lazarus y Sharfstein, respectivamente director y miembro del Comité de Ética de la *APA*,[176] entre 1950 y 1973 hubo 82 acusaciones en contra de miembros de la *APA*, doce de éstos fueron encontrados culpables de transgresiones a la ética, seis fueron expulsados; en contraste, entre 1972 y 1983 fueron 382 los acusados, 86 los

---

[168]   *Harvard survey. Sexual offenses brought to light. The Psychiatric Times,* julio de 1986.

[169]   *Survey results on psychiatrist-patient sex underscore great need for ethical guidelines. Psychiatric News,* 19 de septiembre de 1986.

[170]   *APA Board sets up work group to assess sex problem between professionals, patients. Psychiatric News,* 3 de agosto de 1984.

[171]   *Sex survey (Letters to the editor). Psychiatric News,* 2 de noviembre de 1984.

[172]   Strasburger, Jorgenson, Sutherland: 1992.

[173]   Deaton, Illingworth, Bursztajn: 1992.

[174]   ibidem

[175]   Gutheil, Jorgenson, Sutherland: 1992.

[176]   Lazarus, j. y Sharfstein,S.: *APA acts against violators. Psychiatric News,* p 14, 16 de octubre de 1992,

encontrados culpables y 27 los expulsados. Entre 1983 y 1992 fueron 113 los expulsados. La causa principal para estas expulsiones fue la explotación sexual. Donna Frick, Coordinadora del Comité de Ética de la *APA* en 1993, señaló que en una revisión de los casos llegados entre 1985 y 1990 se encontró que en 33% de las quejas contra psiquiatras del sexo masculino, y en 27% de las que fueron en contra de colegas del sexo femenino, se hacían cargos de conducta sexual inapropiada.[177]

La actitud y la situación legal varían en los estados de la Unión Americana. Por ejemplo, en California el psiquiatra que incurre en intimidad sexual con el paciente puede ser demandado por mala praxis (*malpractice*) y puede perder la licencia. De acuerdo a leyes de 1988 en ese estado, todo terapeuta tiene la obligación, cuando tiene un paciente que reporta haber tenido experiencias sexuales con su terapeuta anterior, de discutir la situación con él, informarle sobre la ilegalidad de estas prácticas, y darle un folleto que las autoridades prepararon para ofrecer al público información al respecto. Si el paciente lo autoriza, el terapeuta deberá denunciar lo ocurrido a las autoridades correspondientes. Poco a poco hubo estados que llevaron el delito de utilización sexual de los pacientes a un nivel penal: Wisconsin, Minnesota y Florida para 1988.[178] Arizona introdujo en ese tiempo una iniciativa de ley similar. En Tennesy se introdujo una iniciativa de ley que considera criminal el sexo con el paciente si el tratamiento es terminado con el propósito de iniciar relaciones íntimas. Mientras tanto, en Minnessota es permitido legalmente que un psiquiatra tenga relaciones sexuales con un expaciente después de seis meses de haber terminado el tratamiento. En California, el sexo con un expaciente es ilegal si ocurre durante los dos años siguientes a la terminación del tratamiento. En Iowa se considera un crimen no solo la relación sexual con el paciente; sino también los besos, los tocamientos de los muslos, de las caderas o de los genitales. Esto, hasta un año después de haber terminado el tratamiento.[179] En Massachusetts, se pasaron varias iniciativas de ley en relación con el tema en cuestión; la más llamativa es la que considera como equivalente de violación (rape) las actividades

---

[177] *First woman becomes chair of APA's Ethics Committee. Psychiatric News*, 3 de septiembre de 1993.

[178] *New California laws address patient-therapist sex. Psychiatric News*, 15 de enero de 1988.

[179] *Patient-therapist sex, civil commitment getting states' legislative attention. Psychiatric News*, 20 de diciembre de 1991.

sexuales de un psicoterapeuta con su paciente, que impliquen engaño o manipulación de la dependencia moral. La pena puede llegar a ser de cadena perpetua.[180]

Para finales de 1993, 13 estados de la Unión Americana habían aprobado leyes penales en relación al abuso sexual al paciente; nueve de ellos definieron dicho abuso como crimen (sujeto a prosecución penal) y cuatro de ellos establecen que los terapeutas tienen la obligación de reportar abusos sexuales de otros terapeutas.[181] Esta denuncia obligatoria de colegas infractores conlleva complicaciones sumamente difíciles de manejar; como el riesgo de violar la confidencialidad o de que el paciente sea inducido a entrar en situaciones que pudieran resultar en contra de su mejor interés. Por otra parte, se insiste en que si no se denuncia a los infractores, es probable que dañen a otros pacientes (Lazarus: 1993b).

III

Como se dijo antes, el Consejo Directivo de la *American Psychiatric Association* aprobó desde 1993 la nueva versión (revisada) del código deontológico, que define que cualquier actividad sexual con un paciente o con un expaciente está en contra de la ética profesional.[182]

En México, esta noción prevalece como tal en las comunidades psiquiátrica y psicoanalítica; pero no ha sido establecida ni institucionalizada. Al no haber esa institucionalización, las sociedades profesionales y sus comités de honor y justicia podrán criticar y hasta condenar moralmente a los colegas que abusan sexualmente de los pacientes; pero no tienen armas para reclamar el cumplimiento cabal de las nociones éticas y para sancionar a los infractores. La función que tiene la *American Psychiatric Association* (APA) de establecer estándares éticos para sus psiquiatras y proteger al público procesando las quejas y denuncias y penalizando a los infractores,[183] no tienen en las sociedades profesionales de México una contrapartida. Las sociedades de profesionales de la salud

---

[180] *Patient-therapist sex in Mass. could lead to rape charges. Psychiatric News*, 5 de mayo de 1989.

[181] *Debate on punishing patient-therapist sex: not whether, but how. Psychiatric News*, 2 de julio de 1993.

[182] *Sex with former patients voted unethical. Psychiatric News*, 6 de agosto de 1993.

[183] *Recent ethics cases. Psychiatric News*, 6 de abril de 1982.

mental en México —incluyendo las psicoanalíticas y las psiquiátricas— tienen en sus estatutos previsiones referentes a posibles conductas inmorales de sus asociados.

Algunas sociedades profesionales de psiquiatras, de psicólogos o de psicoterapeutas han nombrado comités de ética y desarrollado códigos deontológicos. La Asociación Psiquiátrica Mexicana, durante el congreso que efectuó en Tuxtla Gutiérrez en noviembre de 1997, adoptó provisionalmente un código deontológico formulado por el Comité de Ética, que había sido nombrado por la Mesa Directiva un año antes. En el año siguiente, Este código fue publicado como primer capítulo de un volumen de un tratado de psiquiatría. En este volumen, además del código, se presentaron los temas que se llevaron a discusión a los miembros del comité, y que sustentan lo establecido en el código. Este es el primer código deontológico en México que se lleva a una publicación en la que se analizan los contenidos con cierta profundidad.[184]

Estamos aprendiendo que la formulación de códigos, si bien es necesaria, no representa un verdadero progreso en la solución de estos problemas. Al no haber verdadera institucionalización de una ideología, las sociedades profesionales y sus comités de honor y justicia podrán criticar, condenar moralmente, y hasta sancionar a los colegas que explotan sexualmente a los pacientes; pero todavía sufren de cierta debilidad para prescribir y exigir el cumplimiento cabal de las nociones éticas. La función que tiene la *American Psychiatric Association* de establecer estándares éticos para sus asociados, y proteger a los pacientes a través de procesar las denuncias y penalizar a los infractores,[185] tiene apenas en las sociedades profesionales de México una contrapartida débil. Cuando se fundó el Consejo Mexicano de Psiquiatría, hace ya más de cuarenta años, el Cuerpo de Directores tomó en cuenta la reputación moral de los psiquiatras solicitantes en el procesamiento de sus solicitudes para la certificación. En la exageración, cualquier oposición por parte de alguno de los 15 directores bastaba para negarle la certificación a un solicitante. Sin embargo, la falta de legislación precisa y de un consenso decidido dejó ver la inconsistencia de las actitudes éticas. Algunos rechazados por razones morales volvieron a solicitar la certificación posteriormente,

---

[184] El que aquí escribe coordinó este comité desde el inicio de sus actividades en 1966, y a través del desarrollo de los trabajos que llevaron a formular el respectivo código deontológico que fue publicado en 1999.

[185] *Recent ethics cases. Psychiatric News*, 6 de abril de 1982.

y en esta nueva ocasión, dicha certificación fue otorgada. Los estatutos del Consejo se refieren a la conducta y moralidad del profesional como elemento de juicio para la certificación; pero solo en términos vagos. Cuando empezaron a llegar cartas al Consejo denunciando conductas de abuso por parte de psiquiatras certificados, ante la dificultad para juzgar y para fallar. El Consejo definió que su objetivo, como institución con autoridad moral, era dar fe de que el nivel de adiestramiento y de conocimientos profesionales del psiquiatra eran suficientes para practicar adecuadamente como experto en su especialidad. Entre los objetivos no se asumió la capacidad para juzgar la moralidad de la conducta de los psiquiatras certificados. Lo anterior tuvo sustentación en el respaldo estatutario que la Academia Mexicana de Medicina da a los consejos de las diferentes especialidades médicas.

Las sociedades de profesionales de la salud mental en México, incluyendo las psicoanalíticas y las psiquiátricas, tienen en sus estatutos previsiones referentes a posibles conductas inmorales de sus asociados. Sin embargo, en la práctica, es aislado el caso en que se haya llegado a instrumentar un seguimiento de transgresiones o sanciones de miembros que hubieran incurrido en conductas reprobables. Hace ya tiempo, un instituto de psicoanálisis tomo acción para retirar de la enseñanza a un psicoanalista docente que había incurrido en conductas que dicho instituto consideró reprobables e intolerables. La falta de solvencia moral de la institución se puso de manifiesto cuando el colega penalizado no acató la acción del instituto, y el evento tuvo consecuencias lamentables que alcanzaron los niveles internacionales. En los Estados Unidos, la Asociación Psiquiátrica Americana ha sido demandada por algún colega que ha sido expulsado de ella con base en una trasgresión a la ética profesional; pero tanto las cortes menores como las de apelación han, a la larga, respaldado las acciones que a este respecto ha tomado esa sociedad.[186] Una institución de la envergadura de la *American Psychiatric Association*, con más de 50 mil miembros, o de la *American Academy of Child Psychiatry*, con bastante más de 7000, por la solvencia que alcanza, puede tomar acciones que un grupo o sociedad pequeña no puede; ya que cualquier acción se torna personal. En México, se estima que la sociedad psiquiátrica más grande cuenta con alrededor de 1200 miembros; la Asociación Mexicana de Psiquiatría Infantil, cuenta con menos de

---

[186] *APA's ethics procedures upheld as legal, fair. Psychiatric News*, 19 de diciembre de 1986.

150; la Asociación Psicoanalítica Mexicana con poco más de 115. Así, nosotros y nuestras instituciones profesionales mexicanas se encuentran todavía débiles para hacer operantes las funciones dirigidas a proteger a los pacientes de las acciones antiéticas en que incurren algunos colegas. Funciones, por otro lado, cuyo cumplimiento contribuiría a mejorar el prestigio de las profesiones de la salud mental en general y del psicoanálisis en particular. Estas funciones son prioritarias y totalmente operantes en la *American Psychiatric Association.*[187] No deja de haber algún miembro de nuestras sociedades psiquiátricas mejicanas que habiendo sido miembro de la *American Psychiatric Association*, fue expulsado de esta por violación a la sección 1, anotación 2, y de la sección 2, anotación 2, de los *Principios de Ética Médica con Anotaciones Especialmente Aplicables a la Psiquiatría.*[188]

IV

En cuanto a que un paciente intente demandar a su terapeuta alegando conducta no ética por parte de este, habría que decir que en México difícilmente una demanda así progresaría; sobre todo si el paciente ha sido diagnosticado como paciente psiquiátrico. Además, el curso que tomaría la demanda llegaría a ser severamente destructivo para el paciente. En los Estados Unidos sí progresan y se ganan esas demandas;[189] y en algunos estados el expediente, el diagnóstico o la historia sexual del paciente no pueden ser utilizados como defensa del terapeuta acusado.[190]

Es evidente que en México, en la mayoría de los casos, los pacientes saben que la actuación sexual de los terapeutas atentan contra la ética profesional y que son inadmisibles. Las denuncias y quejas de pacientes se hacen presentes de cuando en cuando ante las autoridades de las sociedades psiquiátricas y, sobre todo, de las psicoanalíticas; pero solo en algún caso reciente la denuncia ha prosperado, en buena medida porque la paciente fue orientada a enviar copia de su carta a las autoridades psicoanalíticas internacionales; de otra manera, las denuncias no progresan por falta de una directriz a seguir, y generalmente las autoridades de las sociedades tienden a tomar una actitud muy considerada y comprensiva

---

[187] *Recent ethics cases. Psychiatric News*, 6 de abril de 1982.

[188] *Expulsión. Psychiatric News*, 17 de enero de 1992.

[189] *M.D. loses suit on sexual misconduct. Psychiatric News*, 7 de octubre de 1983.

[190] *New California laws address patient-therapist sex. Psychiatric News*, 15 de enero de 1988.

con los colegas transgresores. Esto, como decíamos anteriormente, se debe en buena parte a que las sociedades son grupos pequeños y siempre va a existir una relación personal con el trasgresor.

Para todas las formas de trasgresión a la ética, la situación y las actitudes en los países latinoamericanos son proporcionalmente similares: así es en los casos en que el psiquiatra miente al paciente, traiciona la confidencialidad, no le ofrece la información cabal adecuada, o lo explota económicamente. Probablemente, la complicación cultural más importante recae en el área del abuso sexual; no solamente del paciente, sino de sus familiares y hasta del estudiante o del supervisando. El código de ética de la Asociación Psicoanalítica Internacional[191] señala la relación íntima con el estudiante como antiprofesional, y considera que dicho envolvimiento puede tener un efecto adverso en el desarrollo profesional de este. El código de ética de la *American Psychiatric Association* reconoce que los profesores y supervisores están en una relación asimétrica con los estudiantes y colegas en adiestramiento. En esta situación, se hace posible que el ejercicio del poder se transforme en abuso de poder si se desarrolla un enredo sexual, porque dicho ejercicio del poder, generalmente, toma ventaja de las desigualdades de la relación y, por lo tanto, puede estar en contra de la ética. Señala, además, que la intimidad sexual entre supervisor y supervisando puede afectar en detrimento grave el tratamiento del paciente que es llevado a supervisión.[192] La Asamblea de la *American Medical Association*, en el Congreso de Dallas de 1988, tomó resoluciones éticas similares.[193]

Todas estas posiciones son consistentes con el punto de vista hipocrático, que prevé que cualquier forma de asimetría (jerárquica, moral, etc.) en la relación sexual obra en menoscabo de una auténtica libertad de la voluntad en la relación (Campbell: 1986) y, por lo tanto, se encuentra en contra de la ética. Cuando esta noción es trasladada al ámbito de la medicina y, por extensión, al de las profesiones asistenciales; adquiere urgencia, realidad y solidez. Cualquier institución que tolera

---

[191] *Draft Code of Ethical and Professional Conduct. International Psychoanalytic Association.* Preparado por el Comité de Ética coordinado por la Dra. Paulina Kernberg, agosto de 1991, y revisado y actualizado por el Comité coordinado por Jerome Winer en Barcelona, agosto de 1997.

[192] *Sex with trainees, other ethical issues get Assembly's attention in San Francisco. Psychiatric News,* 2 de junio de 1989.

[193] *Resolution. Psychiatric News,* 20 de enero de 1989.

actividades sexuales entre maestros y alumnos debilita su integridad y compromete su prestigio. En torno a este tipo de problemas éticos, la actitud y el proceso formativo en el medio latinoamericano son confusos. Hay colegas que no consideran estar transgrediendo los principios éticos cuando incurren en intimidad sexual con estudiantes a quienes dan clase o supervisan.

Vale la pena mencionar algunos rasgos del carácter latino que complican el problema de las transgresiones sexuales. Me refiero al prestigio de una supuesta hipersexualidad. La incapacidad del *Don Juan* para vincularse y comprometerse emocionalmente y su hipersexualidad son simultáneamente despreciadas, envidiadas, admiradas, festinadas y alardeadas en la mentalidad latina. Se ha considerado que en las culturas en las que aún prevalece la diferencia jerárquica entre los sexos, la infidelidad y el fenómeno *Don Juan* es más frecuente (Singletary: 1995). Así, la actitud ética hacia el abuso sexual es ambivalente. En ciertas corrientes psicoanalíticas, en México y en Latinoamérica, se ha asociado la salud mental con la hipersexualidad e incluso con la sexualidad desordenada; y el *status quo* del psicoanalizado con el de *atleta sexual*.

En los Estados Unidos, por lo menos dos docenas de universidades, entre ellas *Harvard University*, han prohibido el envolvimiento romántico entre profesores y alumnos. En el verano de 1993, la revista *Harper's* organizó un panel en el que cuatro académicos que se oponían a esas nuevas reglas discutieron el problema: los beneficios y perjuicios de las relaciones románticas y sexuales entre los profesores y los alumnos.[194] Este evento desató numerosa correspondencia en la que el público criticó a la revista y a los académicos invitados. Especialmente a uno de ellos, un Catedrático Director del Programa de Estudios Psicoanalíticos de la Universidad de Massachusetts que insistió en que las jóvenes alumnas de la Universidad se beneficiaban grandemente al ser *desfloradas* por un hombre de experiencia como él.[195] En este, como en la mayoría de los casos de explotación sexual que ocurren en Latinoamérica y en los Estados Unidos, el narcisismo es el ingrediente maligno más prominente y determinante.

La ignorancia y la confusión de los principios éticos complican los rasgos de carácter y ofuscan la imagen del terapeuta y la naturaleza de su ejercicio profesional; por lo tanto, es indudable que la enseñanza

---

[194] *New rules about sex on campus. Harper's*, septiembre de 1993.
[195] *Letters. Harper's*, noviembre de 1993.

y la formación del psicoterapeuta, como veremos, ocupan un lugar
primordial en la prevención y manejo del abuso al paciente. Cuando nos
preguntamos qué podemos hacer para lograr un ámbito más uniforme
y acorde a una conciencia de respeto tanto para el paciente como para
nosotros mismos y nuestra profesión, reflexionamos en el camino que han
recorrido los colegas americanos sobre todo durante los últimos 30 años.

Si en México hemos de tomar derroteros similares es algo que
de momento merece seria meditación. Es necesario ponderar todas
las posibles consecuencias de seguir caminos que nos conduzcan a
conseguir la atención de las sociedades y comunidades profesionales y,
eventualmente, de las autoridades. Algunos resaltan que la atención sobre
cuestiones éticas, en los Estados Unidos, escaló súbitamente niveles tanto
insospechados como exagerados e inadecuados. Los costos que un colega
ha de hacer para defenderse de una acusación, sea culpable o no, son
fabulosos. Los gastos de las sociedades locales para llevar a cabo audiencias
éticas representan un drenaje enorme de fondos; y el futuro costo para
la Asociación Psiquiátrica Americana para revisar esas audiencias es
incalculable. En muchos casos también se implican demandas legales
(*malpractice lawsuits*).[196] El gasto de estos procedimientos legales y su
repercusión en el costo de los seguros que, al fin y al cabo, reverbera en el
bolsillo del paciente, van más allá de nuestras posibilidades imaginativas.
El deseo de desarrollar un respeto extremo por los derechos individuales
han convertido al medio norteamericano en paraíso de *picapleitos* cuya
ética no les ha impedido estimular más y más discordia en beneficio de sus
bolsillos; la práctica médica se ha tornado defensiva por parte del médico
hacia el paciente, actuando el médico siempre en prevención de una
posible demanda; situación que ha devenido en inseguridad, desconfianza
e injusticia para todos. Por si fuera poco, desde 1993 se han reportado
audiencias en las que se pretende aplicar los códigos en forma retroactiva
(*ex post facto*).[197] Las amenazas y las acciones punitivas han ido en
aumento; cada día más colegas son amonestados, reprendidos, suspendidos
o expulsados de la *American Psychiatric Association*. Progresivamente,
más infractores han perdido sus licencias para practicar la medicina y
han recibido otros castigos de las autoridades médicas locales, más y

---

[196] *Debate on punishing patient-therapist sex: not whether, but how. Psychiatric News*, 2 de julio de 1993.

[197] *Ex post facto ethics? (Letters to the editor). Psychiatric News*, 12 de mayo de 1993.

más terapeutas han sido demandados por sus pacientes y las autoridades han fallado en su contra. Todas estas medidas, y hasta las penales —que existen en algunos estados— fueron diseñadas y aplicadas para desalentar el abuso sexual. No obstante, han sido relativamente inútiles y frustrantes a juzgar por el constante aumento de casos reportados.[198] Aunque todas estas medidas (tanto las producidas en el seno de las sociedades, como las legislativas) se han considerado necesarias y útiles, aunque sea como símbolo para la sociedad y para la profesión, dicen algunas autoridades que no lo son tanto para la protección de los pacientes; y señalan que algunas otras medidas como una mejor educación de los psiquiatras y psicoanalistas, pudieran ser más prometedoras.[199]

En México, como decía, el desarrollo de las sociedades profesionales ha sido y es lento tanto en el crecimiento del número de miembros como en el desarrollo de su solvencia moral. No podemos aspirar a que los códigos deontológicos, como instrumentos que precisan prohibiciones y prescripciones en que se aplican los principios éticos, pronto cuenten con el respaldo de la solvencia que los haga operativos, y con los mecanismos que permitan el seguimiento de las transgresiones y el castigo de los transgresores.

V

No siempre son muy alentadores los resultados que las sociedades médicas y psiquiátricas han obtenido en los Estados Unidos. A pesar del gran prestigio que la psiquiatría americana ha alcanzado, intermitentemente enfrenta complicaciones: hace algunos años, en la revista Time, en su popular columna que escribía una autora bajo el pseudónimo de Ann Landers, esta declaró que cada día se sentía más inclinada a sugerir a sus lectores que recurrieran a psicólogos orientadores, trabajadores sociales, rabinos y ministros; y no a psiquiatras o a psicoanalistas. Luego, dijo que sabía bien que no había muchos psiquiatras competentes y dedicados; que si uno de cada 10 admitía haber abusado sexualmente de sus pacientes, seguramente había muchos más que lo habían hecho. Ann Landers recibió una avalancha de cartas de protesta

---

[198] *Debate on punishing patient-therapist sex: not whether, but how. Psychiatric News,* 2 de julio de1993.

[199] *Better education is key to preventing sex with patients. Psychiatric News,* 6 de julio de 1990.

incluyendo una del Presidente de la *American Psychiatric Association.*[200] Ante esto, Landers aceptó que se había extralimitado; pero su comentario ya había llegado a millones de lectores.

Unos años después, cuando la original había muerto, otra escritora adoptó el pseudónimo de Landers, y volvió a la carga.[201] Esta vez describió y resaltó en sus columnas periodísticas un libro recién publicado en el que su autora describe cómo un psiquiatra y psicoanalista prominente y célebre internacionalmente, que llegó a ser Presidente de la *American Psychiatric Association*, la había drogado metódicamente, a decir de ella, y violado durante un período de un año. Landers atacó a la *American Psychiatric Association* por no haber tomado una acción suficientemente severa y por no haber publicado la acción que tomó como castigo al colega abusador. En verdad, el psicoanalista en cuestión era célebre y había recibido años antes honores especiales, según una nota en el *Psychiatric News* de entonces.[202] La Asociación Psiquiátrica Americana explicó que cuando este psiquiatra entregó su licencia, el Consejo de Apelaciones decidió suspenderlo por cinco años. Como no fue expulsado, no apareció nota alguna en el *Psychiatric News*. La paciente que sufrió el abuso dice en su libro que la *APA*, al suspender a este infractor en lugar de expulsarlo, lo protegió más que penalizarlo. Después de todo lo anterior, la *APA* tuvo nuevas discusiones y publicó en el *Psychiatric News* varias aclaraciones.[203] Dijo aplaudir el esfuerzo de Ann Landers para informar al público que el sexo entre psiquiatra y paciente es inadmisible. Para esto, la columna de Ann Landers llegaba a nueve millones de lectores; en comparación, la penetración que tiene la publicación oficial de la *APA* es raquítica. De forma correspondiente, por supuesto guardando las debidas proporciones, en México es lo mismo: cuando un paciente que ha sufrido un abuso de su psiquiatra espera que la sociedad a la que este pertenece lo sancione, lo más probable es que quede frustrado y se sienta defraudado y con la seguridad de que la sociedad profesional toma una actitud connivente.

---

[200] *Avalanche of protest letters hits Ann Landers*, Time Magazine. *Psychiatric News*, 15 de septiembre de 1989.

[201] *Trustees respond to Landers column on patient-doctor sex. Psychiatric News*, 16 de octubre de 1992.

[202] *Masserman awarded. Psychiatric News*, julio de 1983.

[203] *Trustees respond to Landers column on patient-doctor sex. Psychiatric News*, 16 de octubre de 1992.

VI

Es indudable que mientras nuestras sociedades profesionales maduran, hay mucho por hacer en el ámbito de la ética. Es sumamente importante que el público tenga información y pueda reconocer las diferentes formas de explotación que pueden presentarse en la interacción entre el terapeuta y el paciente. Es necesario alentar a los pacientes que han sido explotados en alguna forma, a que denuncien al infractor a la sociedad profesional a que pertenece este. Esta denuncia ha de ser hecha por escrito dirigida al presidente y a la asamblea de dicha sociedad con copia a la sociedad internacional correspondiente. Eventualmente, las sociedades profesionales se encontrarán en mejor posición de castigar a los colegas infractores; mientras tanto, estas denuncias contribuirán a validar la noción, en los colegas y en el público, de que la utilización sexual del paciente, como cualquier otra forma de explotación, es inadmisible y que tiene graves consecuencias tanto para el paciente como para el psicoterapeuta.

También es importante que desarrollemos programas de investigación (tal vez de tipo encuesta) modestos y prácticos que nos permitan conocer más a fondo la naturaleza de los problemas éticos que se presentan en nuestra comunidad profesional.[204] Las investigaciones de Gartrell y sus colaboradores[205,206,207] las del Work *Group to Asses Sex Problems Between Professionals-Patients* de la *APA,*[208,209] y la encuesta llevada a cabo en todos los profesionales agrupados en la Washington Psychiatric Society, obtuvieron un conocimiento profundo importante sobre la naturaleza

---

[204]   El que aquí escribe condujo un programa de investigación sobre las actitudes éticas de los psicoanalistas en México. Esto como parte de la preparación de la disertación para optar por el Doctorado en Bioética. Esta investigación dio lugar a dos publicaciones; una en *Psiquiatría,* 21:1-11, 2005; otra en *Cuadernos de Psicoanálisis,* 2010.

[205]   Gartrell: 1986

[206]   *Harvard survey. Sexual offenses brought to light. The Psychiatric Times,* julio de 1986.

[207]   *Survey results on psychiatrist-patient sex underscore great need for ethical guidelines. Psychiatric News,* 19 de septiembre de 1986.

[208]   *APA Board sets up work group to assess sex problem between professionals, patients. Psychiatric News,* 3 de agosto de 1984.

[209]   *Sex survey (Letters to the editor). Psychiatric News,* 2 de noviembre de 1984.

del problema y permitieron desarrollar estrategias educacionales verdaderamente útiles.[210]

En fin, las acciones más importantes que hemos de tomar están en el ámbito de la educación. Todo psicoterapeuta ha de poseer un conocimiento profundo de la naturaleza de la relación terapéutica y de las ramificaciones emocionales que tiene el envolvimiento erótico con el paciente. El estudiante de psicoanálisis o de cualquier forma de psicoterapia ha de aprender incluso a alentar la expresión emotiva erótica verbalmente, a la vez que se mantiene como observador objetivo de la virtualidad de dicha expresión. El adiestramiento adecuado, en este sentido, es el mejor respaldo a la ética del terapeuta. Además, los programas de entrenamiento de psicoterapia y psicoanálisis han de ser enriquecidos con cursos de ética que aclaren nítidamente la naturaleza y las consecuencias de la utilización del paciente, y cómo esta obra en detrimento del prestigio de la profesión. Se ha de enseñar que el infligir abuso de cualquier tipo al paciente es intolerable desde el punto de vista ético-profesional, y repugnante desde el punto de vista humano, porque implica mancillar su dignidad de persona, ya que la víctima es incompetente para aquilatar la trascendencia del acto y sus ramificaciones emocionales consecuentes. Los estudiantes han de aprender a reconocer temprano pequeños movimientos tanto de ellos mismos, como del paciente que apuntan en la dirección de la violación de los límites cabales y de la obnubilación del papel que cada quién, como terapeuta y como paciente, ha asumido.[211]

En encuestas realizadas en los Estados Unidos, y que han abarcado al país entero; una buena proporción de los psiquiatras que admitieron haber incurrido en este tipo de enredo con sus pacientes dijo pensar que la experiencia no había sido perjudicial para el paciente. Algunos, incluso, dijeron pensar que la experiencia había sido beneficiosa para este (Gartrell: 1986). En nuestro medio mejicano no ha habido encuestas válidas a este respecto; pero de vez en cuanto se escucha a algún colega emitir opiniones semejantes o afirmaciones que expresan la ligereza con que son tomados los conceptos éticos.

---

[210]   *Sex contact survey (Letters to the editor). Psychiatric News,* 5 de diciembre de 1986

[211]   *Avoiding misconduct charges depends on simple precautions. Psychiatric News,* 21 de junio de 1991.

La enseñanza de los contenidos éticos es especialmente importante en nuestros cursos de psicoanálisis y de psicoterapia en las instituciones donde enseñamos; ya que hay maestros y supervisores que sufren confusión en los conceptos e, incluso, promueven y alientan la actuación sexual del supervisando con su paciente. Es importante no solamente clarificar la barbaridad en que incurren; también es importante interrumpir la identificación y admiración que psicopáticamente estimulan en sus alumnos, ya que a través de dicho proceso deforman el desarrollo profesional de éstos.

Los estudiantes de psicoanálisis y de psicoterapia han de entender que es un requisito supremo que el terapeuta se conduzca con propiedad en su profesión y en todas las acciones de su vida. En el caso del psiquiatra, añade la nueva revisión de la sección 2 del código de ética de la *APA*,[212] es especialmente importante porque el paciente tiende a modelar su conducta, por identificación, utilizando como modelo la de su psiquiatra. Podemos agregar que lo anterior es válido para psicoanalistas y psicoterapeutas de cualquier origen profesional. Los maestros y supervisores de los cursos de psicoterapia y psicoanálisis han de inspirar integridad en los estudiantes, con su propia integridad; han de fortalecer la capacidad del estudiante para no traspasar los límites que implica la relación terapéutica. Esto, el maestro lo fortalece con su propia fortaleza y con su capacidad para manejar y mantener los límites con el alumno.

Es importante mencionar aquí el valor que tiene la experiencia psicoterapéutica o psicoanalítica que el terapeuta haya vivido en su propia persona. Su conocimiento de sus propias inclinaciones y la experiencia terapéutica personal son otros elementos preventivos del envolvimiento erótico con el paciente, así como de cualquier trasgresión a los principios éticos. La experiencia terapéutica en carne propia da al psicoterapeuta el conocimiento y el discernimiento que le permitirá detectar, en su relación con el paciente, las valencias incestuosas acarreadas de sus propias relaciones tempranas que, ahora, en forma oportunista, intentan encontrar gratificación en la regresión propiciada por la situación terapéutica. La detección oportuna de sus propias inclinaciones patológicas permite al terapeuta hacer uso de sus recursos internos y de los externos en términos de supervisión y de tratamiento personal.

---

[212] *Sex with former patients voted unethical. Psychiatric News*, 6 de agosto de 1993.

VII

Se están operando cambios ya en forma continuada. El Consejo Directivo del Instituto de Psicoanálisis de la Asociación Psicoanalítica Mexicana, ha puesto atención en los problemas éticos, ha organizado reuniones cerradas en las que se han discutido estos temas. Algunos colegas han escrito y publicado trabajos sobre ética que han sido presentados en foros psicoanalíticos y psiquiátricos. La Asociación Psiquiátrica Mexicana y la Asociación Mexicana de Psicología tienen comisiones de ética y han formulado códigos deontológicos. La Asociación Mexicana de Psiquiatría Infantil organizó simposios de ética con la participación de algunos de los psiquiatras infantiles de mayor edad profesional, y, por una larga temporada, su órgano de difusión contuvo una sección sobre ética. Los programas de estudios de las principales escuelas de medicina y de psicología contienen materias que versan sobre la ética profesional, y en el curso de Maestría en Psicoterapia de la Escuela de Psicología de la Universidad Anáhuac se ha impartido la materia Ética y Antropología Filosófica.

Durante el Congreso de la *International Psychoanalytical Asoociation* en Ámsterdam en Junio de 1993, hubo un simposio sobre conducta profesional ética y no ética; varios países estuvieron representados, y el material ahí expuesto resultó de importancia capital para todas las sociedades afiliadas. De ese espacio en Ámsterdam surgió el Comité de Ética que ha trabajado intensamente desde entonces celebrando reuniones durante los congresos de la *American Psychoanalytic Association* en Nueva York, y en los congresos internacionales. En los congresos internacionales de Ámsterdam, y luego de Barcelona en agosto de 1997, los comités de ética se reunieron para el continuo estudio del ya formulado código deontológico. La Asociación Regiomontana de Psicoanálisis, en Monterrey, México, cuenta con un comité de ética y adoptó el código propuesto por la Asociación Psicoanalítica Internacional. La Asociación Psicoanalítica Mexicana llevó a cabo simposios con el propósito de auscultar las opiniones y posiciones éticas de sus miembros, para luego proceder a la formación de un comité de ética y a la formulación del respectivo código. En el Instituto de Psicoanálisis se incluyó un seminario de ética en la formación de los psicoanalistas docentes.

Todos los esfuerzos que aquí se han descrito tienen como finalidad el establecimiento de parámetros sanos en la práctica de la psiquiatría y de la psicoterapia con puntos de referencia claros y con la formación de terapeutas cabales con un alto nivel de profesionalismo. Decíamos en otra parte de esta obra, que a nivel más exquisito, al hablar de las características que el psicoterapeuta ha de desarrollar como parte de su personalidad profesional, hemos de reconocer que el término *empatía* no es suficiente; *lealtad, confiabilidad* y *generosidad* no son suficientes. El clima y la mística de la formación profesional han de alentar el desarrollo de las capacidades específicas que permiten al hombre hacer conscientes, vivir, y sentir en sí mismo las necesidades emocionales y espirituales del otro, y tratar estas necesidades con respeto y consideración humana.[213] Valga aquí recordar lo ya escrito en capítulos anteriores cuando se hablaba de la persona como punto de confluencia entre la ética y la psicoterapia: El término para referirse a la capacidad que ha de tener el terapeuta, es *compasión*,[214] *que* es el término que utilizó Unamuno (1905) en la formulación de su humanismo existencialista. Decíamos que en hebreo este término equivale a *rakhmones*, y que en ese idioma transmite el valor de tal virtud en forma vehemente. Quien posee esta virtud no podría perjudicar o utilizar a otra persona. Simplemente, se trata de una *persona decente*. En Idish, es lo que el diccionario consigna como *mensch*, y define como una persona madura, decente, compasiva y capaz de amar; nada menos que un verdadero ser humano en toda la extensión de la palabra. Decíamos que la palabra *mensch*, tácita y escuetamente quiere decir *humano*, y casi siempre va al final del discurso, porque más allá de esa palabra, es poco lo que se puede decir.

---

[213] De las Heras cita a Alibert: *Más necesita el médico de un buen corazón que de un buen ingenio.*

[214] El término *caridad* para los griegos y la utilización cristiana del mismo transmite el mismo sentido con mayor espiritualidad, aunque *amor,* utilizado en el sentido de virtud, es más vehemente.

BIOÉTICA Y PSIQUIATRÍA. EL APOYO JURÍDICO EN MÉXICO

Y PROYECCIÓN DEL DERECHO INTERNACIONAL [215, 216]

En cualquier casa que visite, entraré para beneficio del enfermo, permaneciendo libre de toda injusticia intencionada, de toda mala obra y en particular de las relaciones sexuales con varones y hembras, sean personas libres o esclavas.[217]

Introducción

La prestación de servicios de atención médica reviste características muy específicas cuando se trata de la atención psiquiátrica. La consideración humana y los principios éticos que se han de observar en cualquier campo de la medicina, y que en general se dan en todo médico sensible y bien intencionado, alcanzan niveles exquisitos cuando el sufrimiento; como en el caso del paciente psiquiátrico, es de naturaleza emocional. Cuando

---

[215] Parte del material que aquí se presenta fue incluido en un artículo preliminar publicado en *Psiquiatría,* 14:89-94, 1998. Posteriormente fue actualizado, reelaborado y complementado con referencias a los Tratados Internacionales, fue presentado como Trabajo Final para la materia *La Bioética en los Tratados Internacionales* en el Doctorado en Bioética, Universidad Anáhuac, 13 de mayo de 2003.

[216] En este capítulo, las referencias bibliográficas mayores se encuentran señaladas en el texto y refieren a la lista de referencias bibliográficas al final de esta obra. Las referencias cortas se encuentran señaladas en el texto con números y refieren a pies de página.

[217] Del juramento de Hipócrates.

la enfermedad afecta precisamente el estado de ánimo y, sobre todo, las funciones del pensamiento, el paciente es particularmente frágil y susceptible de abuso por parte del médico.[218] El paciente, o se torna excesivamente dependiente del médico, o se resiste a todo tratamiento. No es del todo frecuente; pero, en ciertos pacientes, la admisión a un servicio psiquiátrico, y el tratamiento, han de ser llevados a cabo en contra de su voluntad por indicación médica en situaciones de urgencia, y con la intervención judicial en otras situaciones. Los principios 15 y 16 de la Resolución 46/119 de las Naciones Unidas se refieren a las condiciones que se han de observar para la admisión forzosa. Subrayan que se han de hacer todos los esfuerzos posibles para evitarla; y que el paciente tiene derecho a abandonar el establecimiento en cualquier momento, a no ser que se apliquen los criterios de retención involuntaria que se exponen en el Principio 16.[219]

Así, por todas estas y otras diversas circunstancias que se revisarán más adelante, el manejo del paciente psiquiátrico implica consideraciones

---

[218] Los lineamientos generales para protección de la dignidad de los enfermos mentales se encuentran establecidos en la *Recomendación 818 (1977) de la Asamblea Parlamentaria del Consejo de Europa*, 29ª. Sesión Ordinaria <http:// www.gador.com.ar/iyd/libros/mps_ceuro.htm>. También se encuentran especificados en el *Principio N. 1 para la Protección de los Enfermos Mentales y para el Mejoramiento de la Atención de la Salud Mental* (Naciones Unidas, Principios de Ética Médica, Resolución 37/194. En: http://www.upoli. edu.ni/icep/legis-inter/2.6%20Principios%20de%20etica%20medica%20 aplicables%20a%20la%20funcion.pdf (consultado el 23 de marzo de 2013) y establece como derecho fundamental del enfermo psiquiátrico ser atendido con humanidad y respeto por la dignidad inherente a la persona humana, y ser protegido contra la explotación económica, sexual o de otra índole y el maltrato físico u otro trato degradante (principio 1, incisos 2 y 3). Dichos lineamientos también se encuentran establecidos en la *Declaración de la Asociación Médica Mundial sobre los Problemas Éticos de Pacientes con Enfermedades Mentales*, adoptada por la 47ª Asamblea General, Bali, Indonesia, septiembre de 1995. En: http://www.unav.es/cdb/ammbali4.html consultado el 4 de abril de 2013.

[219] El *Principio N. 11, de la Resolución 46/119 de los Principios de Ética Médica de las Naciones Unidas*, se refiere a las situaciones que hacen necesario que, en un **juicio de interdicción**, el juez declare **incapaz** al paciente, y nombre un tutor responsable de otorgar el **consentimiento informado** para la hospitalización y el tratamiento de este. En: http://www.defensachubut.gov. ar/?q=node/2176 (consultado el 23 de marzo de 2013).

éticas y jurídicas muy específicas en relación a problemas que se suscitan y que recaen en el campo del derecho sanitario.[220]

Características del paciente psiquiátrico y de la relación que establece con el médico tratante.

Vale la pena recordar aquí que la mayoría de los pacientes que recurren a los psiquiatras no son, como popularmente se cree, los que padecen trastornos serios del pensamiento y que son incapaces de manejarse social, familiar y laboralmente; y que en un momento dado requieren de hospitalización. Aunque hay psiquiatras que se especializan precisamente en ese tipo de padecimientos, la mayoría de los pacientes que consultan a un psiquiatra son personas que trabajan y tienen una vida social y familiar relativamente ajustada, pero que requieren de tratamiento porque sufren de ansiedad, depresión, inseguridad, incertidumbre, etc. Hay pacientes psiquiátricos cuyo tratamiento incluye medicamentos, los llamados psicofármacos. La ley general de salud se refiere a éstos como *sustancias psicotrópicas.*[221,]

---

[220] Los lineamientos para la prestación de servicios de salud en unidades de atención integral hospitalaria médico-psiquiátrica se encuentran en la *Norma Oficial Mexicana NOM 025-SSA2-1994.*

[221] Artículo 244: *Para los efectos de esta Ley, se consideran substancias psicotrópicas las señaladas en el artículo 245 de este ordenamiento y aquellas que determine específicamente el Consejo de Salubridad General o la Secretaria de Salud. El Principio N. 10 de la Resolución 46/119, Principios de Ética Médica de las Naciones Unidas: La Protección de los Enfermos Mentales*, estipula las condiciones que ha de reunir la administración de psicotrópicos.

La misma nomenclatura obedece y se observa en varios tratados internacionales que México ha celebrado con diversos países, como el *DECRETO de promulgación del Acuerdo de Cooperación entre los Estados Unidos Mexicanos y la República Argentina para la Lucha contra el Abuso y Tráfico Ilícito de Estupefacientes y Sustancias Psicotrópicas*, firmado en la Ciudad de México, el día quince del mes de octubre de 1992, que entró en vigor el 1° de julio de 1995 y que fue publicado el 11 de octubre de 1995 (C.T., T XXXIII, p. 673); el *DECRETO de Promulgación del Acuerdo entre el Gobierno de los Estados Unidos Mexicanos y el Gobierno de la República Federativa del Brasil* sobre *Cooperación para Combatir el Narcotráfico y la Farmacodependencia*, firmado en la Ciudad de México el 18 de noviembre de 1996, aprobado por la Cámara de Senadores del H. Congreso de la Unión el 16 de abril de 1997, según decreto publicado en el Diario Oficial de la Federación el diecinueve de mayo del propio año (C.T., T. LV, p. 373); el *DECRETO Promulgatorio del Acuerdo entre el*

Otros pacientes reciben un tratamiento que consiste de alguna de las muchas formas de psicoterapia que se han desarrollado: desde la psicoterapia profunda, que intenta alcanzar y aclarar el origen remoto en la infancia temprana de conflictos emocionales; hasta la psicoterapia de apoyo dirigida a ayudar al paciente en el manejo de un conflicto en el presente.[222] Cuando se trata de trastornos de atención en niños, (trastornos de atención con o sin hiperactividad asociada), por ejemplo, se han de combinar distintas formas de terapia incluyendo medicamentos, psicoterapia, orientación a la familia y a los maestros, técnicas especiales de enseñanza, etc. En estos casos y en muchos otros de niños y adultos, el tratamiento es instrumentado por un equipo terapéutico formado por médicos y otros profesionales (psicólogos, maestros especiales, terapeutas expertos en técnicas específicas —fisioterapeutas, por ejemplo—, etc.)

Además de los tratamientos psiquiátricos mencionados en el párrafo anterior, existen otros como la psicocirugía y los electrochoques. La psicocirugía, que se usaba en enfermos esquizofrénicos muy graves, se encuentra casi en desuso gracias a la disponibilidad, cada día más abundante, de medicamentos antipsicóticos y antidepresivos. También,

---

la ciudad de Londres, el día 29 del mes de enero de 1990, y que fue aprobado por la Cámara de Senadores del H. Congreso de la Unión el día 19 de junio de 1990, según Decreto publicado en el Diario Oficial de la Federación el día 7 de agosto del propio año (C.T., T. XXXI, p. 47), el *DECRETO promulgatorio del acuerdo entre el Gobierno de los Estados Unidos Mexicanos y el Gobierno de Jamaica para combatir el narcotráfico y la farmacodependencia,* que se firmó en la ciudad de Kingston, Jamaica, el día 30 de julio de 1990, y que fue aprobado por la Cámara de Senadores del H. Congreso de la Unión, el día 10 de junio de 1991, según Decreto publicado en el Diario Oficial de la Federación del 25 de junio del propio año (C.T., T. XXXI, p. 385); el *DECRETO promulgatorio del acuerdo de cooperación entre el Gobierno de los Estados Unidos Mexicanos y el Gobierno de la República Italiana, en la lucha contra el uso indebido y el tráfico ilícito de estupefacientes y sustancias psicotró*picas, firmado en la ciudad de Roma, Italia, el día 8 de julio de1991, aprobado por la Cámara de Senadores del H. Congreso de la Unión, el día 20 de diciembre de 1991, según decreto publicado en el Diario Oficial de la Federación el día 28 de enero de 1992 (C.T., T. XXXII, p. 333).

[222] La Asamblea Parlamentaria del Consejo de Europa tomó la situación psicoterapéutica entre sus *considerandos* en la *Recomendación 818 (sobre la Situación de los Enfermos Mentales).* La *Declaración de Madrid sobre Estándares Éticos,* aprobada por la Asamblea General de la Asociación Mundial de Psiquiatría el 25 de agosto de 1996 y corregida en el Congreso de Yokohama, Japón, en agosto de 2002, establece los principios éticos sobre los que la práctica de la psicoterapia debe ser prescrita y administrada. En: http://www.bioeticanet.info/documentos/CEenfmen.pdf consultado el 23 de marzo de 2013.

gracias al desarrollo de medicamentos, tampoco se usan ya el coma insulínico, que era útil para algunas formas de esquizofrenia; y los que consistían en producir episodios de fiebre muy alta (piroterapia) a través de provocar infecciones de paludismo o de tifoidea. Estos tratamientos eran, en un tiempo, el tratamiento sin alternativa para mejorar al enfermo de sífilis terciaria. El tratamiento con electrochoques se utiliza todavía con frecuencia, cada día con indicaciones más precisas; principalmente en las enfermedades depresivas. En ocasiones, este tratamiento salva la vida de pacientes deprimidos graves que no responden favorablemente a los medicamentos antidepresivos disponibles.

El internamiento, incluyendo la hospitalización en contra de la voluntad del paciente, se hace necesario cuando la seguridad del paciente o la de otras personas están en peligro. Cuando el paciente presenta tendencias suicidas, por ejemplo, a veces es necesario confinarlo privándolo de todo objeto que pudiera ser instrumento para el suicidio. Estos procedimientos no habrán de ser cuestionados si están justificados (dada la peligrosidad del paciente para consigo mismo o para con otros), si se ejercen por el tiempo más corto posible, y si se manejan con el respeto debido a la dignidad (derechos humanos) del paciente. Así está establecido en los Principios 15 y 16 de la Resolución 46/119 de las Naciones Unidas.[223] Así mismo, el respeto a la dignidad humana del impedido, fue establecida en el inciso 3 de la Declaración de los Derechos de los Impedidos, proclamada por la Asamblea General de la ONU en su resolución 3447 (XXX) del 9 de diciembre de 1975.[224]

En México, el Gobierno de la República creó la Comisión Intersecretarial para la Atención de los Compromisos Internacionales de México en Materia de Derechos Humanos, tomando en consideración *Los diversos instrumentos jurídicos internacionales en materia de derechos humanos en los que México ha reafirmado su compromiso con los derechos fundamentales del hombre y con la dignidad y el valor de la persona humana, dentro del concepto más amplio de libertad.* Más recientemente, en substitución de esta Comisión Intersecretarial, el Presidente Fox Quesada,

---

[223] http://www.defensachubut.gov.ar/?q=node/2176 consultado el 23 de marzo de 2013

[224] http://www.cinu.org.mx/temas/desarrollo/dessocial/integracion/ares_3477xxx.htm consultado el 23 de marzo de 2013.

creo la Comisión Política Gubernamental en Materia de Derechos Humanos[225]

En México, como en la mayoría de los países, existen previsiones jurídicas que protegen al paciente de una privación indebida de la libertad. El psiquiatra ha de estar familiarizado con lo que establece el Código Penal Federal (2013) respecto a esto para evitar incurrir en un manejo que pudiera ser tipificado como delictivo. En el manejo terapéutico en contra de la voluntad de un paciente que se encuentra en una situación de *urgencia*,[226] el psiquiatra se encontrará protegido cuando sus acciones sean consecuentes al acatamiento de las disposiciones de la Ley General de Salud (2013).[227, 228]

---

[225] http://www.pgr.gob.mx/combate%20a%20la%20delincuencia/combate%20a%20la%20corrupcion/derechos%20humanos/Protocolo%20Estambul/fin%20a%20la%20tortura%20protocolo%20estambul.asp consultado el 23 de marzo de 2013.

[226] *El Reglamento de la Ley General del Salud en Materia de Prestación de Servicios de Atención Médica* (2013) define el término *urgencia* en el artículo 72: *Se entiende por urgencia, todo problema médico quirúrgico agudo, que ponga en peligro la vida, un órgano o una función y que requiera atención inmediata.*

[227] El artículo 469 de la *Ley General de Salud* (2000) señala: *Al profesional, técnico o auxiliar de la atención médica que sin causa justificada se niegue a prestar asistencia a una persona, en caso de notoria urgencia, poniendo en peligro su vida, se le impondrá de seis meses a cinco años de prisión y multa de cinco a ciento veinticinco días de salario mínimo general vigente en la zona económica de que se trate y suspensión para ejercer la profesión hasta por dos años. Si se produjere daño por la falta de intervención, podrá imponerse, además, suspensión definitiva para el ejercicio profesional, a juicio de la autoridad judicial.*

[228] Diversos instrumentos internacionales han inspirado esta tutela; por ejemplo, la *Recomendación sobre la Situación de los Enfermos Mentales del Consejo de Europa, en especial en referencia al internamiento involuntario del enfermo mental* (asamblea del 8 de octubre de 1977). A este respecto, la *Resolución 46/119 Principios de Ética Médica de las Naciones Unidas: La Protección de los Enfermos Mentales*, dice: *Todo paciente tendrá derecho a ser tratado en las condiciones menos restrictivas posibles y con un tratamiento menos restrictivo o invasivo posible, que corresponda a sus necesidades de salud y a la necesidad de brindar protección física a terceros* (Principio N. 9, inciso 1). A este mismo renglón hace hincapié la *Declaración de la Asamblea General de la ONU sobre el Progreso y el Desarrollo en lo Social* [Resolución 2542 (XXIV),

En la hospitalización involuntaria, cierto es que en muchos hospitales psiquiátricos las condiciones que ofrecen a los pacientes pueden ser cuestionadas. Sin embargo, desgraciadamente, esto también es cierto de otros hospitales no psiquiátricos; y este problema, con implicaciones éticas, tiene orígenes cuyo estudio y atención rebasan el campo de la ética.[229]

Los principios éticos fundamentales en la práctica médica psiquiátrica.

Los principios éticos fundamentales en la práctica de la medicina son el de beneficencia, el de autonomía y el de justicia. Entendemos que éstos y otros principios han de jerarquizarse, y que el de beneficencia ocupa la cúspide de tal jerarquización. Esta es la orientación que la práctica de la medicina ha tomado en el transcurso de dos mil quinientos años a partir del *corpus hipocrattum*. De la misma manera, la vida, como valor primordial, está colocada en la cúspide de la escala axiológica.

Todos los tratamientos que actualmente se encuentran disponibles en la práctica de la psiquiatría son benéficos cuando se utilizan adecuadamente y con el paciente para el que se encuentran indicados. Pueden ser muy perjudiciales cuando su indicación no es adecuada o el manejo de la técnica es inapropiado. El psiquiatra, en la utilización de cualquier modalidad de tratamiento disponible, obedeciendo al principio de beneficencia, ha de actuar en dirección de su finalidad como

---

del 11 de diciembre 1969]. En: http://www2.ohchr.org/spanish/law/progreso.htm consultado el 23 de marzo de 2013. México ha participado en esta preocupación mundial desde hace muchos años; por ejemplo, firmó el tratado bilateral con Noruega llamado *Arreglo entre el Gobierno de los Estados Unidos Mexicanos y el Gobierno del Reino de Noruega para la Protección de Individuos Atacados de Enajenación Mental*, en la Ciudad de México el 1° de octubre de 1923 (C.T., T. IV, p.693) (Tratados Celebrados por México, SER, CD, Universidad de Colima, 2002).

[229] *La Norma oficial Mexicana NOM-025-SSA2-1994* establece las condiciones obligatorias de operación de las unidades que prestan servicios de atención hospitalaria médico-psiquiátrica. También, esta norma, prevé en términos generales las situaciones de abuso sobre el paciente psiquiátrico en dichas unidades de internamiento. Esta norma también sigue los lineamientos establecidos en la *Resolución 46/119 Principios de Ética Médica de las Naciones Unidas: La Protección de los Enfermos Mentales*, anteriormente citada.

profesional; es decir, su actuación ha de estar dirigida a satisfacer lo que más conviene al paciente en cuanto a su bien.[230] El entendimiento de lo que es *bien* del paciente es ontológico; es decir, obra en conveniencia del bien del paciente todo acto que de alguna forma lo perfecciona como ser humano (lo sana, lo alivia, mejora su estado físico o psicológico, etc.). El psiquiatra ha de actuar, entonces, en función de lo que es el bien ontológico del paciente,[231] que no es, necesariamente, lo que el paciente piensa que es su bien o su bienestar. Cuando la actuación del psiquiatra obedece este principio,[232] obra además, en función de su propio perfeccionamiento como médico. El principio de beneficencia implica en sí el principio de no maleficencia (*Primero que nada, no dañar)*[233] cuya supremacía está señalada en el *Corpus Hipocrattum* (Smith: 1994).

La trasgresión al principio de beneficencia se da de tres formas: a) cuando los conocimientos del psiquiatra no son adecuados (impericia simple o temeraria), b) cuando el medico no cumple e incurre en negligencia, y c) —la que nos ha de ocupar más en este capítulo— cuando la actuación del médico, al tratar al paciente, tome una dirección más bien determinada por un interés personal. Esto último constituye, en mayor o

---

[230] Art. 9º del *Reglamento de la Ley General de Salud en Materia de Prestación de Servicios de Atención Médica* (2013). *El Código Internacional de Ética Médica* establece: *El Médico debe en todos los tipos de práctica médica, dedicarse a proporcionar un servicio médico competente, con plena independencia técnica y moral, con compasión y respeto por la dignidad humana. 35ª. Asamblea Médica Mundial*, Venecia, octubre de 1983. En: http://www.unav.es/cdb/ammvenecia2.html consultado el 23 de marzo de 2013. También la *Declaración de Hawai*, adoptada por la *Asociación Mundial de Psiquiatría* en el *6º Congreso Internacional de Psiquiatría en Honolulu Hawai*, corregida en el *7º Congreso en Viena*, julio de 1983, establece que *el psiquiatra nunca debe utilizar sus posibilidades profesionales para violar la dignidad o los derechos humanos de cualquier individuo o grupo......debe rehusar cooperar con cualquier intención que sea contraria a los principios éticos que establece esta declaración.*

[231] Lo que lo perfecciona como persona (lo sana, mejora sus funciones; por ejemplo). Lo que va de acuerdo con su esencia. Lo que conviene a esta.

[232] Principio de beneficencia.

[233] *Primum non nocere*

menor grado, la utilización del paciente; es decir, un abuso que atenta en contra de su libertad y, por ende, contra su dignidad de persona.[234]

Es necesario recordar aquí que el paciente inicia su tratamiento con la expectativa de que el médico está obligado a hacer lo que está al servicio del mejor interés de su paciente, y no de su propio interés. Para lograr que el tratamiento a que acude alcance su objetivo, el paciente ha de ponerse en manos de su médico, ha de confiar plenamente en él, ha de adoptar una posición de receptividad y entrega que lo hace vulnerable; susceptible a abuso (Webb: 1986). Por otra parte, existen fenómenos psicológicos que obran en el aparato mental del paciente que determinan que este adopte actitudes de dependencia, infantilismo y receptividad.[235]

Estos fenómenos psicológicos han recibido el nombre de *transferencia*. En virtud de esta, el paciente, en su relación con el médico, sufre una situación psicológica que lo lleva a asociar la relación terapéutica con situaciones de dependencia que experimentó en su infancia frente a figuras significativas. Este retorno a situaciones afectivas de la infancia recibe el nombre de *regresión*. La relación médico-paciente, la necesidad de ayuda y el sufrimiento que impone la enfermedad; son promotores de dicha regresión. Cuando se trata de la relación del paciente con el psiquiatra, estos fenómenos toman características específicas en términos de una gran

---

[234] Dignidad de la persona, en el sentido ontológico expresado por Antonio Caso (1993) y, más recientemente, por Palazzani (1993). En el *Pacto de San José, tratado multilateral* —disponible en: http://www.oas.org/dil/esp/ tratados_B-32_Convencion_Americana_sobre_Derechos_Humanos.htm (consultado el 23 de marzo de 2013) adoptado el 22 de noviembre de 1969, en San José de Costa Rica, y al que se vinculó México el 24 de marzo de 1981 (aprobado por el senado el 18 de diciembre de 1980 y publicado en el Diario Oficial el 9 de enero de 1981 [C.T., Apéndice IV, p.621])— se define el término persona: Para los efectos de esta Convención, persona es todo ser humano (Artículo 1°, fracción 2ª). Se establece que Toda persona tiene derecho a que se respete su integridad física, psíquica y moral (Artículo 5° fracción 1ª), y a que se proteja su honra y dignidad (artículo 11°, fracción 1ª). Estos conceptos animan las leyes nacionales; por ej., artículos 22°, 23° y 24 del Código Civil Federal, y los artículos 59 bis a 266 del *Código Penal Federal* (2013).

[235] La asimetría en la relación terapéutica entre el paciente y el psicoterapeuta ha sido objeto de estudio minucioso por Binnetti (2000).

intensidad. El fenómeno de la transferencia se ve fomentado por la misma técnica de tratamiento. Sobre todo si este incluye psicoterapia.

Trasgresiones éticas más comunes en que incurre el psiquiatra.

La relación médico-paciente es un instrumento terapéutico que el médico ha de usar siempre en beneficio del paciente. En el caso del tratamiento psiquiátrico, este instrumento adquiere fundamental importancia, al grado que recibe el nombre de relación terapéutica y se considera necesario (*condicio sine qua non*) en el proceso terapéutico. Así, la posición del paciente —y aún más en el psiquiátrico— es de clara desventaja. Del paciente se espera esta entrega; del psiquiatra, el más escrupuloso respeto a la dignidad del que se ha puesto cándidamente en sus manos. Desde el *Corpus Hippocratum* hay referencia a la trasgresión en que incurre el médico que abusa de la peculiaridad de asimetría que presenta la relación médico-paciente (Campbell: 1979). Cuando el psiquiatra utiliza la relación terapéutica en su beneficio personal, no nada más comete un abuso —los americanos la llaman explotación—[236, 237] que es más grave que en el caso de cualquier otro especialista de la medicina; no solo por la naturaleza de dicha relación, sino porque lesiona en forma irreversible la naturaleza terapéutica de la misma. Esto, especialmente cuando el manejo del paciente consiste en psicoterapia (Kernberg, O: 1994a, 1994b; Gruenberg: 1995). El Código Penal Federal (2013), tipifica los delitos de hostigamiento sexual, abuso sexual, estupro y violación; delitos que en determinadas circunstancias podrían aplicar a las actuaciones sexuales de psiquiatras y psicoterapeutas, ya que la relación con el paciente implica subordinación de este.[238]

---

[236]   El término *abusar*, en la segunda acepción que ofrece el *Diccionario de la Lengua Española de la Real Academia Española* (edición electrónica, 1995), quiere decir: *Hacer objeto de trato deshonesto a una persona débil o inexperta.* El término *explotar*, en la tercera acepción que da el mismo Diccionario, quiere decir: *Aplicar en provecho propio, por lo general de un modo abusivo, las cualidades o sentimientos de una persona, o un suceso o circunstancia cualquiera.* Aquí se utilizará el termino *abusar* más frecuentemente.

[237]   *The Principles of Medical Ethics With Annotations Especially Applicable to Psychiatry.* Washington: American Psychiatry Association, 1995.

[238]   Los artículos donde se tipifica este tipo de delitos son 259 bis a 266 del *Código Penal Federal* (2013), y se encuentran en el capítulo titulado *Delitos Contra la Libertad y el Normal Desarrollo Psicosexual.* El artículo 259 bis

El psiquiatra comete claro abuso cuando defrauda económicamente a su paciente recomendándole un tratamiento costoso que no está indicado o prolongándolo innecesariamente con el propósito de beneficiarse con el dinero del paciente.[239] Este tipo de utilización del paciente es claramente dolosa y representa una conducta deshonesta por parte del psiquiatra que es de fácil identificación. La utilización de los sentimientos del paciente es aún de mayor interés aquí.

En términos generales, el abuso que llega a ejercer el psiquiatra sobre la situación del paciente se da en muy diversas formas. Entre estas, están aquellas en las que el psiquiatra obtiene beneficios indirectos ilegítimos ya sea en términos económicos, de prestigio profesional o social, de adquisición de bienes o servicios (Gruenberg: 2001) o, incluso, de gratificación sexual, etc. Las situaciones en que se presenta la comisión de abuso también son diversas: a) Cuando el profesional no ha recibido formación y adiestramiento adecuados y la conducta utilizadora -explotadora- pudiera parecerle al médico totalmente natural y parte de una simple interacción. Los casos que consisten en este tipo

---

establece: *Al que asedie, acose o solicite favores de naturaleza sexual para sí o para un tercero con la amenaza de causar a la víctima un mal relacionado con las expectativas que pueda tener en el ámbito de una relación, bien sea entre superior e inferior jerárquico, entre iguales o en cualquier circunstancia que los relacione en el campo laboral, docente, doméstico o cualquier otro, se le impondrá sanción de uno a tres años de prisión.* En lo que se refiere a los derechos de la mujer, el artículo 6° del decreto que el H. Congreso de la Unión envió al Presidente Fox en función de la Ley del Instituto Nacional de las Mujeres (12 de enero de 2001) señala entre los objetivos específicos de este Instituto: I. La promoción, protección y difusión de los derechos de las mujeres y de las niñas consagrados en la *Constitución Política de los Estados Unidos Mexicanos* y en los tratados internacionales ratificados por México, en particular los derechos humanos y libertades fundamentales de las mujeres.

[239] Se entiende que el médico se conduce en la práctica de la medicina, como todo proveedor de servicios de salud, con un ánimo que no es de lucro (*animus lucrandi*) (Rohde: 1997). El *Código Internacional de Ética Médica* establece: *El médico no debe permitir que motivos de ganancia influyan el ejercicio libre e independiente de su juicio profesional de sus pacientes.* En: http://www.unav.es/cdb/ammlondres1.html consultado el 23 de marzo de 2013.

de trasgresión frecuentemente implican tanto impericia como dolo. b) Cuando el psiquiatra por sus propios problemas psicológicos (necesidades emocionales insatisfechas) establece relaciones de interdependencia emocional íntima con el paciente; c) Cuando en forma repetitiva, y con diferentes pacientes, el psiquiatra abusa de ellos utilizando en beneficio propio los sentimientos que se dan en el trato con el paciente. Todas estas formas de abuso tienen un punto de partida común en la violación de los límites propios de la relación terapéutica, e implican trasgresión a los principios éticos que animan la práctica médica; además de dolo o impericia por parte del facultativo, que sería responsable como lo establece el artículo 2615° del Código Civil Federal (2013).[240, 241]

Hay violaciones de los límites de la relación médico-paciente en todos los grados de menor a mayor gravedad. Se considera que aun las de menor gravedad son de importancia, y que el conocimiento de ellas es de gran valor porque frecuentemente estas llevan a transgresiones mayores. Por esto, dice Lazarus (1993), el médico ha de estar siempre vigilante del impacto que su conducta tiene sobre los límites de la relación médico-paciente. La ideología detrás de lo anterior se basa en el principio fundamental de que el tratamiento médico es más competente cuando el psiquiatra mantiene una relación profesional clara con el paciente y no influye esta relación con intrusiones que debilitan la objetividad.

Traspasar los límites de la relación terapéutica en el tratamiento psiquiátrico facilita la incursión en el abuso del paciente (Gabbard y Pope: 1989)[242] y perjudica o inutiliza la relación como instrumento terapéutico. La explotación del paciente, además de obrar en detrimento de la finalidad del tratamiento (el bien del paciente), perjudica el curso del tratamiento en sí. En situaciones extremas, además, daña gravemente al paciente. Este es el caso de la actuación sexual del terapeuta con el

---

[240] La reforma de este código, publicada en el Diario Oficial de la Federación el 29 de mayo de 2000 presenta una nota inicial que lee: ...*se modificó la denominación original del Código Civil para el Distrito Federal en Materia Común y para toda la República en Materia Federal para quedar con su denominación vigente de Código Civil Federal.*

[241] El artículo 2615° del *Código Civil Federal* establece: *El que preste servicios profesionales sólo es responsable, hacia las personas a quien sirve, por negligencia, impericia o dolo, sin perjuicio de las penas que merezca en caso de delito* (CD Civil 2002, Federal y D.F).

[242] No necesariamente la incita.

paciente (Gabbard y Pope: 1989).[243] Cuando la explotación no llega a producir tal daño al paciente, no por eso deja de ser una trasgresión ética (Gruenberg: 1995), ya que de cualquier manera siempre compromete la finalidad del tratamiento y está dirigida hacia un interés del terapeuta. Por ejemplo, cuando un terapeuta compra valores bursátiles siguiendo la información que directa o indirectamente le dio un paciente, si sale ganando, luego necesitará saber cuando debe vender dichas acciones. ¿Cómo y cuándo va a obtener dicha información?, ¿utilizará el tiempo del paciente?, ¿dirigirá la conversación con el paciente, *como quien no quiere la cosa*, hacia la obtención de la información? Si llegara a perder con la transacción, ¿a quién va a culpar?, ¿con quién va a estar enfadado?, ¿cómo va el terapeuta a manejar sus sentimientos negativos y positivos?, ¿cómo van a afectar estos sentimientos el tratamiento del paciente?

Como señalamos antes, es más grave cuando el psiquiatra se involucra emocionalmente con el paciente y la relación se confunde. Hemos expuesto antes que es injusta y desventajosa para el paciente la relación cuando el psiquiatra desarrolla o mantiene relaciones sociales con el paciente; hemos de considerar todavía más injusta la relación cuando esta recae en un envolvimiento emocional. La situación más deplorable se suscita cuando el psiquiatra y su paciente llegan a tener relaciones sexuales. Hay casos en los que la interacción adquiere matices eróticos por confusión del paciente e ingenuidad o inexperiencia del psiquiatra que no ha recibido adecuada formación. Hay casos en los que el psiquiatra incurre en romanticismo y erotismo con el paciente por que sus propias carencias de satisfacción afectiva le hacen engañoso el terreno y cae en una confusión provocada por la avidez de afecto de ciertas pacientes. También hay casos en los que el terapeuta incurre repetidamente, y con distintos pacientes, en situaciones de romanticismo, erotismo y experiencias emocionales engañosas que los pacientes identifican equivocadamente como enamoramiento, y que el terapeuta alienta queriendo creer, a su conveniencia, que así ayuda a su paciente.[244]

---

[243] La Dra. Elissa Benedek, Presidente de la *Asociación Psiquiátrica Americana* en 1990, describe varias investigaciones en las que se concluye que la intimidad erótica con el paciente siempre daña tanto al paciente como al terapeuta. (*Pychiatric News,* 6 de julio de 1990).

[244] Linda Jorgenson, abogada especializada en la prosecución de prestadores de servicios de salud mental por violaciones éticas, de Cambridge, Mass., señala en este orden de violaciones éticas tres tipos de trasgresores: el

En cualquier caso, cuando se produce un envolvimiento sexual del psiquiatra o del psicoterapeuta con el paciente, está ocurriendo una explotación de este. La situación terapéutica implica que la representación mental que tiene el o la paciente de su terapeuta ha sido depositaria de múltiples idealizaciones y afectos provenientes del pasado y que no corresponden a la relación presente. Así, no se trata de una relación real. El o la paciente estará entregándose a una figura existente solamente en su fantasía, y el terapeuta estará ejerciendo una explotación.

El paciente psiquiátrico presenta especial vulnerabilidad a la utilización sexual por parte del terapeuta, porque la relación terapéutica implica características de intimidad y de intensidad emocional en la que se recapitulan sentimientos de ternura infantil y se exteriorizan las carencias emocionales. El paciente frecuentemente caerá en la creencia de que los sentimientos que experimenta hacia su terapeuta son verdadero amor. Esto hace evidente la necesidad absoluta y extrema de que el psicoterapeuta sea íntegro; de otra manera, atentará contra la dignidad del paciente como persona. Así mismo, dicha distorsión (transferencia) propia del proceso terapéutico, hace que técnicamente, se considere inconveniente o incluso contraindicado el contacto físico del terapeuta con el paciente; aunque la intención de este no sea derivar gratificación erótica, sino confortarlo; ya que este, en la dicha situación de transferencia, puede ser inducido a la confusión.

No es posible enfatizar suficientemente que el abuso sexual de pacientes por parte de los psiquiatras y psicoterapeutas ocurre con mucha frecuencia, como ha sido encontrado a través de investigaciones que se han llevado a cabo en los Estados Unidos (Gartrell: 1986; Harvard Survey: 1986). En nuestro medio no existen estudios estadísticos al respecto; pero sí nos enteramos a menudo de que algún colega ha incurrido en este tipo de trasgresión ética. Las sociedades psiquiátricas y psicoanalíticas de vez en cuando reciben denuncias por parte de pacientes que solicitan que la sociedad en cuestión intervenga castigando al psicoterapeuta infractor. En los Estados Unidos se ha hecho un gran énfasis e invertido gran esfuerzo para establecer la identificación, definición y prosecución de transgresiones relacionadas con conducta sexual en que incurren psiquiatras y psicoterapeutas. La abundancia de material publicado con

---

psicótico, el psicópata y el afectivamente privado (love-sick) (*Simposio sobre actuación sexual con pacientes, del Congreso anual de la Asociación Psiquiátrica Americana. Psychiatric News,* 21 de junio de 1991).

relación a este tipo de transgresiones es abundante: más del 80% de lo publicado sobre ética en psiquiatría. Estos esfuerzos no solamente se han hecho dentro de la comunidad profesional; sino que han trascendido en promoción de leyes civiles y hasta penales. La revisión de 1995 del código deontológico de la *American Psychiatric Association* (1995) define que cualquier actividad sexual con un paciente o con un expaciente está en contra de la ética. En Madrid, en agosto de 1996, durante la celebración del X Congreso Mundial de Psiquiatría, el respeto al paciente y a la relación con este fue el centro de la Declaración de Madrid.[245] Esta sustituye al código deontológico de la Asociación Mundial de Psiquiatría que fue establecido en 1977. Dicha Declaración establece:

> *Como practicantes de la medicina, los psiquiatras deben ser conscientes de las implicaciones éticas de ser médico y de las demandas éticas específicas de la especialidad. Como miembros de la sociedad, los psiquiatras deben respaldar el tratamiento justo y equitativo de los enfermos mentales, por la justicia e igualdad para todos.*

La Declaración agrega cuatro guías éticas específicas adicionales; la cuarta explica la naturaleza de la relación terapéutica en el manejo de las enfermedades mentales, caracterizada por la exploración profunda de la intimidad y de los espacios emocionales del paciente. El conocimiento de estas características del paciente coloca al terapeuta en posición de superioridad. Es definitivamente condenable que el terapeuta aproveche dicha ventaja para obtener satisfacción a intereses personales. Establece: *Bajo ninguna circunstancia, entonces, un psiquiatra debe envolverse con un paciente en forma alguna de conducta sexual, independientemente de que tal conducta sea iniciada por el paciente o el terapeuta.*[246]

Se considera que el prestador de servicios de salud tiene obligación de denunciar al colega que incurre en prácticas dolosas, negligencia o

---

[245] Publicación de la *Declaración de Madrid. El País*, 29 de agosto de 1996. En: http://elpais.com/diario/1996/08/29/sociedad/841269609 850215. html (consultado el 23 de marzo de 2013). Esta Declaración fue corregida y ratificada en el *Congreso de la Asociación Psiquiátrica Mundial* en Yokohama, Japón, en Agosto de 2002.

[246] http://elpais.com/diario/1996/08/29/sociedad/841269609 850215.html consultado el 23 de marzo de 2013.

impericia. El psicoterapeuta habría de denunciar cuando un colega ha incurrido en una actuación erótica con el paciente o en cualquier forma de explotación.[247, 248] Desde luego, dicha denuncia habría de observar las obligaciones de sigilo en el manejo del secreto profesional.

Conclusión.

Las nociones en relación con el tema que nos ocupa no son muy diferentes en diversos países, incluyendo los de Latinoamérica y los Estados Unidos. Estoy consciente de que muchos colegas, a simple vista, estarán de acuerdo con la tesis de que es éticamente inadmisible que el psiquiatra realice cualquier tipo de abuso sobre el paciente. Sin embargo, mi experiencia ha sido que no se capta en su totalidad la gravedad del problema en cuestión. Es decir, la mayoría de los colegas no se dan cuenta de la frecuencia con que se suscitan estos problemas, y no son conscientes de la extensión que abarca el daño resultante. Por otra parte, independientemente del consenso, hay especialistas de la salud mental, médicos y no médicos, que llegan a expresar la opinión —pienso que muy a la ligera— de que la actuación sexual con los pacientes puede ser beneficiosa para éstos. Y, ciertamente, hay muchos colegas que consideran discutible cualquier posición al respecto y que por lo menos rechazan la generalización que he expresado en capítulos anteriores: *cualquier actuación erótica es dañina para el paciente, para el psiquiatra y para el prestigio de la profesión.*

En el ámbito de los gremios psiquiátricos y psicoanalíticos se tienen presentes las nociones con relación al abuso del paciente como trasgresión ética, y al daño que cierto tipo de abuso produce en los pacientes; pero los conceptos apenas se han ido formalizando en los estatutos de las diferentes sociedades profesionales. Existe protección jurídica de los

---

[247] El *Código Internacional de Ética Médica*, adoptado por la *3ª Asamblea Médica Mundial de la AMM*, Londres, Inglaterra, octubre de 1949, enmendado en la 35ª Asamblea, Venecia, Italia, octubre de 1983 establece: *El Médico debe tratar con honestidad a pacientes y colegas, y esforzarse por denunciar a los médicos débiles de carácter o deficientes en competencia profesional, o a los que incurran en fraude o engaño...* http://www.unav.es/cdb/ammvenecia2.html consultado el 23 de marzo de 2013.

[248] La orientación ética de la *American Psychiatriac Association* también establece la obligación del psiquiatra de denunciar a los colegas deshonestos o incompetentes (Lazarus: 1993, *American Psychiatric Association*: 2001).

derechos humanos y de respeto a la dignidad de los pacientes psiquiátricos hospitalizados en unidades especializados, establecida en la Norma Oficial Mexicana NOM 025-SSA2-1994. Sin embargo, para el paciente ambulatorio, sobre todo para el que recurre a la consulta particular, prácticamente no existe tutela jurídica específica; solamente existe la establecida en general por el Código Civil Federal (2013), el Código Penal Federal (2013) y la Ley General de Salud (2013); en los artículos jurídicos que se han citado a lo largo de este capítulo. Así, las sociedades médicas no tienen suficiente apoyo jurídico para respaldar sus apreciaciones éticas. Por esto, es importante que las asociaciones profesionales de psiquiatras y psicoterapeutas discutan en sus congresos y reuniones científicas los temas éticos pertinentes y establezcan consensos que eventualmente alcancen legislación. Además, es necesario que cuenten con un código deontológico que defina cuáles conductas por parte del profesional no son aceptables. Sin un instrumento de este tipo, el grupo profesional no podrá ni siquiera orientar a un trasgresor o corregir conductas que de no ser modificadas continuarán dañando a los pacientes.

LA ACTUACIÓN ERÓTICA DENTRO DE LA SITUACIÓN PSICOTERAÉUTICA ES UNA TRANSGRESIÓN ÉTICA

ESTUDIO ARGUMENTATIVO[249]

Introducción

Para nuestro propósito aquí, se ha de entender por *actuación erótica* cualquier manifestación en la conducta, de un deseo erótico que busca gratificación –satisfacción– a través de la misma. Dicha manifestación no necesariamente ha de ser una actuación que pueda describirse claramente como acto sexual; sino que puede ser desde un tocamiento o caricia que partiendo del impulso tenga la intencionalidad consciente o inconsciente de gratificar el deseo erótico (Brodsky: 1989).

Como parte del proceso mismo de la psicoterapia, es común que el paciente comunique deseos eróticos insatisfechos o fantasías de gratificación de dichos deseos. El fenómeno psicológico de la repetición en la terapia, de las situaciones eróticas que el paciente vivió en las relaciones con sus padres, es parte de todo proceso psicoterapéutico (Bigras y Biggs: 1990). Esto se evidencia más claramente en el tratamiento psicoanalítico y en la psicoterapia de orientación psicoanalítica. No es infrecuente

---

[249] Este capítulo contiene material que originalmente fue formulado como parte del respaldo teórico de la investigación presentada como disertación para la obtención del grado de Doctor en Bioética, Facultad de Bioética, Universidad Anáhuac, el 7 de julio de 2007. La elaboración fue realizada con la asesoría de la Dra. Martha Tarasco, Profesora e Investigadora de la Facultad de Bioética.

que el paciente lleve dichos deseos o fantasías que están surgiendo en el tratamiento, a actuación erótica dentro del tratamiento mismo, o fuera del ámbito del tratamiento (Hankins, Vera, Barnard y Herkov: 1994, Pope: 1990).

El terapeuta ha de estar preparado por su adiestramiento y por su intencionalidad terapéutica para reconocer estos fenómenos, y para manejarlos verbalmente a través de la técnica al servicio del proceso terapéutico en beneficio del paciente. Cuando el terapeuta presenta una actuación erótica ya sea en respuesta a sus propios deseos o fantasías o en respuesta a las manifestaciones eróticas del paciente, incurre en una trasgresión ética. Esto es lo que se plantea demostrar argumentativamente en el curso de este capítulo.

La actuación erótica en la situación terapéutica implica diversos fenómenos que es necesario estudiar por separado para lograr su cabal entendimiento. Algunos de estos fenómenos son propios de la situación terapéutica misma, como son la transferencia, la contratransferencia y, de especial importancia para este capítulo, la llamada transferencia erótica o transferencia amor. Otros fenómenos provienen de la psicopatología del paciente, y se entrelazan con los mencionados anteriormente; como son las transferencias eróticas intensas causadas por la patología del paciente, que llegan a ser irreductibles por la terapia misma, y que perpetuándose; llevan al fracaso terapéutico.

Otro grupo de fenómenos tendientes a conducir a la actuación erótica es el referente a las necesidades —carencias— del terapeuta, de su patología o, en el extremo, de una inclinación patológica que puede llevarle a la explotación del paciente de forma cuasi indolente e intencional.

Por otra parte, es importante distinguir entre lo que constituye una violación de los límites, y lo que es la exploración creativa de los mismos. Esta, implica la intrusión del terapeuta en el ámbito cercano al límite; mas no su violación (Gabbard: 1994d, Glass: 2003, Norris, Gutheil y Strasburger: 2003).

A) La transferencia

Dentro de la terminología utilizada en la literatura especializada en psicoanálisis y en psicoterapia, el término *transferencia* tiene varios significados; todos ellos relacionados. Se revisaran brevemente para puntualizar el que interesa aquí.

Desde una acepción amplia, *transferencia* es la experiencia de sentimientos, impulsos, actitudes, fantasías y defensas hacia una persona en el presente, que no corresponden ni son apropiados a ella; sino que son repeticiones de reacciones originadas en relación a figuras significativas del pasado, y que se desplazan en forma inconsciente a figuras del presente (Gabbard: 2000, Karasu: 2005, Sadock y Sadock: 2004).

En la psicoterapia, y especialmente en la psicoanalítica, el término se refiere al intenso afecto que se despierta en el paciente hacia el terapeuta —incluyendo los deseos eróticos— y que es una repetición de los afectos que sintió hacia figuras importantes en las épocas tempranas de su vida; particularmente como una revivificación del vínculo infanto-parental (Brenner, 1973; Karasu, 2005). Desde el entendimiento psicoanalítico, estos afectos y deseos eróticos tienen origen en la etapa edípica, y su forma neurótica paradigmática (neurosis de transferencia) ocurre cuando el paciente se enamora del terapeuta (Karasu: 2005).[250]

La transferencia es, sin lugar a dudas, el centro de la psicoterapia psicoanalítica, y el análisis de la transferencia distingue al psicoanálisis de todas las otras formas de psicoterapia. En la terapia psicoanalítica se tiene la intención de mantener la interacción entre el terapeuta y el paciente lo más libre de la contaminación que puede resultar de intervenciones del terapeuta, en las que revela al paciente elementos reales de su personalidad. Cuando la relación entre el terapeuta y el paciente no ha podido ser protegida y se encuentra contaminada por elementos reales, la respuesta emocional del paciente es en mosaico; y difícilmente se pueden distinguir los aspectos transferenciales. Aun en la psicoterapia psicoanalítica ocurre cierto grado de contaminación, ya que el terapeuta no puede mantener un total anonimato, o no puede dejar de tener algún tipo de actuación que muestre cierta fracción de su persona real. Pero es en otros tipos de psicoterapia en los que en mayor o menor grado se mezclan los productos de la relación real, sin que se dejen de producir los fenómenos de transferencia y aun la neurosis de transferencia.

En el estudio del proceso psicoterapéutico se describe que el desarrollo de la transferencia tiene tres fases: a) el desarrollo de la transferencia, b) la neurosis de transferencia y c) la resolución de la transferencia (Glover: 1968). Como fenómeno psicológico *extraño*, la transferencia fue descubierta por Freud y descrita por él como presente

---

[250] Actualmente consideramos que tales deseos frecuentemente provienen de épocas aún más tempranas a la etapa edípica.

en el tratamiento de todo paciente (Freud: 1912c). La descripción de este fenómeno y el entendimiento de su significado ha sido considerado como una de las mayores contribuciones de Freud (Etchegoyen: 1991). La primera descripción que hizo Freud sobre este fenómeno, se encuentra en el libro que escribió con Breuer: *La Histeria* (Freud y Breuer: 1893-5). En *Análisis fragmentario de una histeria* (1905a), Freud reconoce la importancia de este fenómeno y lo nombra *transferencia*. Así mismo distingue que el análisis de la transferencia (específicamente la negativa) es necesario para la obtención de un resultado terapéutico exitoso (Greenson: 1967).

En la situación psicoterapéutica, la típica relación transferencial es aquella en la que el paciente dirige hacia el terapeuta un grado exagerado de apego y cariño, que no es una respuesta realista a una relación entre ambos; y que solamente puede ser entendida a través del estudio de las fantasías inconscientes que reverberan en la situación terapéutica. Se manifiestan afectos y anhelos infantiles que son anacrónicos e inapropiados. La técnica de orientación psicoanalítica promueve la aparición de estos fenómenos al reactivar los anhelos infantiles insatisfechos, y las carencias emocionales del paciente. La mayor manifestación es la idealización que hace el paciente del terapeuta, a quien dota de atributos desmedidos como una imagen idealizada; se siente celoso de otras personas en la vida del terapeuta, y adopta intereses similares a los del terapeuta e incluso remeda en forma artificial estilos de la forma de hablar, vestir o caminar del terapeuta. La reacción transferencial es inapropiada y de gran intensidad, y también se caracteriza por la ambivalencia —coexistencia de afectos contradictorios o aparición de los mismos de forma alternante— (Freud: 1912c). Señala, además, la tenacidad con que la transferencia persiste a pesar de las actitudes reales del terapeuta, y la forma caprichosa e impredecible con que eventos triviales o frívolos pueden desencadenarla.

Según se desarrollan las distorsiones transferenciales, sus manifestaciones pueden ser positivas o negativas; de acuerdo a la ambivalencia que se encuentra encubierta por afectos que son en buena parte inconscientes. Se hace referencia por transferencia positiva a la expresión de buenos sentimientos hacia el terapeuta; al otro extremo del espectro afectivo, se entiende por transferencia negativa a malos sentimientos hacia el terapeuta; afectos que son igualmente intensos: enojo, hostilidad, desconfianza, rebeldía, etc.

B) La contratransferencia

Otro fenómeno que se presenta en contrapartida dentro del proceso terapéutico y que a su vez también representa una doble valencia, es la *contratransferencia*. Por este término puede entenderse: a) la respuesta emocional total que el terapeuta experimenta hacia el paciente, b) la respuesta que el terapeuta experimenta hacia la transferencia del paciente, y c) las emociones que el terapeuta transfiere al paciente y que se originaron en relación a figuras de su propio pasado. Esta última acepción es la que más utilidad nos brinda para el tema que nos ocupa. Greenson describe que la contratransferencia es una reacción de transferencia del analista al paciente, una transferencia paralela, una contraparte de la transferencia (Greenson: 1967).

La contratransferencia ha de ser entendida por el terapeuta a la luz del conocimiento que tiene de sí para deslindar sus propias necesidades de las que se evocan por la transferencia del paciente. Así, la contratransferencia ha de ser utilizada como instrumento al servicio de la psicoterapia, como parte de la técnica. De esta forma y en manos del experto, el fenómeno en cuestión permite al terapeuta conocer facetas específicas del paciente; independientemente de que lleva contenidos provenientes del terapeuta mismo. Por otro lado, la contratransferencia también representa un peligro para el proceso terapéutico, que pone a prueba la destreza y la integridad del terapeuta. Si el terapeuta no está consciente de sus propios sentimientos y del origen de éstos, dicho fenómeno psicológico puede constituir un verdadero obstáculo para el tratamiento (Simon: 1994). Si el terapeuta se entrega a la gratificación de sus deseos contratransferenciales, puede destruir la posibilidad terapéutica.

Aun cuando Freud se había referido temprano en sus escritos a este fenómeno, no utilizó el término *contratransferencia* hasta una discusión inaugural de un congreso en Núremberg en 1910 (Freud: 1910b), según describe Etchegoyen (1991). En 1912, en *Consejos al Médico en el Tratamiento Psicoanalítico*, Freud describe por primera vez la contratransferencia y la necesidad de que el terapeuta se mantenga en anonimato y no muestre al paciente elementos que provienen de su propia vida emocional (Freud, 1912b). En ese mismo año, bajo la influencia de Jung y el grupo de Zúrich, recomendó que la experiencia psicoanalítica personal fuera parte del adiestramiento del psicoanalista (Etchegoyen: 1991).

Probablemente, las primeras contribuciones al entendimiento de la contratransferencia como un instrumento en el tratamiento y no solo como un obstáculo para el mismo, provinieron de psicoanalistas de orientación kleiniana (Heimann: 1950, Racker: 1982). Etchegoyen (1991) cita a Ella Sharpe, quien presentó en el Simposio de Psicoanálisis Infantil de 1927 el caso clínico de una chica de 15 años. Todo el razonamiento teórico de la presentación de este caso es en torno a las reacciones —contratransferencia— que ella tuvo durante el tratamiento de la paciente. El autoanálisis que hace Sharpe de sus reacciones emocionales hacia la paciente es un buen modelo de investigación de la contratransferencia (Sharpe: 1927) y concluye que el análisis de las reacciones emocionales del terapeuta es de vital importancia para el éxito del tratamiento que conduce (Sharpe: 1930-31).

Posteriormente, los autores que han contribuido en este tema son numerosos. Autores más recientes describen cómo la literatura psicoanalítica contemporánea conceptúa que la instauración de la contratransferencia es una creación conjunta del terapeuta y del paciente (Gabbard y Lester: 1995, Gabbard y Wilkinson: 1994): el paciente evoca ciertas respuestas en el psicoterapeuta, y son los propios conflictos y las representaciones de objeto internas del psicoterapeuta los que determinan la configuración final de la actuación contratransferencial.

La capacidad del terapeuta para registrar la situación en que está incurriendo, y el examen retrospectivo de la misma; caracterizan un cruce útil de los límites a diferencia de lo que constituye ya una violación de los mismos (Norris, Gutheil y Strasburger: 2003). Etchegoyen agrega que, como en el contracanto musical, en que primero se escucha el canto que luego es respondido por el contracanto, la transferencia del paciente es el punto de partida (Etchegoyen, 1991). Es decir, la contratransferencia es el contracanto, y no habría concierto si el terapeuta no tuviera una resonancia emocional a la transferencia del paciente.

C) El amor de transferencia

A través de la historia de la técnica de la psicoterapia psicoanalítica, son muchos los autores que se han ocupado del fenómeno consistente en que el o la paciente se sienta profundamente *enamorado* de su terapeuta y muestre intensos deseos sexuales hacia él. En sí, el fenómeno es una forma de transferencia de afectos eróticos (Amara: 2003, Berman: 2003, Lomax y Gabbard: 2004, López y Wortman: 2003). En función de esto, Greenson (1967) se refiere a ella como *transferencia erotizada*, y agrega que en ocasiones un paciente que aparenta ser simplemente neurótico, puede llegar a desarrollar temprano en su tratamiento una transferencia erótica intensa e intratable. Etchegoyen (1991) y muchos otros la llaman *transferencia amor,* siguiendo la terminología que utilizó Freud (1915b)[251] cuando describió el caso de una mujer neurótica que desarrolló una intensa transferencia erótica que no cedió al tratamiento. Otros autores han descrito problemas similares en el tratamiento de pacientes que llegan a presentar demandas eróticas refractarias al manejo psicoterapéutico (Rappaport: 1956).

Gabbard (1994a) señala que una transferencia erótica intensa es uno de los retos más poderosos para el psicoterapeuta. Los vigorosos anhelos de amor y gratificación sexual de un paciente pueden producir un ambiente engañoso que obnubile la habilidad del terapeuta para mantenerse como observador de la experiencia inmediata con el paciente, y llegue a tener la sensación de que la actuación sexual es legítima (Gabbard: 1994a). Por otro lado, agrega Etchegoyen (1991), en todo tratamiento han de existir momentos de enamoramiento, porque el proceso terapéutico reproduce las relaciones que se vivieron en la relación triangular que el paciente vivió con su padre y su madre; y es por lo tanto inevitable y aun saludable que ocurra. Entonces, es claro que hay diversos tipos de transferencia amor; en un extremo se encuentran las formas psicóticas, que son por las que Freud mostró mayor preocupación; y en el otro, las formas neuróticas. Rapapport agrega que en la forma neurótica el terapeuta es visto como si fuera la figura parental; en cambio en la forma psicótica, el terapeuta *es* (para el paciente) la figura parental.

D) La transferencia amor como factor en la actuación erótica en la situación psicoterapéutica

Se ha de tener presente, como ya se señaló, que la transferencia amor del paciente no es el único elemento (condición suficiente) que conduce a la actuación erótica en la situación terapéutica. Se analizarán más adelante otros elementos, como diversas formas de patología del terapeuta o su deficiente formación, educación o vocación; que como resultado reverberan en una conciencia moral o profesional en defecto. Sin embargo, es de considerarse que el fenómeno transferencia amor en alguna de sus formas es virtualmente una condición necesaria tanto como instrumento del proceso psicoterapéutico, como para que llegue a cristalizar en una actuación, y así en la gratificación del mismo.

---

[251] Freud utilizó en esta obra *Übertragung* y *Übertragungsliebe* por *transferencia* y por *transferencia amor*, respectivamente.

Tan solo desde el punto de vista psicoanalítico, no es posible considerar posible que entre el terapeuta y el paciente pueda darse la ternura que deriva de la integración de las representaciones del objeto y del *self*; ni la identificación genital recíproca y la profunda empatía con la identidad genérica del otro; que, como resalta Kernberg (1977: 1994b), caracterizan la relación vincular. Tampoco puede existir un profundo compromiso con el otro y con la relación, emanado del conocimiento empático profundo y el deseo vehemente por la realización sexual y espiritual de sí y del otro. Las condiciones que se producen en la situación psicoterapéutica, como ya se ha descrito, determinan que la experiencia emocional del paciente sea predominantemente transferencial. Como se verá más adelante, la respuesta erótica (sexual) del terapeuta, al no ser correspondiente en forma real con la del paciente, tampoco puede ser de amor sexual genuino. Desde el punto de vista ántropo-filosófico, dadas las condiciones de la situación psicoterapéutica, esta es incompatible con la relación bilateral de auténtica correspondencia e igualdad (Campbell, 1989) de dos agentes en acto entregados a la promoción de uno y del otro; características imprescindibles *(sine qua non)* de la relación sexual amorosa.

A través del desarrollo de la técnica de la psicoterapia, en los albores de la teoría psicoanalítica, no les fue sencillo a los pioneros llegar a apreciar lo difícil que es para el terapeuta mantener sus propias necesidades fuera de la situación terapéutica, ni aquilatar las repercusiones destructivas que estas tienen cuando se insertan en dicho proceso. Es de interés para este capítulo, por el valor ilustrativo que tiene, hacer notar que fue solamente a través de infortunados eventos terapéuticos en que incurrieron los pioneros del psicoanálisis; cómo los primeros psicoterapeutas, empezando por Freud, descubrieron el poderoso fenómeno psicológico de la transferencia amor. Varios pioneros que ahora son guardados en la memoria entre los principales seguidores y continuadores de las contribuciones de Freud, sucumbieron al canto de las sirenas por así llamar a la obnubilación que representa la contratransferencia erotizada. Esos célebres terapeutas, como muchos más hasta el presente, fueron sorprendidos por este peligroso espejismo.

Se tiene conocimiento constatado en la literatura psicoanalítica, de que varios de los más conocidos pioneros del psicoanálisis incurrieron en envolvimiento emocional y sexual con sus pacientes:

a) Carl Jung y Sabina Spielrein

Jung fue uno de los discípulos más cercanos de Freud. Aunque terminó enemistándose y rompiendo con él, en un tiempo lo consideró como el alumno más adecuado para la continuación del movimiento psicoanalítico fuera del ámbito judío. Jung radicaba en Suiza y mantuvo con Freud una abundante correspondencia que aún actualmente ilustra el desarrollo del psicoanálisis. La historia de su relación amorosa con su paciente Sabina Spielrein era desconocida hasta 1977 cuando el psicoanalista italiano Aldo Carotenuto encontró los diarios de vida de Sabina y las cartas de Freud y Jung en el sótano del Palacio Wilson en Ginebra, antigua sede del Instituto Psicoanalítico. Los diarios de Sabina encontrados datan desde 1908 hasta 1912. Otro paquete de documentos fue descubierto en 1982, esta vez en los archivos familiares de Edouard Claparède, el psicólogo ginebrino. Entre estos documentos se encontró un folio manuscrito con fragmentos de los diarios de Spielrein de 1907 y 1908 (Hayman: 2001).

Estos hallazgos no solo fueron de interés para los psicoanalistas y los historiadores del movimiento psicoanalítico; sino que fueron motivo de obras de teatro en Broadway y en Londres, y de varias películas. La más célebre es *Yo fui Sabina Spielrein*, de Elizabeth Márton, que constituyó un verdadero documento histórico y que fue presentada en el Congreso de la Asociación Psicoanalítica Internacional de julio de 2001 en la ciudad de Niza. Carotenuto, al leer el epistolario entre Freud y Jung dedujo que Freud también estuvo indirectamente involucrado en el caso (Carotenuto: 1984).

Sabina era una joven rusa de 19 años cuando fue internada en 1904 con los diagnósticos de histeria y esquizofrenia, en un hospital para enfermos mentales en Bürghelzli, Suiza, dirigido por el célebre psiquiatra Eugen Bleuler, quien acuñara el término *esquizofrenia*. En esa institución trabajaba Jung, entonces de 29 años, quien sometió a Sabina al nuevo tratamiento ideado por Freud. Sabina fue el primer tratamiento psicoanalítico que emprendió Jung (Kerr: 1993). Es evidente que Jung no era consciente del material explosivo con que trabajaba. Poco después de iniciar el tratamiento de Sabina, se vio involucrado con su paciente en una relación *erotizada* (Vartuli: 2002). Sabina se recuperó de su enfermedad y fue dada de alta en unos meses,[252] fue aceptada, por recomendación de Bleuler, a la Universidad de Zúrich en 1905 y se graduó como médica con

---

[252] Se señala que el tratamiento psicoanalítico de Sabina en el hospital no duró más de dos meses (Kerr: 1993).

una tesis sobre la esquizofrenia. Cuando dejó el hospital, Sabina Spielrein continuó la relación con Jung. Probablemente la esposa de este escribió a la madre de Sabina advirtiéndole sobre la relación de Jung con esta. La madre de Sabina escribe a Jung exigiéndole que interrumpa esa relación con su hija. A esto Jung contesta:

> ...de médico, me convertí en amigo, porque dejé de excluir mis sentimientos. Pude abandonar fácilmente el papel de médico porque no me sentía empleado como tal, ya que jamás pretendí un honorario. Esto último es lo que marca claramente los límites a los que está sometido el médico. Usted comprenderá que es imposible para un hombre y una joven tener a la larga tan solo relaciones de amistad, sin que en algún momento intervenga alguna otra cosa. Pero, en el fondo, ¿qué podría impedir a ambas personas aceptar las consecuencias de su amor? Un médico, en cambio, y una paciente pueden hablar de cualquier asunto íntimo durante un tiempo limitado, y la paciente puede esperar del médico todo el amor y el cuidado del que tiene necesidad. El médico, empero, conoce sus límites y no los violará nunca, porque es pagado por su trabajo. Y esto le impone la necesaria limitación.[253]
>
> Por lo tanto, para permanecer en la posición de médico, como usted desea, le propongo fijar un honorario adecuado por mis prestaciones. De esta manera, usted estará absolutamente segura de que cualesquiera sean las circunstancias respetaré mi deber de médico.
>
> En cuanto amigo de su hija, en cambio, habría que dejar al destino lo que haya de suceder, pues nadie puede impedir a dos amigos que hagan lo que deseen. Espero, estimada señora,

---

[253] Jung, al atenderla en un hospital público no podía cobrar honorarios particulares. No obstante, al haber sometido a Sabina a tratamiento psicoanalítico, automáticamente estableció la relación terapéutica. Se entiende que, aunque el pago de honorarios formaliza la situación cliente-proveedor de servicios en forma objetiva y profesional, lo que establece el compromiso es la relación de búsqueda de ayuda por parte del paciente y la disponibilidad terapéutica por parte del tratante. Obviamente, Jung parece bastante confundido a este respecto.

que usted me comprenderá, y también que en todas estas cosas no hay ninguna vileza, sino solamente experiencia y autoconocimiento.

Mis honorarios son 10 francos por consulta. (...)

De ahí en adelante se desarrollaron situaciones muy complejas que no se abordarán aquí más que esquemáticamente. Se inició una correspondencia entre Jung y la madre de Sabina. Esta se sintió traicionada por Jung y le escribió a Freud. Freud inicialmente se negó a intervenir. Sabina insistió en establecer comunicación con Freud enviándole varias cartas. El 11 de junio de 1909 escribe a Freud:

> ...El doctor Jung, hace cuatro años fue mi médico, luego un amigo y a continuación un «poeta», es decir, un amante. Finalmente, me conquistó y todo sucedió como sucede habitualmente en la «poesía». Él predicaba la poligamia, su mujer estaba de acuerdo... (Carotenuto: 1984, Vartuli: 2002).

Ernest Jones escribe que en el verano de 1909 Freud le comunicó que proyectaba escribir un memorando de preceptos y reglas de técnica para distribuirlo entre sus partidarios (Vartuli: 2002). En el Congreso Internacional de Núremberg en marzo de 1910, Freud presentó *El Porvenir de la Terapia Psicoanalítica,* en donde escribe:

> ...Otras innovaciones de la técnica atañen a la persona del médico. Nos hemos visto llevados a prestar atención a la «contratransferencia» que se instala en el médico por el influjo que el paciente ejerce sobre su sentir inconsciente, y no estamos lejos de exigirle que la discierna dentro de sí y la domine (...) hemos notado que cada psicoanalista solamente llega hasta donde se lo permiten sus propios complejos y resistencias interiores, y por eso exigimos que inicie su actividad con un autoanálisis y lo profundice de manera ininterrumpida a medida que hace sus experiencias en los enfermos... (Freud, 1910b).

A lo largo de 1912 la relación entre Freud y Jung se deterioró y en una carta a Sabina Spielrein del 20 de enero de 1913, Freud le dice: *"Mi relación con su héroe germánico se ha arruinado definitivamente"* (Vartuli,

2002). La separación entre Freud y Jung aparentemente fue causada porque Jung no aceptaba la etiología sexual de las neurosis; parece que tampoco reconoció la transferencia amor. Entre 1911 y 1913 Freud escribió sus trabajos sobre técnica psicoanalítica, entre los que destaca el que dedica al estudio de la transferencia (1912c), y aborda el tema de la transferencia erótica. El manejo de la relación entre la falta de pago por parte del paciente y la actuación erótica que hace Freud en este trabajo, desvela la relación de estos escritos con la experiencia de Jung con Sabina.[254] En 1915 aparece su trabajo *Observaciones sobre el Amor de Transferencia* (1915b).

Sabina Spielrein se especializó en psiquiatría y en psicopedagogía; Trabajó con Claparède e hizo importantes contribuciones en el campo del desarrollo infantil. Tomó adiestramiento psicoanalítico y desarrolló ideas teóricas originales en el campo del psicoanálisis incluyendo el concepto que posteriormente Freud elaboró y llevó a la celebridad: las pulsiones de muerte (Carotenuto, 1984). Se casó con un médico y tuvo dos hijas, se estableció como terapeuta en Ginebra de 1917 a 1924. Entre los pacientes que atendió, durante su estadía allí, se cuenta Jean Piaget. En 1924 retornó a Rusia, donde fundó un centro psicoanalítico de atención a niños y trabajó ahí hasta la toma del régimen por Stalin en 1934. Se fue a su ciudad natal, Rostov, junto con sus hijas. En agosto de 1942 las tres fueron fusiladas por las fuerzas nazis frente a una sinagoga de Rostov.

b) August Aichhorn y Margaret Mahler

Aichhorn fue psicoanalista y líder del movimiento de las clínicas de orientación infantil en Viena. Amigo de Anna Freud, compañero del juego de naipes de Sigmund Freud, autor del libro *Wayward Youth* (1951) en la tercera década del siglo XX, del cuál Freud escribió la introducción. Este libro es aún leído y citado por los estudiosos de la conducta juvenil delincuente. Aichhorn se hizo amante de Margaret Mahler en la juventud de esta. Mahler fue una muy célebre pediatra y psicoanalista que contribuyó abundantemente al estudio del desarrollo infantil, condujo una institución de investigación de desarrollo infantil, escribió varios libros y numerosos artículos sobre psicoanálisis y desarrollo infantil, e inició varios

---

[254] Gabbard y Lester han reconocido que mucha de la batalla que manejó Freud con los conceptos de transferencia, contratransferencia y amor pueden ser vislumbrados en la correspondencia que sostuvo con Jung (Gabbard y Lester: 1995).

programas de adiestramiento en psicoanálisis infantil contribuyendo substancialmente a los institutos psicoanalíticos de Nueva York y de Filadelfia. Mahler, originaria de Hungría, había llegado a Viena después de haber estudiado y practicado la pediatría bajo la tutela de pediatras eminentes como Moro[255] y von Pirquet, con quien tomó adiestramiento en pediatría en la famosa clínica de este en la ciudad de Viena.[256] Este le auguraba a Mahler un mal porvenir como pediatra y le sugería que mejor se casara y viviera una vida tranquila como ama de casa. Mahler confiesa haber idealizado a von Pirquet al punto de sentirse enamorada de él (Stepansky: 1988). El pobre futuro que sentía tener Mahler en un medio profesional extremadamente machista, la condujo, con la orientación de Sandor Ferenczi, a Viena; y a solicitar adiestramiento como psicoanalista. Como parte de su formación, entró en tratamiento psicoanalítico con Hellene Deutsch, quien también fuera cercana discípula de Freud, y luego prominente psicoanalista. A través de vicisitudes muy complicadas que no vienen al caso tocar aquí, Mahler, después de meses de tratamiento, fue diagnosticada por Deutsch como intratable ya que padecía, según esta, de una *melancolía paranoica*. Así, Mahler se vio obligada a interrumpir su formación y, a pesar de que Ferenczi, su principal mentor anterior y amigo le aconsejó entrar en psicoanálisis con otra mujer, entró en tratamiento en 1927 con August Aichhorn, quien había sido su mentor desde 1922 en la clínica de orientación infantil, poco después de que Mahler llegó a Viena a la edad de 25 años. Aichhorn *rescató* a Mahler para el mundo psicoanalítico, mantuvo su tratamiento en secreto, y a la larga se las arregló políticamente para lograr su reingreso al Instituto de Viena con la recomendación con base en que él consideraba que Mahler prometía llegar a ser una celebridad como psicoanalista. Definitivamente, en esto, Aichhorn no se equivocó. Mahler escribe:

---

[255] Moro describió el reflejo que lleva su nombre, que es uno de los reflejos que están presentes durante las primeras semanas de la vida y luego desaparece según madura el sistema nervioso.

[256] Clemens von Pirquet evaluó el tiempo que un niño vacunado con una vacuna de virus estaba protegido contra una reinoculación. Diseñó la prueba (reacción) que lleva su nombre (von Pirquet, C, 1907: *On clinical studies about vaccination and vaccinal allergies*. Leipzig: Denticke [Albert, Ostheimer y Breman: 2001]).

...mi análisis de casi tres años con Aichhorn, aunque
útil en muchos aspectos, fue lejos de *lo clásico*. Por el hecho
de que Aichhorn y yo estábamos muy enamorados, se hizo
imposible la clásica relación entre analista y analizado... ...Bajo
el cuidado analítico de Aichhorn, llegué a ser algo así como
una Cenicienta, el objeto de amor de un Príncipe hermoso
(Aichhorn) quien ganaría para mí el favor de una hermosa
madrastra (la señora Deutsch). Mi tratamiento psicoanalítico
con él simplemente recapituló mi situación edípica en forma
completa... ... Para la época en que Aichhorn intervino y
aseguró mi readmisión al programa de adiestramiento unos seis
meses después de iniciado mi tratamiento, yo era su discípula
favorita. Según nuestra relación personal floreció, pasé a ser su
amante también (Stepansky, 1988).[257]

Mahler describe su infancia caracterizada por una carencia extrema
de cariño y atención por parte de su madre, y un proceso de rescate por
parte de su padre con quien se identificó llegando a ser médica como él y
luego alcanzando un gran éxito profesional. En contraste, su vida familiar
y matrimonial fue poco afortunada y carente de prole. Comunica Mahler
que sus técnicas de observación infantil, que la llevaron a la celebridad, se
iniciaron cuando era pequeña y observaba cómo su madre se entregaba
a brindar cuidados y cariño a su hermana menor, mientras ella se sentía
poco atendida y poco querida (Stepansky: 1988). Que Mahler se haya
enamorado de su maestro von Pirquet cuando era estudiante, y que luego
se haya enamorado tan intensamente de su psicoanalista, Aichhorn,
ambos figuras paternas, ilustra su fijación a su padre de la infancia, quien
la rescatara de su poco amorosa madre, al igual que Aichhorn la rescató
de la condena que Hellene Deutsch le impuso declarándola inanalizable y
produciendo su expulsión del Instituto Psicoanalítico de Viena.

Mahler llegó a ser una psicoanalista prominente en Nueva York,
dirigió un instituto de investigación, fundó el programa de adiestramiento
en psicoanálisis infantil en Nueva York, y fundó y dirigió el programa
de psicoanálisis infantil del Instituto de la Sociedad Psicoanalítica de
Filadelfia. Escribió varios libros y múltiples contribuiones que aparecieron
en revistas científicas, y junto con sus seguidores desarrolló lo que ha
llegado a ser una orientación dentro del psicoanálisis de la escuela del yo.

---

[257] La traducción es del autor del presente trabajo.

Su principal aportación fue la descripción y exhaustiva investigación de lo que llamó Etapa de Separación-Individuación, Nacimiento Psicológico del Infante Humano.

c) Sandor Ferenczi y Elma Pálos[258]

Ferenczi fue uno de los discípulos y colaboradores más cercanos y célebres de Freud. Se vio envuelto en una relación peculiar en julio de 1911 con su paciente Elma Pálos, de 24 años de edad, hija de su amiga Gizella, esposa de Pálos.[259] Esta, la madre de Elma, se había psicoanalizado con él en el pasado, y ahora era su amiga y amante. Elma se deprimió seriamente después del suicidio de su amante, por lo que decidió consultar a Ferenczi. Durante el análisis, según comunicó Ferenczi a Freud, aquel se enamoró de la paciente, quien *entra victoriosa en su corazón*.[260] Ferenczi pidió a Freud que tomara a Elma en análisis, y Freud aceptó, aunque con muchas reservas. Más tarde Freud comunicó a Ferenczi los detalles del tratamiento de Elma, sobre todo lo concerniente al amor de esta por él (Haynal: 1994).

Todas las personas implicadas cometieron indiscreciones. Ferenczi envió a Freud copia de las cartas de Elma en las que esta exige saber absolutamente lo que Freud había comentado en cuanto a su caso.[261] Freud escribió confidencialmente a Gizella sobre Ferenczi[262] y, naturalmente, Gizella enseñó la carta a este. El padre de Elma, a quien esta había hablado del asunto, trató a su vez de intervenir. Ferenczi visitó a Freud en Viena para hablar de Elma, y ambos le ocultaron a esta, quien vivía entonces en Viena, que habían tenido ese encuentro y que habían hablado de su caso.

Aunque Elma quería continuar su análisis con Freud, este decidió interrumpirlo cuando, según él, la joven había llegado a la *corriente narcisista*.[263] Comentan Gabbard y Lester que es obvio que Freud

---

[258] Buena parte de los datos en relación a este apartado (Ferenczi y Pálos) fueron proporcionados al autor del presente trabajo por la Dra. Teresa Pombo de Paris, psicoanalista radicada en Ginebra, quien me hizo el gran servicio de investigarlos.

[259] *Carta de Ferenczi a Freud del 30 de octubre de 1909.*(Ferenczy: 1908-1914).

[260] *Carta de Ferenczi a Freud del 3 de diciembre de 1911* (Ferenczi: 1908-1914).

[261] *Carta de Ferenczi a Freud del 18 de enero de 1912* (Ferenczi: 1908-1914).

[262] *Carta de Ferenczi a Freud del 17 de diciembre de 1911* (Ferenczi: 1908-1914).

[263] *Carta de Ferenczi a Freud del 13 de marzo de 1912* (Ferenczi: 1908-1914).

encontró la situación muy desconcertante y extremadamente turbia, como lo da a notar en una carta a Gizella Pálos en 1911 en que señala, como la principal dificultad, la construcción de una alianza en la que se oculta el hecho de que *"el hombre ha sido el amante de su madre en todo el sentido de la palabra"*. (Gabbard y Lester, 1995).

De regreso en Budapest, Elma sigue de nuevo analizándose con Ferenczi. Espera obtener así una certeza en lo que concierne a sus sentimientos hacia él. Él, resiste a sus armas[264] y mantiene abstinencia en forma cruel, y no consigue, sin embargo, darse cuenta claramente de los sentimientos respectivos: *"La pobre Elma no tiene ningún placer con este análisis"*.[265] Finalmente, Ferenczi abandona el análisis.

Más tarde, Elma se casó con un escritor sueco-americano, pero el matrimonio no duró mucho. Siete años después, en 1919, se casaron Gizella, la madre de Elma, y Ferenczi.

E) Factores en la actuación erótica en la situación psicoterapéutica que provienen del paciente

Gutheil (1989a, 2005b) señala que los pacientes con trastornos limítrofes de la personalidad —*borderline*— (Kernberg: 1975) son los que tienden con particular propensión a evocar violaciones a los límites terapéuticos, incluyendo actuación sexual (Gabbard, Atkinson y Jorgenson: 1995, Gutheil: 1989) y revisa las modalidades que toma la transferencia erótica en pacientes con personalidad histriónica, dependiente, antisocial y de otras modalidades de patología que se consideran de tipo fronterizo (Gutheil: 2005b). Este tipo de pacientes son los que también se encuentran más frecuentemente entre los que hacen acusaciones falsas de actuación sexual por parte del terapeuta (Gutheil: 2005a). Gabbard (1994b) señala que la transferencia erotizada puede presentarse asociada a una demanda tenaz de gratificación sexual, que se encuentra teñida de sadismo y agresión (Gabbard y Lester: 1995).

Señalan Gabbard y Lester (1995) que las pacientes del sexo femenino que han sufrido abuso y abandono durante su infancia, pueden ser particularmente atrayentes al terapeuta propenso a experimentar fantasías de rescate, y que acabará por incurrir en un apasionamiento de anhelos eróticos. Estas pacientes llegan a demandar implícita o explícitamente ser atendidas y cuidadas de forma que sobrepasa el marco psicoterapéutico

---

[264] *Carta de Ferenczi a Freud del 27 de mayo de 1912* (Ferenczi: 1908-1914).
[265] *Carta de Ferenczi a Freud del 7 de julio de 1912* (Ferenczi: 1908-1914).

(Gabbard: 1997). La búsqueda de ternura materna de estas pacientes puede evocar el erotismo del terapeuta quien podría responder a dicha búsqueda como si se tratara de invitación sexual (Gabbard y Lester: 1995, Lester: 1990, 1993). Otro tipo de pacientes que pueden incitar o simplemente aceptar, aunque con resistencia las invitaciones eróticas de su psicoterapeuta, son los que han sido víctimas de incesto. Para estos, la actuación sexual puede estar ligada en forma enfermiza al cuidado y ternura esperada de la figura incestuosa. Explica Gabbard que en el desarrollo normal, la mentalización es un logro. El niño menor de tres años funciona de acuerdo al modelo de la equivalencia psíquica en el que asume que sus percepciones de la realidad son equivalentes a la realidad misma (Fonagy: 2001, Cita de Gabbard: 2006). Hacia los cuatro o cinco años de edad, comienza a alternar el modelo *como si*; y hacia los cinco o seis años comprende que sus percepciones están condicionadas por factores subjetivos. Esta comprensión permite el fenómeno del juego, en el que puede jugar a ser otro percibiéndose en los diferentes papeles, distinguiendo que la percepción difiere de la realidad. Los pacientes con trastorno límite de la personalidad (patología fronteriza, limítrofe) suelen tener dificultad para pasar de un modelo de equivalencia psíquica al modelo del *como si*. Y esta dificultad afecta su capacidad de reconocer la transferencia en el marco psicoterapéutico, y se aferran a su percepción particular de las cosas considerándola un hecho absoluto y no una de tantas alternativas posibles (Gabbard, 2006).

F) Factores de la actuación erótica en la situación psicoterapéutica que provienen del terapeuta.

Los psicoanalistas de orientación kleiniana tienden a considerar los sentimientos contratransferenciales (incluyendo los deseos eróticos que se despiertan en el terapeuta) como un reflejo de lo que el paciente *deposita* en el terapeuta a través del mecanismo de identificación proyectiva. Esta aclaración es necesaria porque si se tomara dicha postura kleiniana como válida y total, se entendería que la contratransferencia (sentimientos del terapeuta) no se origina en el terapeuta; sino en el paciente. Y habría que entender los sentimientos y deseos que experimenta el terapeuta; exclusivamente como evocados por el paciente, sin que hubiera participación alguna de las necesidades (carencias) patológicas del terapeuta impresas por sus vivencias a través de su historia. En este sentido se ha sugerido que pacientes del sexo femenino masoquistas generan fantasías de rescate poderosas en sus analistas, y pueden también incitar deseos sexuales en ellos (Kernberg: 1994b). La orientación psicoanalítica clásica, siguiendo a Freud, considera que la contratransferencia está ligada directamente a los conflictos del pasado del terapeuta. En esta consideración, la contratransferencia proviene de la persona del terapeuta. La experiencia a través del estudio de estos fenómenos en épocas más recientes, llevan a considerar que lo que el terapeuta siente es resultado de la combinación de lo que el paciente evoca en él, y de lo que él inserta en tales evocaciones; y que proviene de su propio acervo emocional desarrollado en áreas de conflicto y libres de conflicto a través de su historia. Dicho de otra forma, el paciente evoca estructuras latentes o reprimidas del terapeuta que pueden o no resonar con lo que el paciente proyecta. Gabbard discute ampliamente esta configuración de la contratransferencia (G. O. Gabbard: 1993, 1994c, Gabbard y Wilkinson: 1994) en la que se identifican elementos propios del paciente y elementos propios del terapeuta, que surgen como resonancia a las evocaciones provenientes de la psicopatología del paciente. Vale la pena aclarar desde ya, que aun en el supuesto de que, siguiendo la concepción kleiniana, se *culpara* al paciente de los sentimientos contratransferenciales que experimenta el terapeuta, dado que este es el conocedor de la naturaleza de estos fenómenos psicológicos y el poseedor de la técnica para el manejo experto, corresponde a él el control y dirección de las vicisitudes de la situación terapéutica, y es así responsable de cualquier actuación erótica o no erótica que se suscite en la relación con su paciente. En otras palabras, si bien la libertad del paciente para la ejecución de un acto en la situación terapéutica no se encuentra totalmente anulada, sí está comprometida (limitada) por los fenómenos propios del proceso terapéutico, y toca definitivamente al terapeuta proteger la dignidad de su paciente, y salvaguardar el propósito terapéutico que tiene dicho proceso. Como se describirá a continuación, cierto tipo de psicoterapeutas pretenderán convencerse de que la actuación erótica beneficia al paciente aliviando sus carencias; esto, lo hacen disociando y negando el entendimiento adquirido, en virtud de su entrenamiento, de los aspectos destructivos de tal actuación.

Como se describió en el apartado anterior, en la contratransferencia erotizada se pierde de vista el factor *como si* que se presenta en la situación terapéutica. Aunque el psicoterapeuta debidamente adiestrado conoce la transferencia y la contratransferencia, y las reconoce como las piedras angulares de la psicoterapia psicoanalítica; cuando se encuentra obnubilado y ya sumergido en el enamoramiento fatuo con su paciente (locura de amor), llega a dar por real el encuentro de emociones que no son correspondientes ni simétricas en la realidad. Terapeuta y paciente se encuentran en dimensiones distintas. Cada uno en un encuentro con necesidades emocionales propias a través de mecanismos de proyección y fantasía, en los que uno desconoce las necesidades del otro. En otras palabras, la motivación emocional propia –por llamar así a lo que Freud llamó *libido*– es experimentada por el sujeto como invertida en la figura del sujeto supuestamente amado, cuando en realidad está investida y aprisionada en una figura interna que en la obcecación se confunde con la del aquí y ahora.

Es muy importante distinguir estos fenómenos fatuos, del encuentro amoroso real. Tanto el amor transferencial como el contratransferencial son fatuos porque no son fenómenos de erotismo *objetal*; sino de autoerotismo —la motivación es hacia una figura del pasado que se ha preservado en el inconsciente del sujeto— y el fenómeno implica un mecanismo de disociación (escisión) en el que incluso el conocimiento del terapeuta es *compartimentalizado* y negado (Davies y Wolfe: 1998): la capacidad de mentalización por parte del terapeuta es obnubilada por la escisión (Gabbard: 2004). A diferencia con el amor fatuo —loco—, en el amor real hay un encuentro en la realidad de motivaciones hacia la satisfacción de las necesidades emocionales del otro en forma coparticipativa, en que uno promueve en forma real al otro en la vinculación. A través de esta, cada miembro de la pareja amorosa obra como *agente en acto* de la actualización de las potencias del otro. Esta actuación recíproca constituye un movimiento metafísico perfectivo y generativo en la dirección del fin instaurado como don —misión, tarea— en la naturaleza substancial de uno y de otro. La relación sexual amorosa está en conveniencia con dicho fin y con la naturaleza misma de las personas que así se vinculan. A través de dicha relación, llegan a actualizar sus potencias en una modalidad progresiva e inagotable de encuentro y de unión; que por perfectiva, dignifica. La relación sexual amorosa es experimentada, desde luego, como placentera y productora de bienestar porque el placer que conlleva es la resonancia emocional del perfeccionamiento (actualización) logrado a través de la entrega y la unión en la elevación y refinamiento extremo implícito del acto sexual, cuando este es un acto eminentemente humano por las características que hasta aquí se han descrito (Polaino: 1992). En el logro del movimiento de actualización perfectiva que conlleva el acto amoroso, estriba el verdadero placer (Aguirre: 1994) que el individuo logra en el ejercicio de la sensualidad como facultad anímica con que está dotado.

En contraste, la actuación erótica en situaciones transferenciales, como sucede en la relación terapéutica, decepciona, no perfecciona, y conduce al dolor ontológico que el paciente describe como malestar que representa su dignidad disminuida. El acto es en sí una decepción que por ser tal, lejos de perfeccionar, envilece en detrimento de la dignidad tanto del paciente, como del terapeuta. Las sensaciones placenteras de la gratificación del impulso transferencial, por intensas que sean, son efímeras y seguidas de continuo dolor que es percibido como interminable.

Como cualquier fenómeno psicológico, el amor real no llega nunca a ser totalmente puro (*objetal*, de relación con el objeto real externo); sino que mantiene ciertas proyecciones acarreadas de las necesidades infantiles. Es decir, el amor real, sobre todo en un principio, y cuando se establece el primer contacto emocional, conlleva elementos transferenciales; pero éstos son disueltos progresivamente —aunque no totalmente— a través del contacto sostenido y la frecuentación real; de manera que los elementos fatuos son reducidos a un mínimo.

Otro factor generador de la contratransferencia erótica es la percepción por parte del terapeuta, de las carencias o déficit que el paciente sufrió durante su infancia. Por ejemplo, se mencionó antes que ciertas pacientes masoquistas pueden generar fantasías de rescate, y deseos sexuales en sus analistas (Kernberg: 1994b).[266] Gabbard (1994c) señala que frecuentemente el núcleo de esas fantasías de rescate es la percepción de que esas pacientes sufren de una condición deficitaria que ha de ser reparada a través de proveerlas con el amor que no recibieron de sus padres, cuando eran niñas. El mismo autor señala que frecuentemente el psicoterapeuta experimenta sentimientos eróticos cuando el paciente rompe a llorar. Esto podría relacionarse con inclinaciones sádicas de este, o con una sensación de omnipotencia que se podría evocar en él cuando en el llanto es percibido como una actitud de sometimiento (Gabbard: 1994c). Se ha señalado, además, que el período de terminación del tratamiento es particularmente de alto riesgo para la actuación de la contratransferencia erótica. La anticipación de la pérdida de la relación con el paciente dispara un proceso de duelo doloroso en el analista que puede activar poderosas defensas (Gabbard: 1994b, Searles: 1959).

---

[266] Decía un viejo psicoanalista docente: *lo que la paciente busca es pecho, pero como el analista no tiene pecho, lo que se estimula es su pene.*

En cualquier tipo de actuación de la contratransferencia erótica es de suma importancia que el psicoterapeuta se esfuerce por determinar el balance relativo de sus propias contribuciones, versus las contribuciones del paciente. Una parte clave en esta reflexión es la determinación de qué papel el terapeuta está jugando en el elenco interno de figuras significativas del paciente. La excitación sexual en el psicoterapeuta está frecuentemente conectada con alguno de esos caracteres que ha sido depositado en el terapeuta a través de la acción coercitiva que el ambiente terapéutico impone, disociando el evento de los contenido prohibidos que permanecen en el inconsciente (Coen: 1992).

Desde 1991, en un simposio dentro del Congreso Anual de la *American Psychiatric Association,*[267] Gabbard y Gutheil comentaron sobre los tipos de terapeutas que incurren en la actuación erótica con un paciente. Señalaron que hay fundamentalmente tres tipos de transgresores: el psicótico, que es el que se encuentra con menor frecuencia; el psicópata, que es el que repetida y sistemáticamente comete abusos; y el enamorado (*lovesick*), que es el más común. Este, típicamente se encuentra en la edad intermedia, tiene dificultades maritales, y se envuelve con una paciente menor que él, desarrollando una obsesión que en forma enfermiza afecta tanto su vida profesional como su vida privada. Frecuentemente, la paciente fue víctima de incesto. En este envolvimiento sexual, ella recapitula el trauma; él sacia carencias que probablemente han reverberado a través de toda su vida. Esta es la combinación más frecuente cuando el terapeuta trasgresor es del sexo masculino. Las terapeutas que cometen este tipo de transgresiones, con más frecuencia se envuelven con jóvenes del sexo masculino que presentan trastorno de la personalidad y farmacodependencia. En cuanto al trasgresor psicópata, su patología ha sido descrita recientemente como una adicción sexual y como una compulsión (Irons y Schneider: 1994).

Más recientemente, otros investigadores han evaluado diferentes tipos de psicoterapeutas trasgresores (Schoener: 1995). Gabbard y Lester (1995) posteriormente comunicaron su experiencia en la evaluación y tratamiento de más de 70 casos de terapeutas que habían tenido relaciones sexuales con sus pacientes. Señalan que la mayoría de los psicoterapeutas transgresores caen en una de cuatro categorías de trastorno (Gabbard: 1994a), aunque también pueden reunir características de más de una de ellas:

---

[267]   *Psychiatric News*, vol. 26, N. 12, 21 de junio de 1991.

a) Trastornos psicóticos

No es frecuente que un terapeuta incurra en actuaciones eróticas como resultado de un trastorno psicótico. Un episodio maníaco de un trastorno bipolar en el terapeuta puede producirle sentimientos de omnipotencia relacionados a poderes para curar a través de relaciones amorosas o sexuales. También se ha señalado que, ocasionalmente, trastornos cerebrales orgánicos, frecuentemente relacionados con afección del lóbulo frontal, se han encontrado en casos de conducta sexual inapropiada. Cuando un trastorno severo de este tipo juega un papel en las violaciones de los límites sexuales, el psicoterapeuta perturbado seguramente ha venido mostrando conducta psicótica en otros ámbitos, causando alarma a sus colegas y a sus familiares. Este tipo de casos son tan raros que los autores (Gabbard: 1994a, Gabbard y Lester: 1995) no han acumulado datos en forma sistemática, y no consideran que sean significativos para el estudio de las trasgresiones éticas.

b) Psicopatía depredadora

La categoría de la psicopatía depredadora no solamente comprende los trastornos de personalidad antisocial; sino principalmente los casos de personalidad narcisista severa con rasgos antisociales prominentes. No todos los terapeutas que sufren de parafilias o perversiones son necesariamente depredadores; los hay que actúan sus impulsos perversos con sus pacientes a causa de tener severamente comprometida la estructura del superyó, con patología del carácter de tipo narcisista o antisocial.

Los terapeutas del tipo depredador generalmente son del sexo masculino y han manifestado conducta sexual depredadora a lo largo de sus vidas. Este tipo de terapeuta trasgresor no es raro, y es frecuente que los que entran en esta descripción tengan historia de deshonestidad durante su adiestramiento. Otra variante del tipo depredador es el terapeuta profundamente narcisista que ha alcanzado notoriedad en la profesión, que incluso ha llegado a ocupar puestos de responsabilidad en organizaciones nacionales e internacionales, es respetado por sus escritos y venerado como maestro. Intoxicado con la adulación, llega a sentirse diferente y superior, y racionaliza la violación que hace de los límites con el paciente, como aceptable por tratarse de quien es él, ya que los estándares éticos ordinarios no aplican en su caso: las actuaciones sexuales con sus pacientes no le producen remordimiento, y cree que éstos son afortunados por recibir sus favores sexuales. Lo peculiar es que muchos de sus colegas adoptan una actitud de colusión con la omnipotencia del depredador narcisista, y admiran su flexibilidad no ortodoxa. Gabbard y Lester (1995) comentan que en estos casos se crean situaciones similares a la del cuento *El Traje del Emperador* en las que psicoterapeutas racionalizan o no creen lo que ven a simple vista. Sería pertinente agregar que en estas situaciones se observa que los colegas sí se dan cuenta de lo estrambótico y exorbitante de tal situación; pero ante el consenso de admiración y veneración hacia el infractor, acaban pretendiendo creer o ver lo que todos pretenden ver y admirar. Esta sería una similitud más completa con el mencionado cuento de Andersen.[268]

Los psicoterapeutas con psicopatología depredadora ven a los pacientes como objetos que pueden ser usados para su propia gratificación (Coen: 1992). Al carecer de empatía y de consideración por el paciente, son incapaces de sentir remordimiento o culpa por cualquier daño que pudieran haber hecho. Es frecuente que el psicoterapeuta con patología narcisista del carácter sea simpático, y hasta encantador; capaz de funcionar profesionalmente en diversas esferas. Pero el defecto en el superyó permite la conducta corrupta sin que su conciencia aflija su ánimo (Chessick: 1994, Kastrup: 2000, Marmor: 1976). En aún más severas formas de psicopatía, el defecto masivo en la estructura del superyó proviene de situaciones traumáticas tempranas en la vida del terapeuta. Dichas situaciones impidieron la internalización de contenidos superyoicos. En estos casos, la única forma de relación posible es a través de la vinculación sádica en el ejercicio de poder y destructividad.

c) Pasión de amor

En esta categoría se encuentran la mayoría de los psicoterapeutas que incurren en actuación erótica con pacientes. La característica más predominante y presente con mayor frecuencia en estos *psicoterapeutas apasionados* es una vulnerabilidad narcisista importante; pero con una integración del superyó mayor a la encontrada en la anterior categoría (Gabbard: 1994a, Twemlow y Gabbard: 1989).

En los casos en los que el terapeuta es del sexo masculino, característicamente este es de edad madura y se enamora locamente de

---

[268] La discusión detallada de casos reales que ejemplifican el trasgresor de esta categoría se encuentra en la tesis doctoral del autor de este libro. (*La Actuación Erótica en la Relación Psicoterapéutica y sus Consecuencias.* Facultad de Bioética, Universidad Anáhuac, Huixquilucan, Estado de México, julio de 2007).

una paciente mucho más joven. Él está viviendo estrés extremo ya sea por divorcio, separación, enfermedad de la esposa, muerte de un familiar, o desilusión en su vida marital o profesional (Norris, Gutheil y Strasburger: 2003). Típicamente se trata de un terapeuta solitario que pasa gran parte del día viendo pacientes, y que tiene poco contacto con otras personas. Al no contar con la disponibilidad de alguien más con quien pudiera relacionarse y así nutrir sus necesidades emocionales, estará propenso a buscar gratificación en sus pacientes. En estos casos, la violación de los límites puede ser la culminación de un deslizamiento que se inició cuando el terapeuta empezó a hablar de sus problemas con sus pacientes durante las sesiones (Epstein y Simon: 1990, Gallethly: 2004, Simon: 1989, 1995; Strasburger, Jorgenson y Sutherland: 1992). Cuando el terapeuta se muestra frente a los pacientes como necesitado de afecto y vulnerable, puede despertar en algunos de ellos las tendencias o necesidades de otorgar protección y ternura. Además, las necesidades narcisistas de este tipo de terapeutas generalmente se presentan en un anhelo desesperado por obtener validación por parte de sus pacientes o por un hambre de ser querido e idealizado con la tendencia a utilizar a éstos para regular su autoestima. A veces dicho tipo de terapeuta presenta rasgos fronterizos (organización *borderline* de la personalidad) con los que idealiza al paciente, y tiende a actuar impulsivamente sus sentimientos pasionales.

Gabbard y otros autores de habla inglesa (Gabbard: 1989, Gabbard y Lester: 1995, Gutheil y Gabbard: 1998) utilizan el término en inglés *lovesickness* para referirse a la patología que presentan estos psicoterapeutas. Este término no tiene traducción al español; se define como locura de pasión de amor y fue descrito desde Galeno como un anhelo erótico enloquecido, mezclado con melancolía y desesperación. Gabbard y Lester (1995) citan a Arnold Goldberg quien ha discutido este fenómeno en su ocurrencia en general y no únicamente en el ámbito de la psicoterapia. Este autor pone en duda que el término *lovesickness* sea adecuado para referirse a esta forma de patología, ya que el núcleo del problema es un desequilibrio narcisista —lesión en la autoimagen idealizada— más que una cuestión de amor.

Ciertamente, la referencia es a una experiencia intoxicante con diversos contenidos que se presentan en diferentes combinaciones en los analistas que se creen enamorados de sus pacientes y, en verdad, aparentan estarlo. Gabbard y Lester (1995) examinan minuciosamente dichos contenidos. Estos autores agregan la noción de que si bien en todos los casos de trasgresión a los principios éticos por parte de psicoterapeutas se puede

MANUEL-ISAÍAS LÓPEZ

hablar de deficiencias en el superyó, en los casos de este trastorno pasional se debe hablar además de deficiencias en el yo. En esta y en cualquier tipo de pasión intensa, se produce una afectación del pensamiento racional (Celenza: 1991). En los casos extremos, la racionalidad puede llegar a quedar anulada, y dos de las funciones del yo son las que primero y principalmente sufren de tal afectación: el juicio, es decir la habilidad para anticipar las consecuencias de las propias acciones; y la prueba de realidad (Goldberg: 1994, Twemlow y Gabbard: 1989). En estas circunstancias, el psicoterapeuta pierde la capacidad de distinguir la calidad irreal de la contratransferencia, que todo terapeuta experimenta ordinariamente: y no podrá apreciar que algo de su pasado se está repitiendo y que sentimientos que corresponden a figuras significativas del mismo se están desplazando a su paciente. La contratransferencia se va erotizando en la misma forma que algunos pacientes con patología fronteriza o víctimas de incesto desarrollan una transferencia erótica (Blum: 1973, Gabbard: 1991, 1994a; Lester: 1985).

El impedimento que ha sufrido el juicio afecta la habilidad del terapeuta para apreciar la naturaleza autodestructiva de su conducta, así como el daño que está produciendo en el paciente. Esto, al grado de que frecuentemente se puede describir la actitud de este tipo de terapeutas como de incomprensible ingenuidad mediante la que el conocimiento sobre las posibles consecuencias de las acciones queda escindido (negado, *compartimentalizado*, fuera de la vista). Esta inconsciencia de las consecuencias de sus actos, que implica en el terapeuta una situación de enajenamiento, se acompaña generalmente de sentimientos de euforia; flotando en sus sentimientos de enamoramiento fatuo. Esto ha sido entendido como relacionado con la inversión narcisista extrema que hace de sí mismo y que ha sido observada por varios autores (Chasseguet-Smirgel: 1973, Kernberg: 1977). En relación con esto último, Freud ya había señalado que no solamente la representación de una figura parental podría permanecer como objeto idealizado; sino que también la representación idealizada de sí mismo (yo ideal), que es una estructura primitiva. El yo ideal podría permanecer como objeto de amor (narcisista), y origen de afectos que son desplazados a la figura del paciente (Freud: 1914).

d) Capitulación masoquista

Algunos terapeutas, por sus rasgos caracterológicos, pueden ser descritos como emocionalmente adheridos a su propio sufrimiento. Puede ser fuente de gratificación masoquista tratar pacientes considerados por otros como difíciles o imposibles. En algunos casos, el terapeuta mantiene el tratamiento de este tipo de pacientes imposibles en forma que conduce a un curso autodestructivo y a violaciones de límites. Así, el terapeuta vive atormentado por las demandas de su paciente y se establece un modelo de relación en el que se construye un estilo masoquista de relación. Este panorama puede conducir a consecuencias trágicas.

Terapeutas de este tipo parecen buscar humillaciones y victimización tanto en su vida profesional como en su vida familiar. Gabbard y Lester (1995) describen que el escenario más común implica a un analista del sexo masculino que se conduce a una situación en la que es intimidado y controlado por un paciente demandante. Este lo induce en forma progresiva a formas cada vez más graves de violación de límites, como una forma de evitar que se suicide (Eyman y Gabbard, 1991). El paciente, en estos casos, frecuentemente es una víctima de incesto que sufre un trastorno de disociación (Gutheil: 2005b).

Estos terapeutas masoquistas característicamente tienen problemas para manejar su propia agresión. El paciente es visto como cruel y sádico, y su agresión es dirigida hacia sí mismo en conductas y actitudes de autoderrota. Según escalan las demandas del paciente, el terapeuta utiliza mecanismos de formación reactiva para defenderse del creciente resentimiento y odio que siente hacia el paciente; pero cuando el resentimiento alcanza proporciones extremas, y el paciente continúa acusándole de no darle la atención y cuidado; el terapeuta se siente descubierto en sus sentimientos negativos, y sus sentimientos de culpa lo conducen a acceder a las demandas del paciente (Celenza: 1991). En la descripción de este tipo de analistas trasgresores, Gabbard y Lester (1995) citan a Arnold Cooper quien describe que dichos terapeutas asumen que todos en su entorno son fuente de frustración y malicia (Cooper: 1993). Además, agrega Cooper, tales terapeutas son particularmente susceptibles a pacientes que se muestran como víctimas merecedores de comprensión por el sufrimiento que experimentaron en su pasado.

Gabbard señala que en su experiencia en el estudio y tratamiento de este tipo de terapeutas, éstos reconocen la naturaleza trasgresora de la actividad sexual en la que incurrieron con su paciente, interrumpen el tratamiento que conducen con el paciente, y buscan tratamiento para ellos mismos. Por otra parte, llegan a entregarse en forma masoquista a los comités de ética de las sociedades o de los consejos que otorgan la licencia de práctica y, por su expresión y reconocimiento de culpa, dan la apariencia de ser *peores* aún que los psicópatas depredadores, porque no son manipuladores como éstos últimos, y se refieren a sus trasgresiones en una forma frontal y honesta (Gabbard: 1994b, 1995; Gabbard y Lester: 1995).

G) Impacto de la actuación erótica entre el terapeuta y el paciente en la sociedad.

La anterior discusión aporta las diferentes visiones científicas en torno al problema en cuestión. Al público en general poco impactan los eventos trasgresores de este tipo que lesionan gravemente a los pacientes involucrados. Sin embargo, dicho público sí es alcanzado esporádicamente por lo que los medios de comunicación transmiten en versiones que frecuentemente son incompletas, o que discrepan en forma franca con el consenso profesional. Los medios de comunicación en Latinoamérica no parecen haberse ocupado mucho de estos asuntos; en los Estados Unidos, algunas columnas y comentarios periodísticos han tocado el tema; aunque no siempre en forma constructiva. A veces, en detrimento de la imagen de la profesión de la psicoterapia. Se describió ya párrafos arriba la influencia de la columna periodística de Ann Landers, que tuvo una importante resonancia en diferentes medios y niveles. En dicha columna se hizo referencia a la poca confianza que se podía tener en los psiquiatras, a la vulnerabilidad de pacientes que confiaban en ellos; y terminó diciendo *"violar esa confianza es un tremendo crimen"*. Todo esto en el marco del gran prestigio y autoridad que el personaje de Landers tenía como consejera y columnista respetada por sus orientaciones y comentarios que vertió a lo largo de casi 20 años.

En el medio cinematográfico ha habido comunicaciones que parecen seguir la línea de los principios psicoterapéuticos y ántropo-filosóficos cabales; sin embargo, algunas atenúan la gravedad del abuso a través de la simpatía cómica de un actor o de la vena ligera que domina el talante de una película. Más grave es cuando la comunicación implica la franca aceptación de la conducta trasgresora como parte del proceso curativo.

El efecto de dichas trasmisiones de los medios de comunicación frecuentemente repercute en detrimento de la imagen y prestigio de la profesión de la psicoterapia, al dar la impresión de que es común que la actuación erótica se presente en ella. Además, lesionan la confianza que ha de tener el paciente para considerar la psicoterapia como recurso terapéutico, y para luego hacer posible el efecto curativo de la misma. Por otro lado, este relajamiento de los conceptos frecuentemente sirve de excusa para el terapeuta trasgresor, y puede ponerse al servicio de las defensas de disociación de algún paciente que en su trastorno desea creer en la veracidad del *amor* de transferencia.[269]

Ya fueron revisados algunos comentarios expertos en cuanto a las películas que tocan el tema de la actuación erótica en la psicoterapia (Gabbard y Lester, 1995). Algunas películas en las que el terapeuta se involucra eróticamente con el paciente parecen llevar el mensaje de que tal conducta simplemente sucede como cualquier conducta erótica entre hombre y mujer; y que no tiene por qué llamar tanto la atención. El extremo es la película *"El Príncipe de las Mareas"* (*"The Prince of Tides"*), dirigida y actuada por Barbara Streisand, en la que se deja la impresión de que la relación sexual de la psicoanalista con su paciente se relacionó con el éxito terapéutico. Hay terapeutas que con cinismo se refieren a esos ejemplos dados en las películas para referirse a la conducta de trasgresión de límites como frecuente y no solo entendible, sino como vicisitud, parte del devenir de la psicoterapia. En este contexto, dichas trasgresiones pierden las implicaciones extremadamente destructivas que ya se han descrito desde los enfoques tanto de la técnica de la psicoterapia como de la bioética, y hacen grave perjuicio en el público general a través de la desinformación. En otras latitudes, la película *"Lifting de Corazón"*, de Eliseo Subiela, director argentino, también muestra con cinismo al terapeuta trasgresor. El argumento muestra a un cirujano plástico que reside en Sevilla. En un viaje a Argentina, se involucra con una chica joven. Cuando la esposa lo descubre, sufre una crisis emocional y acude a psicoterapia. En la película, el psicoterapeuta a quien acude es descrito como únicamente interesado en el sexo, y tiene un consultorio que *convenientemente* se puede transformar en habitación. Resulta un enredo sexual determinado por la necesidad de la paciente por recuperar su autoestima lesionada y por la *natural* inclinación del psicoterapeuta a la actuación sexual con sus pacientes.

---

[269] La relación entre las producciones cinematográficas y el estudio de la mente ha sido ampliamente reconocido (Gabbard, 1989a, 1997b; Gabbard, 2002a, 2002b; Werman, 1998). Gabbard cita a Münsterberg (Münsterberg, 1970), quien escribió *The Film: A Psychological Study*, y que sugiere que las producciones cinematográficas transforman el mundo externo en mecanismos de la mente, incluyendo memoria, imaginación, atención y emoción.

Es de justicia señalar que también la industria cinematográfica ha producido películas que muestran el problema en forma constructiva. Algunas tuvieron importante repercusión no solamente en el público; sino en los medios profesionales tanto médicos como jurídicos, atrayendo la atención y creando conciencia. Es el caso de la película para televisión "*Betrayal*" presentada en 1978 y dirigida por Paul Wendkos. Esta película presenta el caso real de una mujer que acusó a su psiquiatra de haberla forzado a tener relaciones sexuales con él por trece meses, como parte de la terapia. Este caso frecuentemente se invoca en el medio jurídico de los Estados Unidos dentro del Derecho Consuetudinario: "*El Caso de Roy vs. Hartogs*".[270]

Una de las más célebres películas educativas relevantes al tema de la actuación erótica en la relación psicoterapéutica fue "*Yo fui Sabina Spielrein*", de Elizabeth Márton, que relata la historia de Sabina Spielrein, con quien Jung se involucró sexualmente, y que ya se describió en el apartado correspondiente.[271] Como ya se dijo, esta película es un verdadero documento histórico que fue presentado en el Congreso de la Asociación Psicoanalítica Internacional de julio de 2001 en la ciudad de Niza. Es de especial interés para este capítulo porque muestra cómo el fenómeno contratransferencial fue descubierto, entendido, y descrito por Freud; quien quedó directamente involucrado en este caso a través de la comunicación que mantuvo tanto con Jung, como con la misma Sabina.

En la película "*Lovesick*", el psicoanalista, personificado por Dudley Moore, a partir de que ha establecido relaciones amorosas con una paciente, desarrolla una actitud de cínica incredulidad hacia el trabajo que realiza. Progresivamente, esta actitud afecta a todos los tratamientos que conduce. Finalmente, despide, uno a uno, a sus pacientes en la idea de que es y ha sido un fiasco con todos ellos. La aparición intermitente de Sigmund Freud en la película, protagonizado por el actor británico Alec Guines, con actitud de reproche y eventual resignación al fracaso de la disciplina que fundó, ilustra los estragos que la actuación erótica produce en el terapeuta y en cada uno de sus pacientes. Esta película hubiera tenido un valor más educacional si no hubiese mantenido una vena cómica propicia para el actor que la protagoniza, y que resta apreciación de las graves consecuencias.

---

[270] *Roy vs. Hartogs*, 381 N.Y.S. 587 (1976).

[271] Apartado D, subapartado *a) Carl Jung y Sabina Spielrein*, en este mismo capítulo.

La película "*Confianza Traicionada*", mencionada anteriormente, es la historia real de un psicoanalista prominente y sus actividades sexuales explotadoras con sus pacientes del sexo femenino. Administraba a ellas un barbitúrico (amital sódico), con la supuesta intención de realizar un procedimiento explorador del inconsciente (narcosíntesis). Ya bajo sedación de la paciente, el psicoterapeuta la violaba sexualmente. Esta película fue secuela de la intervención que tuvo Ann Landers con su columna en que comenta el libro que escribió una paciente que fue explotada por el terapeuta. El libro, y luego la película, muestran uno de los tipos de psicoterapeutas transgresores que se describieron en el apartado correspondiente. Es el tipo de trasgresor que Gabbard y Lester denominan *depredador* (1995), y que está caracterizado por un extremo narcisismo. En el caso del terapeuta que describe la película, este había llegado a ser Presidente de la Asociación Psiquiátrica Americana, muy connotado como especialista en adolescencia y maestro muy respetado con un gran numero de publicaciones científicas. Como en el modelo del *trasgresor depredador* que describen Gabbard y Lester, gozaba de la veneración de sus colegas. Cuando la paciente autora del libro y otras pacientes intentaron demandarlo, no hubo abogado que aceptara el caso, y las autoridades de la Asociación Psiquiátrica Americana hicieron lo posible por desatender las denuncias. Este caso ejemplifica también la adicción a la explotación de pacientes que como perversión un terapeuta puede llegar a desarrollar. Así, este psiquiatra prominente repitió el abuso con varias pacientes, según se tiene conocimiento. Por otro lado, esta película también describe la incomprensible dependencia que desarrollan los pacientes explotados: la paciente, protagonista en la película, a pesar de saberse utilizada sexualmente por el terapeuta, se siente compelida a asistir a sus sesiones para continuar siendo explotada a través de meses de tratamiento. Ann Landers escribió un extenso comentario sobre este caso y creó conciencia a nivel popular sobre el problema de la actuación sexual en la situación terapéutica. Además, le dio una gran publicidad al libro que escribió la paciente explotada, y mostró la actitud connivente que había tomado la Asociación Psiquiátrica Americana hacia el infractor; dada la historia profesional de este, y el hecho de que había sido Presidente de dicha sociedad.

La serie de televisión "*Los Sopranos*", dirigida por David Chase, a lo largo de docenas de capítulos presenta los repetidos intentos que tiene el protagonista Tony Soprano de seducir eróticamente a su psicoanalista. La serie muestra el manejo técnico adecuado que la psicoterapeuta hace de tales intentos. Glen Gabbard realizó un estudio minucioso de los trastornos de personalidad que presentan los personajes de esta serie y dedica un capítulo al entendimiento de la fenomenología que se presenta en el tratamiento psicoanalítico del protagonista (Gabbard, 2002b). Esta serie de televisión fue motivo de estudio y discusión en un panel científico en el Congreso Anual de la Asociación Psicoanalítica Americana en el mes de diciembre de 1998, en el que intervinieron los psicoanalistas que dieron asesoría durante su producción, e invitaron a varias personas involucradas en la serie en cuestión; entre ellas, a la actriz Lorrain Bracco, quien caracterizó a la psicoanalista de Tony Soprano. Es interesante que, según comentó esta actriz, aceptó el papel con la condición de que en el argumento no se llegara a consumar el acto sexual; ya que esto hubiera obrado en detrimento de la imagen de la psicoterapia haciendo parecer que tales situaciones son frecuentes. Así, la serie misma hubiera adquirido un tinte inmoral. En la actuación sí aparecen escenas eróticas que describen las fantasías sexuales en las que el paciente involucra a la terapeuta, y muestra el penoso manejo que ella ha de hacer de dichas fantasías. En la trama se transmite claramente que la actuación erótica es indebida, y la terapeuta resiste cabalmente todas las incitaciones eróticas por parte del paciente. En este devenir, incursiona en diversos conflictos de orden personal que son resultado de la actuación de su paciente dentro y fuera del ámbito de la psicoterapia, sufre diversas penalidades y sentimientos encontrados, viéndose en la necesidad de recurrir a tratamiento personal y a supervisión.[272] Después de muchos años de tratamiento de Tony Soprano, y ya en el penúltimo episodio de la serie, presentado en Junio de 2007, la psiquiatra acaba aceptando el parecer de su supervisor, quien le ha insistido en la apreciación de colegas expertos en este tipo de psicopatología, en cuando a que consideran que un *psicópata* no puede ser ayudado por la psicoterapia; e interrumpe el tratamiento de Tony en forma abrupta e incomprensible para este.

Conclusión

La relación psicoterapéutica que se construye progresivamente en el curso del tratamiento es el instrumento terapéutico fundamental. La actuación erótica entre el psicoterapeuta y el paciente imposibilita la relación psicoterapéutica como instrumento de tratamiento, y obra en

---

[272] La historia de Tony Soprano y su relación con su psicoanalista también ha sido abordada por otros autores (Greene y Vernezze, 2004).

detrimento del paciente y del terapeuta como personas, al desvirtuar el proceso en el que se encuentran inmersos, y al interferir con la posibilidad de perfeccionamiento tanto del uno como del otro. El terapeuta pervierte su finalidad en el propósito de promover al paciente hacia la salud, y en la comisión de un acto en detrimento de la dignidad del paciente; a quien utiliza como objeto de gratificación personal. El paciente sufre un importante perjuicio porque la actuación erótica imposibilita la relación psicoterapeuta-paciente, destruyendo su posibilidad terapéutica. El paciente no es totalmente ajeno a la noción de que la actuación erótica que está por experimentar es inapropiada e ilegítima; aunque la gratificación encubre dicha noción. Todo profesional de la salud que actúa eróticamente con un paciente, obra en contra tanto de la dignidad de su paciente, como de su propia dignidad; y traiciona la entrega del paciente en la confianza.

LA SUPERVISIÓN DEL PSICOANALISTA EN FORMACIÓN[273]

En el contexto de la formación global del psicoanalista o del psicoterapeuta en un programa formal e institucional, los estándares establecidos a nivel internacional consideran que la supervisión individual es uno de los pilares en que descansa dicha formación. La supervisión consiste en sesiones semanales durante las que el aprendiz presenta a un supervisor el material resultante del curso terapéutico que toma el caso de un paciente en tratamiento. Los estándares mínimos de la Asociación Psicoanalítica Internacional requieren al candidato dos supervisiones: una de un mínimo de 150 horas en el curso de tres años, y otra de 100 horas en el curso de dos. Como es parte del programa de adiestramiento, las supervisiones son autorizadas y vigiladas, en cuanto a su cumplimiento, por las autoridades del instituto responsable.

En el curso de la historia de la enseñanza psicoanalítica, la supervisión fue adquiriendo la forma qué actualmente tiene. Desde que se inició la enseñanza del psicoanálisis, se le dio importancia a la supervisión aun cuando los procedimientos eran mucho menos formales. Progresivamente se despertó mayor interés en evaluar los métodos, y se han dedicado numerosos simposia a este propósito. Asimismo, la literatura sobre este tema es muy abundante.

---

[273] Trabajo presentado en el simposio *La Formación Psicoanalítica*, XXVIII Congreso Nacional de Psicoanálisis y I Congreso Conjunto APM-GEPM, Guanajuato, 3 de diciembre de 1988. Una versión del mismo material fue publicada en *Cuadernos de Psicoanálisis*, vol. XXI: 3 y 4, julio-diciembre de 1998

Primeramente, en la década de los treinta, algunos psicoanalistas sostenían que era más adecuado que el psicoanalista a cargo del tratamiento personal del candidato supervisara su trabajo clínico (Kovacs: 1936). Otros sostenían que la supervisión no debía ser iniciada hasta que el tratamiento psicoanalítico del candidato estuviese en etapa de resolución o hubiese concluido (Gitelson: 1948a). Otros más (Blitzsten y Fleming: 1953; Debell: 1963) consideraron que lo ideal sería que el supervisor y todos los analistas participantes en el adiestramiento del candidato observaran su conducta, tendencia, rasgos neuróticos, etc., e informaran meticulosamente sus observaciones al psicoanalista a cargo de su tratamiento personal.

Muchos psicoanalistas concluyeron que el propósito de la supervisión era elucidar el significado inconsciente de las producciones verbales del paciente. Otros indicaron, como meta, impartir al candidato la información técnica acerca de la forma y *tiempo* de las intervenciones terapéuticas. Y otros más vieron como meta el indicar al estudiante su contratransferencia (*Rainbow report*: 1955).

Es evidente que muchos de los criterios propuestos no pudieron estandarizarse por producir complicaciones a veces inmanejables. Por ejemplo, que el analista personal supervisará el trabajo clínico del candidato, acarreaba contaminaciones en perjuicio del tratamiento y alentaba la intelectualización en el mismo; por otro lado, interrumpía la abstinencia terapéutica exponiendo la orientación y personalidad del docente-terapeuta. Otros criterios tampoco habrían de estandarizarse porque implicaban dificultades y serios inconvenientes a nivel operativo. Por ejemplo, esperar a que el candidato termine su análisis personal para iniciar la supervisión implicaría que el trabajo clínico que necesita ejercer para el progreso de sus seminarios, no fuera supervisado. Además, a medida que se consideró la necesidad de que el candidato fuese sometido a tratamiento personal prolongado —seis o más años—, se observó que posponer la supervisión o los seminarios hasta que concluyese el tratamiento tendría como consecuencia que su adiestramiento se prolongara o pospusiese en forma irrazonable o impracticable. Por otro lado, se hizo evidente la necesidad de que el candidato lleve a su análisis personal sus problemas contratransferenciales y tenga oportunidad de analizar sus puntos ciegos (Keiser: 1956; Grotjahn: 1955).

En cuanto a la meta de la supervisión, unos han señalado que los objetivos se encuentran en torno a enseñar al candidato e informarle; otros han enfatizado la importancia que tiene detectar la contratransferencia y los puntos ciegos del terapeuta, etc.; sin embargo, también se ha observado que las diferencias de estas orientaciones se borran mucho en la práctica.

Se estableció, como acuerdo general, que el propósito de la supervisión es enseñar y no analizar (Keiser: 1956; Sloane: 1957); pero todos los estándares, en cuanto a propósito, forma y métodos de la supervisión, cuyo establecimiento urgía y era necesario para la institucionalización de la enseñanza psicoanalítica a nivel internacional, no satisfacen los cuestionamientos que continuamente se presentan. Y pretender tal satisfacción sería una necedad.

Bibring (citado por DeBell: 1963) señaló que la supervisión era un proceso didáctico que atiende a la estructura de la neurosis del paciente, las fases de su análisis y el curso de este; incluyendo forma, *tiempo* y oportunidad de las interpretaciones que hace el terapeuta. El proceso de supervisión ofrece al supervisor la oportunidad, y le exige la responsabilidad de observar las peculiaridades especiales del candidato, sus talentos, la estructura de personalidad y sus perturbaciones psíquicas inconscientes. Lewin y Ross (1960) citan estas observaciones de Bibring en su discusión de los estándares mínimos de la supervisión como parte de la formación psicoanalítica institucionalizada. Meerlon (1952) observa que los hechos psicológicos pueden ser enseñados y examinados; pero el arte de la psicoterapia solo es dominado por el aprendiz a través de experimentar los hechos de la situación terapéutica en una relación cercana con una guía cuidadosamente escogida; agrega que solo el desarrollo de la empatía puede habilitar al estudiante para alcanzar la comprensión del fenómeno emocional.

Gitelson (1948a) define el fenómeno *empatía* como una percepción sensitiva del estado de estructura y balance emocionales de otra persona, con base en el reconocimiento del estado emocional de sí mismo en la interrelación con ella. Greenson (1960) puntualiza que el esfuerzo central de la supervisión es desarrollar una mejor calidad de empatía, utilizando para este objetivo todos los medios que el proceso mismo de la supervisión ofrece.

Wagner (1957) reflexiona que si la supervisión es centrada en el paciente, el supervisor enseña técnica; si es centrada en el terapeuta, la atención es puesta sobre sus reacciones, sus puntos ciegos y su contratransferencia; la supervisión toma, en este caso, forma de terapia. Si la supervisión se centra en el proceso, el supervisor intenta visualizar al paciente y al terapeuta como un binomio en búsqueda de ayuda y, por lo tanto, ambos deben revelar sus necesidades para poder obtenerla. En esta orientación, el supervisor trata al supervisando como paciente que, como tal, presenta una pasividad rebelde y resistencial.

Así, algunos de los autores considerados expertos en la práctica de la supervisión han propuesto que la interpretación de material inconsciente es necesaria en la supervisión, y Blitzsten y Fleming (1953) insisten en que una buena supervisión ayuda al estudiante a reconocer los conflictos no resueltos que todavía interfieren con su intento de ser buen analista, y lo ayuda a *translaborar* estos conflictos.

Dichos autores sugieren que la supervisión debe resolver la contratransferencia y liberar al terapeuta para que pueda escuchar sin distorsión; sin embargo no dicen cómo en forma clara, aunque se sugirió que la supervisión alienta al candidato a llevar estos problemas a su análisis. Keiser, por ejemplo, en el simposio de 1956, comentó ambiguamente que la interpretación no debe ser usada en la supervisión, y que la formulación o interpretación tentativa es lo más que se puede hacer.

En esta línea, Gitelson (1948a) ya había insistido en que el supervisor debe utilizar confrontaciones, más que interpretaciones, para traer a foco los problemas contratransferenciales. Ackerman (1953) observó que el supervisor debe vigilar la contratransferencia y discutirla con el terapeuta sin invadir el campo de su analista.

Grotjahn (1955) había explicado su técnica:... *evito interpretar o aconsejar al candidato: lleva esto a tu análisis. Trato de activar emociones escondidas, y así espero que el estudiante lleve su experiencia emocional a su tratamiento.* Searles (1955) expresa ideas similares afirmando que la preocupación excesiva con la contratransferencia desvía la atención que debe mantenerse sobre el paciente. Waelder-Hall y Sloane, en el simposio de 1957, se suscriben a estas ideas. Sin embargo, en ese simposio se llegó a la conclusión de que el supervisor ha de hacer algo con los patrones neuróticos y con las inhibiciones o tendencias a la actuación que detecta en el candidato. También se concluyó que para lo anterior el supervisor ha de utilizar su juicio e intentar lograr que dichos patrones sean llevados al análisis. Por otro lado, estos autores sostienen que la indicación de más análisis o de un segundo análisis ha sido una panacea ilusa demasiado trillada.

Revisando las discusiones a este respecto, se hace evidente que no se puede establecer que la interpretación no ha de ser utilizada en la supervisión; aunque sí se considera que no es el objeto ni el método central de la misma; a veces es útil si, como inferencia, puede ser llevada al análisis personal del candidato. De cualquier manera, la meta de la supervisión es la habilitación del estudiante para ser un mejor analista y, dentro de esto, la enseñanza sigue siendo considerada como central. El supervisor enseñará a través de material vivo que es completamente familiar al estudiante, e intentará conducirlo al más completo y extenso entendimiento de la neurosis del paciente, del sistema resistencial defensivo, de la transferencia y de la neurosis transferencial que este desarrolla. Para lo anterior, el supervisor utilizará el material de forma que muestre la detallada relación entre los conceptos teóricos y el caso específico del paciente. DeBell hace notar que un buen número de autores (Bibring, Blitzsten y Fleming, Ekstein, Gitelson, Grotjahn, Keiser, Lewin y Ross, Sloane, Wagner, etc.) coinciden en el punto de vista referente a que el supervisor deberá ser activo y ágil; pero con tacto manejará las dificultades y los impedimentos que tiene el supervisando para aprender y para tomar acción interpretativa apropiada.

León Grinberg (1962, 1969), quien en general se suscribe a los criterios que hemos presentado, llama nuestra atención sobre fenómenos específicos que ocurren en la situación de supervisión. Estos fenómenos requieren un manejo técnico en el ámbito de la supervisión misma. Grinberg hace notar que el candidato frecuentemente trae, al inicio de la sesión de supervisión, temas, comentarios banales, etc., que están ligados —en lo inconsciente— al material que va a presentar. A menudo con estos comentarios banales o con otras producciones, se ponen de manifiesto elementos de identificación del terapeuta con el paciente.

Grinberg señala la importancia fundamental que tiene la distinción entre el fenómeno *contratransferencia* y el fenómeno que él llama *contraidentificación proyectiva*. Para Grinberg, la contratransferencia es un fenómeno debido a las reacciones emocionales derivadas de los conflictos del terapeuta; la contraidentificación proyectiva está desencadenada por la calidad e intensidad de los mecanismos de identificación proyectiva del paciente, que inducen en el terapeuta una determinada actuación, la adopción de ciertas actitudes o la experimentación de emociones. Este funcionamiento, inducido por el paciente en el terapeuta, es acorde con las necesidades inconscientes de aquel. En la supervisión se ha de distinguir entre uno y otro mecanismo porque, dice Grinberg, la contratransferencia ha de ser resuelta en el diván, y la contraidentificación proyectiva ha de resolverse en la supervisión. En este marco teórico, la contratransferencia sería distinta en diferentes analistas con el mismo paciente; la contraidentificación proyectiva sería la misma en distintos analistas.

El supervisor posee la ventaja de tener a la mano el material que indicará la fuente de tal perturbación, y es fundamental mostrar al candidato dónde, cómo y por qué se produjo la contraidentificación proyectiva con su paciente. El supervisando puede hacer sentir al supervisor la misma calidad de reacción emocional que el paciente le hizo sentir a él; con esto, afectos que el paciente no ha podido poner en palabras son experimentados por el supervisor a través del fenómeno de contraidentificación proyectiva del terapeuta-supervisando. Otras veces, el candidato experimenta en la sesión de supervisión afectos de su paciente que no puede traducir cognoscitivamente al informe verbal que presenta al supervisor.

Otros autores, como Arlow (1963) y Searles (1955) por ejemplo, se han referido a estos fenómenos en términos de identificación oral; Searles los llama *procesos de reflexión*. Grinberg cita a Thomas Horn (1957), quien se refirió a estos fenómenos explicando que el candidato se identifica inconscientemente con el paciente y se comporta involuntariamente de tal manera, que transmite al supervisor aquellas emociones que ha experimentado en su trabajo y que se siente incapaz de transmitir verbalmente. Agrega Horn que se podría afirmar que el terapeuta ha incorporado —o ha introyectado— al paciente en su esfuerzo por comprenderlo empáticamente. Mientras en el nivel consciente presenta al supervisor los datos y los hechos con relación al paciente, en el nivel inconsciente y no verbal el candidato comunica los aspectos afectivos de su experiencia con el mismo. Esto facilita al supervisor la comprensión de la verdadera dinámica de la relación paciente-terapeuta.

Muchas de las controversias en la literatura en cuanto a que si se debe o no manejar la contratransferencia en la supervisión, se deben a la mayor o menor amplitud del concepto *contratransferencia* que manejan distintos autores. Muchos de ellos englobarían estos fenómenos de identificación oral o introyección como formas de contratransferencia. El mismo Grinberg, en 1962, presentó un trabajo titulado *Aspectos específicos de la contratransferencia debidos a la identificación proyectiva del paciente.*

Conclusión

La supervisión formal como parte del adiestramiento estandarizado del psicoanalista es un proceso didáctico cuyos métodos, objetivos, requisitos y características se encuentran delineados y aceptados en forma universal. El objeto de la supervisión es enseñar. Sin embargo, la práctica de la supervisión, si bien se ha de acoger a dichos lineamientos, ha de trascenderlos. Reducir la práctica de la supervisión al ejercicio de sus formalidades institucionales equivaldría a un ejercicio burocrático negador de la multidimensionalidad de la relación humana; obraría en contra de los principios psicoanalíticos fundamentales y cegaría la observación de la multideterminación de la comunicación entre el paciente y el terapeuta, y entre este y el supervisor.

Hay otros factores que no hacen deseable pretender que el proceso de supervisión siga lineamientos rígidamente formalizados. Anna Freud (1966), al referirse a la supervisión, nota que no es posible precisar las ventajas de la independencia o de la dependencia, del respeto al estilo personal o de la prescripción de procedimientos. Agrega que no es posible esperar que todos los candidatos respondan con la misma receptividad a la guía técnica que ofrece el supervisor; siempre habrá algunos, dice, que solo aprenderán a través de ensayo y error.

Kubie (1958) parte del hecho, evidente desde el punto de vista psicoanalítico, de que el material que el candidato presenta al supervisor no puede ser verdadero, ya que ha sido sujeto a la acción de su inconsciente. De cualquier manera, dice Kubie, demandamos lo imposible del estudiante: le pedimos que atienda al paciente con atención flotante, que anticipe lo que se espera de él, que recuerde todo lo que acontece en las sesiones, que lo formule y, finalmente, que lo presente al supervisor. El candidato habrá de modificar —si no es que falsear, consciente o inconscientemente— el material de acuerdo con las presiones a que se siente sujeto por el supervisor o por el instituto, y de acuerdo con necesidades dadas por rasgos caracterológicos de manía, masoquismo, inhibición, envidia, pretensión de excelencia o perfección, etc.; además de las estimuladas por la situación institucionalizada que promueve al paciente a un nivel singular en la escala de prioridades del candidato. Este frecuentemente siente que el supervisor, y tal vez el instituto, tendrán una imagen de él que será acorde con la evolución que tome el paciente cuyo caso lleva a supervisión.

Otros peligros que se ciernen sobre el proceso de supervisión derivan de las necesidades neuróticas del supervisor, que pueden variar desde la tendencia a alentar, consciente o inconscientemente, la identificación o la dependencia, hasta la necesidad narcisista de hacer del supervisando un prosélito, o de entrar en rivalidad con el analista a cargo de su tratamiento.

Todos estos peligros y complicaciones que se presentan en la supervisión siguen siendo motivo de preocupación y de discusión en reuniones científicas y congresos didácticos. También son motivo de discusión procedimientos para recoger el material clínico y para presentarlo al supervisor. No hay un acuerdo en cuanto a la utilización de grabaciones audio o de vídeo, y ni siquiera en cuanto a la conveniencia o inconveniencia de tomar notas durante la sesión analítica; esto, aunque Freud señaló desde 1912 (1912b) la interferencia que tiene dicho procedimiento con la atención flotante del analista.

A pesar de tantas controversias en este tema, nadie pone en duda el valor que tiene la supervisión en términos de aprendizaje y formación psicoanalítica, y es evidente que en el curso de los años, con diferentes enfoques y procedimientos, los psicoanalistas se han formado y continúan aprendiendo a través de la supervisión.

USO Y ABUSO DE LA PALABRA DOCTOR

Doctor es el grado académico más alto que confiere una universidad —el último y preeminente, dicen los diccionarios.[274, 275] El término *doctor* deriva de la misma voz latina que significa *maestro, catedrático, profesor, el que enseña*. La historia de cómo dicha palabra pasó a denominar un grado universitario es por demás interesante; pero no propia de ocupar espacio aquí. En algunos países, y en ciertos tiempos, el grado de maestro y el de doctor eran equivalentes. Hubo épocas en que las universidades mayores utilizaban el término *doctor* para referirse a su más alto grado, mientras que las universidades menores utilizaban la voz *maestro* para designar a la más alta jerarquía académica.[276]

La utilización de la expresión *doctor* para nombrar a la persona que está legalmente autorizada para profesar y ejercer la medicina, es más reciente; pero tiene varios siglos. También se utilizó la misma palabra, *doctor,* en referencia a ciertos personajes célebres de la iglesia como Santo Tomás de Aquino —*Doctor Angélicus*—, que contribuyeron en forma importante al desarrollo de la filosofía cristiana tanto de oriente, como de occidente. Los diccionarios, como el de Martín Alonso[277] y el de la Real Academia Española,[278] señalan que el vocablo en cuestión, designa al médico —aunque no tenga el grado académico de doctor, añade el de la Real Academia Española— aunque con diferente acepción en el

---

[274] Real Academia Española, *Diccionario de la Lengua Española*. Madrid, 1970.

[275] Alonso, Martín, *Diccionario del Español Moderno*. Madrid: Aguilar, 1979.

[276] *Encyclopaedia Britannica*. Londres: Benton, V. 7, pp. 533-537, 1969.

[277] Alonso, Martín, *Diccionario del Español Moderno*. Madrid: Aguilar, 1979.

[278] *Encyclopaedia Britannica*. Londres: Benton, V. 7, pp. 533-537, 1969.

lenguaje usual. El Diccionario Webster's[279] agrega que dicho término se ha utilizado tradicionalmente para designar a los que practican cualquier tipo de medicina, incluyendo a los dentistas y a los veterinarios. En la Ciudad de México existe un barrio que se llama *Colonia de los Doctores*; en este hay alrededor de 35 calles denominadas con los respectivos nombres de doctores famosos en la historia de la medicina mejicana. Todos ellos médicos, casi ninguno con grado académico doctoral.

Por siglos, al médico se le ha llamado *doctor.* De hecho, en forma estricta, el único profesional que debería utilizar la abreviatura *Dr.* antes de su nombre es el médico; en esta utilización vernácula. Cuando, recientemente en México, aparecieron filósofos, psicólogos, arquitectos, etc. con grado académico de doctor, dado el prestigio que siempre ha tenido dicha abreviación antes del nombre, comenzaron a utilizarla, produciendo confusión en mucha gente que los creía médicos; confusión que a muchos apeteció y apetece fomentar y mantener.

No es posible criticar a los profesionales no médicos que habiendo alcanzado el grado académico de *doctor,* usan la abreviatura *Dr.* precediendo su nombre, porque legítimamente son *doctores* en el sentido académico, que no en el sentido de que sean médicos, como, en el español usual, dicha abreviatura tiende a connotar. Claro que sería preferible que escribiesen completo su grado doctoral después de su nombre, señalando además la disciplina en la que el grado fue conferido.

Por otro lado, son muchas más las personas que claramente usurpan la denominación de *doctor,* y muy conspicuamente en el campo de la psicología, de la psicoterapia, de la educación especial, de la fisioterapia y de otras disciplinas en las que profesionales no médicos prestan servicios relacionados con la salud. En algunos casos, empezaron simplemente por permitir que se les llamara *doctores* —aprovechando la confusión popular—, y acabaron por denominarse así, ellos mismos. La legislación mejicana prevé los casos de usurpación de título, incluso en el Código Penal,[280] donde dichos delitos se encuentran descritos; sin embargo, aunque figuran entre los que la autoridad persigue por oficio, rara vez encuentran acción penal. Las leyes que se refieren a ellos se hacen operativas sobre todo en ciertos casos en los que la usurpación de

---

[279] Merriam-Webster, *Webster's Third New International Dictionary.* Londres: Benton, 1966.

[280] *Código Penal Para el Distrito Federal en Materia Común, y Para Toda la República en Materia Federal.* México: Sista, 1995.

profesión hace concurso con otros delitos, creando entonces suma de sanciones penales. En cualquier caso, permítasenos juguetear un poco con las leyes vigentes.

I

El artículo 27° del Reglamento de la Ley General de Salud en Materia de Prestación de Servicios de Atención Médica (2013) dice:

> Se sancionará conforme a la legislación aplicable a quienes no poseyendo título profesional, legalmente expedido y registrado en los términos de ley, *se hagan llamar o anunciar añadiendo a su nombre propio, la palabra doctor,*[281] médico cirujano, o cualquier otra palabra, signo o conjunto de términos que hagan suponer que se dedican como profesionales al ejercicio de las disciplinas de la salud".

El artículo 62° de la Ley Reglamentaria del artículo 5° constitucional[282] relativo al ejercicio de las profesiones en el Distrito Federal establece:

> El hecho de que alguna persona *se atribuya el carácter de profesional sin tener título legal o ejerza los actos propios de la profesión*, se castigará con la sanción que establece el artículo 250° del Código Penal vigente.

El artículo 24° de la misma ley aclara:

> ...*Se entiende por ejercicio profesional*, para los efectos de esta ley, la realización habitual a título oneroso o gratuito de todo acto, o la prestación de cualquier servicio propio de cada profesión, aunque solamente se trate de simple consulta o la ostentación del carácter del profesional por medio de tarjetas, anuncios, placas, insignias *o de cualquier otro modo*...

---

[281] El uso de ítalicas no es del original, lo utilizo para enfatizar partes particularmente relevantes aquí.

[282] *Ley de Profesiones*. México: PAC, 1995

Cuando el profesional no médico que carece del grado académico de doctor permite que le llamen doctor, contribuyendo a crear una confusión; incurre en lo descrito en los anteriores artículos y, como especifica el antes citado artículo 62° de la Ley Reglamentaria del Artículo 5° Constitucional,[283] en el delito tipificado en el artículo 250°, fracción II del Código Penal Para el Distrito Federal en Materia Común y Para Toda la República en Materia Federal,[284] capítulo VII, que se intitula *Usurpación de Funciones Públicas o de Profesión...* Dicho artículo 250° lee:

> Se sancionará con prisión de uno a seis años y multa de cien a trescientos días a quien: (II)...sin tener título profesional o autorización para ejercer alguna profesión reglamentada, expedidos por autoridades u organismos legalmente capacitados para ello, conforme a las disposiciones reglamentarias del artículo 5° constitucional. a) *Se atribuya el carácter de profesional...*"
>
> Incurrir en un acto u omisión sancionados por el Código Penal implica la comisión de un delito (artículo 7° del Código Penal[285]) que quedaría configurado en cuanto que es relativo a una conducta tipificada en dicho código, que es antijurídica, culpable (que no tiene justificación), y que es punible. Como el delito, en este caso, es una trasgresión directamente al artículo 5° constitucional ("A ninguna persona podrá impedirse que se dedique a la profesión, industria, comercio o trabajo que le acomode, *siendo lícitos...*"),[286] que es una garantía constitucional, el presunto delincuente no podrá utilizar el recurso de amparo.

Muchas personas, incluyendo médicos, psiquiatras y psicólogos *generosamente* solapan a estos usurpadores; y ellos mismos utilizan el

---

283 *Ley de Profesiones.* México: PAC, 1995

284 *Código Penal Para el Distrito Federal en Materia Común, y Para Toda la República en Materia Federal.* México: Sista, 1995.

285 *Código Penal Para el Distrito Federal en Materia Común, y Para Toda la República en Materia Federal.* México: Sista, 1995.

286 *Constitución Política de los Estados Unidos Mexicanos.* México: Sista, 1995.

término *doctor, doctora,* para dirigirse a ellos. El artículo 400° del Código Penal[287] se refiere a estos encubridores:

> "Se aplicará prisión de tres meses a tres años y de quince a sesenta días de multa, al que: (II) Preste auxilio o cooperación de cualquier especie al autor de un delito, con conocimiento de esta circunstancia… (III) No procure, por los medios lícitos que tenga a su alcance y sin riesgo para su persona, impedir la consumación de los delitos que sabe van a cometerse o se están cometiendo…"

Por otra parte, los pacientes deberían saber que de acuerdo con el artículo 2608° del Código Civil para el Distrito Federal en Materia Común y Para Toda la República en Materia Federal,[288] están exentos del pago de honorarios profesionales cuando el prestador de servicios se presenta como poseedor de un título que en realidad no tiene. Dicho artículo dice:

> "Los que sin tener el título correspondiente ejerzan profesiones para cuyo ejercicio la ley exige título, además de incurrir en las penas respectivas, no tendrán derecho de cobrar retribución por los servicios profesionales que hayan prestado."

II

El material que se ha presentado hasta aquí muestra el grado en que la legislación en general y la Ley General de Salud en particular se han ocupado del problema de la usurpación de profesión, con prescripciones que reflejan una extrema preocupación por proteger determinados derechos del paciente. Las consideraciones éticas en torno a estos derechos, dan la razón de ser y el sentido a la legislación a que nos hemos referido. El individuo tiene derecho a que no se le engañe; también se le engaña cuando dolosamente y tomando ventaja se le permite creer en una mentira. Esto es particular y eminentemente importante en tratándose

---

[287] *Código Penal Para el Distrito Federal en Materia Común, y Para Toda la República en Materia Federal.* México: Sista, 1995.

[288] *Código Civil Para el Distrito Federal en Materia Común, y Para Toda la República en Materia Federal.* México: Sista, 1995.

de la relación médico-paciente o en cualquier relación en la que el enfermo recurre a la prestación de un servicio sanitario; ya que en estas circunstancias el paciente se encuentra en desventaja natural derivada de que es él quien recurre a quien supuestamente lo ha de ayudar; a alguien que tiene una investidura de autoridad. Circunstancia que le da al tratante una posición de poder. El paciente, siendo quien padece la enfermedad y sufre, ha de mostrar al tratante una parte de su intimidad; circunstancia que lo hace vulnerable.

Así, la interacción entre el paciente y el prestador de servicios de salud recapitula la relación infanto-parental; la que se da entre el hijo con sus padres o, en general, la del niño con el adulto. El paciente se pone en manos del terapeuta. La posición de paciente implica un principio de confianza en la que, al fin y al cabo, ha de incurrir aun el paciente más desconfiado. Por lo anterior, la gravedad de la traición a la confianza del paciente es extrema.

El paciente tiene derecho a saber a quién está consultando, quién lo está tratando, cuál es la profesión que ejerce el prestador de servicios, si este está graduado, etc. El acto sanitario ha de ser claro como el agua; la persona que ejerce dicho acto ha de presentarse al paciente en forma genuina y cándida. Una conducta aparentemente inocente, como la de llamar doctor a quien no lo es, puede repercutir en detrimento del respeto a los derechos del paciente, aunque no conlleve ninguna intención de dañarlo o tomar ventaja sobre él; sobre todo, cuando dicha conducta se hace habitual y propicia el encubrimiento de quienes sí, en forma dolosa, podrían intentar algún proceder fraudulento.

EL SECRETO PROFESIONAL[289]

Naturaleza del Secreto Profesional Médico

El compromiso y deber del médico de mantener en secreto lo que el paciente le ha confiado está en íntima relación con el respeto a la intimidad. El derecho que tiene el paciente a la intimidad deriva de su dignidad como persona (Serani: 1994a, 1994b). Lo anterior se sustenta en el reconocimiento de la naturaleza substancial del ser humano; es decir, en su estudio ontológico. La definición clásica de la persona —*substancia individual de naturaleza racional)*— Palanzzani: 1993) precisamente se basa en dicho reconocimiento de la naturaleza ontológica del individuo humano. En otras palabras: dicha naturaleza es la esencia que subsiste por sí, y que permanece en los actos contingentes y mudables.

Cuando el paciente recurre al médico adopta una posición receptiva y de desventaja. Una posición que guarda ciertas semejanzas con la de un niño con el adulto; del niño con el maestro. El paciente se pone en manos del médico y con candidez desglosa datos que en mayor o menor grado son relativos a su intimidad. Cualquier utilización, aun vana, de esa información confidencial implica infidencia, abuso, y hasta crueldad. Desde la más remota antigüedad, Hipócrates proclamó la obligación moral que para el médico constituye el secreto profesional. El juramento de Hipócrates expresa textualmente: "*...todo cuanto en el trato con los demás, tanto en el ejercicio de la profesión como fuera del mismo, viere*

---

[289] Trabajo presentado en el Simposio *La Ética en la Psiquiatría. Hacia un Código Deontológico*, Reunión de Aniversario de la Asociación Psiquiátrica Mexicana, Acapulco, Guerrero, 17 al 20 de noviembre de 1996; y publicado en una versión más amplia en *Psiquiatría*, Época 2, 13:51-52.

u oyere, que no deba divulgarse, lo consideraré absolutamente como un secreto..." (Palanzzani: 1993).

El médico principalmente, pero todo individuo cuya ocupación se encuentra en relación con la provisión de servicios de salud, es responsable de que la información que el paciente, como tal, ha comunicado, sea manejada con discreción y respeto a su dignidad. La observación de lo anterior es particularmente importante en la práctica de la medicina institucional (Calabuig: 1993).

Tipos de Secreto

Los especialistas distinguen tres clases de secreto: el secreto natural, el secreto prometido y el secreto confiado. El primero es independiente de todo contrato y se refiere a todo lo que es descubierto por casualidad, por investigación personal o por confidencia. El profesional se ha de hacer cargo del secreto que ha de guardar, aunque no haya prometido hacerlo (Palazzani: 1993).

El secreto prometido nace de un contrato; es decir, de la promesa de guardar silencio que hace el profesional después de haber conocido lo que ha de mantener en secreto. Dicho conocimiento puede ser resultado de la casualidad o de una comunicación del paciente en forma espontánea o provocada por el interrogatorio. Es de hacerse notar que un mismo secreto puede ser a la vez natural y prometido: será natural cuando el objeto del secreto requiera discreción de por sí; si va acompañado además de una promesa, será también secreto prometido.

El secreto confiado también resulta de una promesa explícita o tácita, pero hecha antes de recibir la confidencia. Ocurre cuando el paciente hace la comunicación de lo que ha de mantenerse en secreto, habiendo antes apelado a la promesa y obligación de guardar silencio, o habiendo hecho la comunicación solamente después de que el profesional ha confirmado que mantendrá el contenido de tal comunicación en secreto.

Por lo general, los pacientes comunican secretos al médico sin pedir expresamente que este sea discreto o que mantenga en secreto tal comunicación. Simplemente comunican aspectos confidenciales de su conducta presente o pasada o en relación a su situación, porque éstos podrían estar relacionados con la dolencia por la que recurren al profesional. Así, lo más frecuente es que no exista contrato tácito de secreto. Sin embargo, dicha revelación origina una obligación de secreto en el médico.

Límites de la obligación

La obligación por parte del médico se funda primeramente en que al haber abrazado la medicina asume la obligación de dirigir su actuación en la dirección del bien del paciente y de la sociedad. Esta obligación y el respeto a la dignidad implican esencialmente la promesa tácita de guardar reserva. Sin embargo, en los mismos sentidos, dicha obligación tiene límites. En el secreto natural puede ser lícita y aun moralmente necesaria la comunicación del objeto de dicho secreto. Así, dicha comunicación puede ser no solo legitimada; sino exigida por el bien público o por el bien particular. Por el bien de otro o por el bien del paciente mismo puede ser lícito e incluso obligatorio desglosar el contenido de un secreto. En el secreto prometido, habrá que buscar los límites en la naturaleza misma de la promesa; si la actuación o antecedente que se prometió mantener en secreto no es lícito, la promesa es nula. Por otra parte, el secreto prometido también deja de obligar cuando por guardarlo el depositario se expone a un grave perjuicio. El mantenimiento de un secreto se hace ilícito cuando su revelación es exigida por el bien común o por el bien de tercera persona.

La obligación de guardar el secreto confiado es particularmente rigurosa. Sin embargo, ni siquiera dicha obligación es absoluta. Su obligación cesa por dispensa del que lo ha confiado. También cesa cuando el cumplimiento implica grave perjuicio para la sociedad, para una tercera persona inocente, para la misma persona que lo ha confiado o para el depositario del mismo.

Modalidades de Transgresión al Secreto Profesional

El profesional puede faltar al secreto que debe a sus pacientes de cuatro maneras: por averiguación indiscreta, por revelación directa, por revelación indirecta y por utilización injustificada del conocimiento adquirido (Espinoza de los Reyes: 1994).

Averiguación indiscreta.— Si bien el médico ha de informarse utilizando todos los medios lícitos, debe hacerlo con gran prudencia. Incurre en infidencia cuando no es lo suficientemente prudente y hace averiguaciones indiscretas sobre los antecedentes personales o situaciones de terceras personas llegando a descubrir o a hacer descubrir algo que debería mantenerse en secreto.

Revelación directa.— El médico también incurre en infidencia cuando da a conocer voluntariamente un hecho de carácter médico cuya revelación puede ser nociva. Es decir, puede causar perjuicio moral, material o molestia al paciente. Esta forma de transgresión se produce cuando el médico comunica a sus colegas las particularidades del caso del paciente sin cuidar que este no sea identificado, o cuando la comunicación con el colega contiene datos que perjudicarán la imagen o prestigio de un paciente identificado. También incurre en este tipo de transgresión cuando en una situación social o familiar comunica datos confidenciales de un paciente identificado.

Revelación indirecta.— El médico incurre en este tipo de transgresión cuando en cualquier situación (profesional o social) se refiere al caso de un paciente exponiéndolo a ser identificado. No es poco frecuente que en la presentación clínica de un caso ciertos datos del paciente -o específicamente de su enfermedad- permitan identificarlo. Peor aún: llega a suceder que un médico se refiera a un paciente en una situación social o familiar, y que ciertos datos permitan identificarlo.

Utilización injustificada.— El médico incurre en este tipo de transgresión cuando utilizando cierta información del paciente actúa en su propio beneficio. Este tipo de transgresión ocurre especialmente cuando su actuación —con buena o mala fe— va en contra de los intereses del paciente.

EPÍLOGO

El progreso que ha enriquecido la práctica médica a partir de mediados del siglo XX, es decir, hacia el final de la Segunda Guerra Mundial, ha sido exuberante, prodigioso y verdaderamente sorprendente. Desde la sulfa y los antibióticos, la escalada de adelantos llevó a la medicina a transformarse a zancadas, como si la hubiera dotado con las botas de siete leguas del ogro de Pulgarcito, en la fábula de Perrault. El progreso llegó a ser descomunal desde antes de llegar a la cirugía robótica o a la imagenología diagnóstica. La inmensidad del progreso que han logrado la ciencia y la tecnología, ha ofrecido alivio, sobrevivencia y prevención de enfermedades; y así, gran mejoría en la calidad de vida e importante longevidad. También ha acarreado complicaciones. Entre otras, nuevas enfermedades han aparecido, y la frecuencia de enfermedades propias de la gente de edad mayor, va siendo progresivamente importante.

Las excelencias y sus complicaciones han tenido proporcionales repercusiones en otras esferas. Los sistemas de seguridad social, en cuanto a atención médica, son abrumados por el aumento de enfermos; en cuanto a los fondos de pensiones, en muchos países se encuentran amenazados por el incremento progresivo en el número de gente mayor, que ha de ser sostenida con el trabajo de los jóvenes, cuyo número ya se encuentra en decremento proporcional.

Más importante para lo que en este libro nos ha ocupado, es la repercusión que el progreso ha tenido en términos de cuestionamientos éticos en la práctica de la medicina. La ética, como disciplina, ha sido sometida a la exigencia de un progreso más y más acelerado. Progreso que como disciplina humanista no puede alcanzar al de la ciencia y al de la tecnología. Las nuevas técnicas de diagnóstico y tratamiento son sumamente costosas sobre todo cuando se inicia su práctica. Aun después de tiempo, los costos sobrepasan el bolsillo promedio, desestabilizan la seguridad social, y enloquecen a las compañías de seguros. Que ciertos procedimientos médicos solo estén al alcance de los económicamente privilegiados; como injusticia representa desde ya, un problema ético. Que los seguros de enfermedad escatimen lo más que pueden el pago de ciertos servicios de salud, no solo representa una injusticia; sino que la actitud de las compañías —quizá inevitable— categoriza al paciente como cliente; y a la atención de la salud, como mercancía. Así, los servicios de salud devienen en una transacción comercial. Se va perdiendo el *animus* de beneficencia, y va prevaleciendo el *animus lucrandi.*

La lucha del médico por vencer la enfermedad y la muerte ha sido siempre loable; pero cuando esta lucha ha de ser triunfal a expensas de un sufrimiento inútil del paciente, el ensañamiento terapéutico cosifica a este en la utilización que el médico hace de él, para anotarse un triunfo. En estos casos, el narcisismo del médico no es muy diferente al que se pone de manifiesto cuando su técnica y su ciencia lo hipertrofian, haciéndolo sentir capaz de campear sobre la vida y la muerte, y pretender decidir él lo que ha de hacerse con el paciente. En uno y otro caso, el médico atenta en contra de la dignidad del paciente cosificándolo al convertirlo en trofeo narcisista de la soberbia que necesita gestar la ilusión de dominio sobre la vida y la muerte. Soberbia no diferente a la que ha llevado a la humanidad, en diversas épocas, a la eutanasia y a la eugenesia.

Los instrumentos portentosos y formidables que la ciencia ha alcanzado; por ejemplo, en el campo de la genética, permiten, por ahora, jugar con fantasías de omnipotencia en las que el científico se ve capaz no solamente de prolongar la vida, sino de controlarla; de alterar substancialmente el proceso de envejecimiento. En la fantasía se altera el sentido de la muerte; por lo tanto, en forma análoga se altera el sentido de la vida misma. En esa fantasía omnipotente, el valor vida es menguado al percibirlo también como trofeo narcisista alcanzable por la ciencia. La misma ciencia, formidable y tremebunda; puede ponerse al servicio de la dignificación del hombre en la búsqueda del valor vida, o transformarse en un moderno becerro de oro.

El profesional de la salud mental, en el trato directo con su paciente, en la consulta y en el ámbito de la psicoterapia; ha de enfrentar junto con él los dilemas éticos que han surgido de todos los progresos. Y ahí, particularmente, puede ser tentado. El narcisismo consigue ser invocado en el recinto donde el terapeuta tiene en sus manos las debilidades de su paciente, lo que fácilmente lleva al tratante a una ilusión de magnanimidad en la que cualquier acción ya no parece excesiva.

El hombre es dado a los excesos. Como todos sus defectos, este es parte de su naturaleza —*Extrema se tangunt*— *los extremos se juntan*. Su misma naturaleza perfectible exige el discernimiento, la cordura, la prudencia, la circunspección, la ponderación; la sensatez... Y estas no derivan del progreso de las ciencias experimentales. Lo advirtieron los antiguos sabios griegos. Cleóbulo, el Líndico, dijo: *Lo óptimo: la mesura*; Solón, el Ateniense, dijo: *Nada en demasía*. Fórmulas que dirigen hacia la justa medida: el tino que acata los límites entre el exceso y el defecto. Prudencia y mesura es la circunspección en torno a lo que conviene al hombre en función de su naturaleza; en función de su dignidad de persona humana; reconociendo sus necesidades tanto biológicas, como sociales, psicológicas y espirituales. Prudencia y mesura es también la videncia axiológica que conduce a venerar la vida y la verdad. En pocas palabras, la práctica de las profesiones de la salud reclama una sensibilidad humanista como condición necesaria. Sin ella, el practicante, aunque erudito en las ciencias experimentales, no será terapeuta en el sentido total. Incluso podrá ser erudito en el conocimiento de las disciplinas humanísticas, y ni eso será suficiente. El proveedor de servicios de salud ha de hacer del humanismo no solamente un conocimiento; sino un estilo de vida que desarrolla como parte de su formación en la que lo experimenta en sí mismo. Es decir, logra la sensibilidad que lo capacita para reconocer las necesidades específicamente humanas del paciente y para responder emocionalmente a ellas. Percibe al individuo humano, a su paciente, vinculado e interdependiente primera e intensamente con la sociedad.

En estos tiempos modernos, mayor concienciación y aplicación de las ciencias humanísticas y la promoción de la investigación en ellas, proponemos y esperamos, encausará más propiciamente una práctica médica total. El desarrollo científico experimental y el desenvolvimiento social óptimamente orientados, prometen ubicar al médico y al paciente en un compartimiento justo y equitativo de beneficios, quehaceres y responsabilidades que redunde en fuente de esperanza activa en el crecimiento y realización.

REFERENCIAS[290]

Abbagnano, N. (1995). *Diccionario de Filosofía*. México: Fondo de Cultura Económica.

Ackerman, N. (1953). *Selected problems in supervised analysis*. Psychiatry, 16:283-290.

Adolphs, R.; Tranel, D. y Damasio, A. (1998). *The human amygdala in social judgment*. Nature, 393:470-474.

Aichhorn, A. (1951). *Wayward Youth*. Londres: Imago.

Albert, M.R.; Ostheimer, K.G. y Breman, J.G. (2001). *The last smallpox epidemic in Boston and the vaccination controversy, 1901-1903*. New England Journal of Medicine, 344:375-379.

American Medical Association (2004). *Fundamental elements of the patient-physician relationship*. En: Post, S. G. (ed). Encyclopedia of Bioethics, 3ª ed., v. 5, pp. 2641-2642. Nueva York: Macmillan.

---

[290] El año que aparece en cada cita en el texto y en las referencias en esta lista, corresponde a la fecha de publicación. Solamente en las citas relacionadas con Freud y en las que remiten a autores anteriores al siglo XX, el año corresponde a la fecha en que la obra fue escrita. Esta aparece entre corchetes aquí en las referencias. Los autores clásicos griegos y romanos, sí están citados en referencia al año de publicación moderna.

American Psychiatric Association (1985). *The Principles of Medical Ethics With Annotations Especially Applicable to Psychiatry*. Washington, D.C.: American Psychiatric Association.

American Psychiatric Association (1995). *Ethical Issues in doctor-patient sexual relationships*. The Psychiatric Clinics of North America, 18(1).

American Psychiatric Association (2000-2001). *Code of Medical Ethics Current Opinions With Annotations of the Council on Ethical and Judicial Affairs of the American Medical Association*. Washington, D.C.: American Psychiatric Association.

American Psychiatric Association (2001). *The Principles of Medical Ethics With Annotations Especially Applicable to Psychiatry*. Washington, D. C.: American Psychiatric Association.

American Psychiatric Association (2005). *The Principles of Medical Ethics With Annotations Applicable to Psychiatry*. Washington, D. C.: American Psychiatric Association.

Amundsen, D.W. (2004). *Ancient and Medieval. A. Greece and Rome*. En: Post, S.G. (ed). Encyclopedia of Bioethics, 3ª ed., v. 3, pp. 1555-1562. New York: Macmillan.

Aquino, Santo Tomás de (1994 [1271]). *Suma Teológica* (selección). México: Espasa Calpe Mexicana.

Aristóteles (1996). *Ética Nicomaquea*. México: Porrúa.

Arlow, J.A. (1963). *The supervisory situation*. Journal of the American Psychoanalytic Association, 11:577-593.

Arlow, J.A. y Brener, C. (1990). *The psychoanalytic process*. The Psychoanalytic Quarterly, 59:678-692.

Arnsperger, C. y Van Parigs, P. (2002). *Ética Económica y Social*. Barcelona: Paidós

Asociación Médica Mundial (1983, 2003). *Código Internacional de Ética Médica*. En: http://www.wma.net/s/policy/pdf/17a.pdf consultado el 19 de mayo de 2005.

Asociación Médica Mundial (2004). *Declaración de Helsinki de la Asociación Médical Mundial. Principios Éticos para las Investigaciones Médicas en Seres Humanos*. En: http://www.wma.net/es/30publications/10policies/b3/ consultado el 10 de abril de 2013.

Attali, J. (1981). *El Orden Caníbal*. Barcelona: Planeta.

Beachamp, T.L. y Childress, J.F. (1994). *Principles of Biomedical Ethics*. Nueva York: Oxford University Press.

Beebe, B. y Stern, D. (1977). *Engagement-disengagement and early object experiences*. En: Freedman, N y Grand, S. (eds). Communicative Structures and Psychic Structures, pp. 35-55. Nueva York: Plenum.

Beebe, B. y Lachmann, F.M. (1988). *Mother-infant mutual influence on self, object representations*. Psychoanalytic Psychology, 5:305-338.

Bebee, B.; Lachmann, F.M. y Jaffe, J. (1997). *Mother-infant structures interaction, Presymbolic self and object*. Psychoanalytic Dialogues, 7:133-182.

Bechara, A.; Damasio, H.; Damasio, A. y Lee, G. (1999): *Different contribucions of the human amygdala and ventromedial prefrontal cortex on decision making*. The Journal of Neuroscience, 19(13):5473-5481.

Bechara, A.; Damasio, A. y Damasio, H. (2000). *Emotion, decision making and the orbitofrontal cortex*. Cerebral Cortex, 10(3):295-307.

Bentham, J. (1948). *Introduction to the Principles of Morals and Legislation*. Nueva York: Hafner.

Binetti, P. (2000). *Ética de la relación terapéutica en psiquiatría*. Medicina y Ética, 3:285-302. México.

Blitzsten, L. y Fleming, J. (1953). *What is supervisory analysis?* Bulletin of the Menninger Clinic, 17:117-129.

Blos, P. (1962). *On Adolescence: A Psychoanalytic Interpretation.* Nueva York: Free Press of Glencoe.

Blos, P. (1967). *The second individuation process of adolescence.* The Psychoanalytic Study of the Child, v. 22, pp.162-168. Nueva York: International Universities Press.

Blos, P. (1970). *The Young Adolescent.* Nueva York: Free Press of Glencoe.

Blos, P. (1976). *The split parental imago in adolescent social relations.* The Psychoanalytic Study of the Child, 31:7-33. New Haven: Yale University Press.

Boecio, S. (1986). *La Consolidación de la Filosofía.* México: Porrúa.

Bradley, R.M. y Mistreta, C.M. (1975). *Fetal sensory receptors.* Physiological Review, 55:352-382.

Brenner, C. (1973). *An Elementary Textbook of Psychoanalysis.* Revised and expanded edition. Nueva York: International Universities Press.

Brenner, C. (2000). *Obsevations on some aspects of current psychoanalytic theories.* The Psychoanalytic Quarterly, 69:597-632.

Brenner, C. (2002). *Conflict, compromise formation, and structural theory.* The Psychoanalytic Quarterly, 71:397-417.

Brenner, C. (2006). *Psychoanalysis of Mind and Meaning.* Nueva York: Psychoanalytic Quarterly,

Brieger, G.H. (2004). *Sex between patient and therapist: psychology's data and response.* En: Post, S.G. (ed). Encyclopedia of Bioethics. Nueva York: Mcmillan.

Brincat, C.A. y Wike, V.S. (2000). *Morality and the Professional Life*. New Jersey: Prentice Hall.

Buber, M. (1974). *Yo y Tú*. Buenos Aires: Nueva Visión.

Cafarra, C. (1995). *Ética General de la Sexualidad*. Barcelona: Ediciones Internacionales Universitarias.

Calabuig, J. (1993). *El secreto médico*. En: Polaino-Lorente, A. (ed). Manual de Bioética General. Madrid, Rialp, pp. 298-310.

Campbell, M.I. (1989). *The oath: an investigation of the injunction prohibiting physician-patient sexual relations*. Perspectives in Biology and Medicine 32: 300-308.

Carotenuto, A. (1984). *Una Secreta Simetría: Sabina Spielrein entre Freud y Jung*. Barcelona: Gedisa.

Carrasco de Paula, I. y Mangione, M.M. (2006). *Comparación entre V.E. Frankl y Emmanuel Mounier: una reflexion antropológica y metodológica*. Medicina y Ética, 17:177-188. México.

Caso, A. (1993). *Antología Filosófica*. México: Universidad Nacional Autónoma de México.

Celenza, A. (1991). *The misuse of countertransference love in sexual intimacies between therapists and patients*. Psychoanalytic Psychology, 8, 501-509.

Charon, R. (2001a). *Narrative medicine: form, function, and ethics*. Annals of Internal Medicine, 134:83-87.

Charon, R. (2001b). *The patient-physician relationship. Narrative medicine: a model for empathy, reflection, profession, and trust*. Journal of the American Medical Association, 286:1897-1902.

Charon, R. (2001c). *What narrative competence is for*. American Journal of Bioethics, 1:62-63.

Chasseguet-Smirgel, J. (1973). *Essai sur l'Ideal du Moi: Contribution à l'étude de la maladie d'idéalité.* Revue Francaise de Psychanalyse, 37, 709-927.

Chessick, R.D. (1994). *On corruption.* Journal of the American Academy of Psychoanalysis, 22(3): 377-398.

Churchill, L.D. (2004). *Beneficence.* En: Post, S.G. (ed). Encyclopedics of Bioethics, 3ª ed., v. 1, pp. 269-273. Nueva York: Mcmillan

Código Civil Federal (2013). Instituto de Investigaciones Jurídicas. UNAM. En: http://info4.juridicas.unam.mx/ijure/tcfed/1.htm?s= consultado el 22 de marzo de 2013.

Código Penal Federal (2013). Congreso de los Estados Unidos Mexicanos Instituto de Investigaciones Jurídicas. UNAM. En: http://www.diputados.gob.mx/LeyesBiblio/ref/cpf.htm consultado el 23 de marzo de 2013).

Coen, S.J. (1992). *The Misuse of Persons: Analyzing Pathological Dependency.* Hillsdale, N.J.: Analytic Press.

Cooper, A. (1993). *Psychotherapeutic approaches to masochism.* Journal of Psychotherapy Practice and Research, 2, 51-63.

Coreth, E. (1991). *¿Qué Es el Hombre?* Barcelona: Herder.

Damasio, A. (1995). *Descartes' Error: Emotion, Reason, and the Human Brain.* London: Pan Macmillan.

Damasio, A. (1999). *The Feelings of What Hapens.* San Diego: A Harvest Book Harcourt, Inc.

Damasio, A. (2001). *Fundamental feelings.* Nature, 413 (6858): 781.

Damasio, A. (2003). *Looking for Spinoza.* San Diego: A Harvest Book Harcourt, Inc.

Damasio, A. (2004). Lecture: *The neurobiology of feelings* (Keynote). Paper presented at the Congress of the International Psychoanalytical Association, 2004. Nuevo Orleans, USA.

Damm, A. (1989). *Libertad: Esencia y Existencia.* México: Editora de Revistas.

Davies, J.M. y Wolfe, S.M. (1998). *Dissociative processes and transference-countertransference paradigms in the psychoanalytically oriented treatment of adult survivors of childhood sexual abuse.* Psychoanalytic Dialogues, 2: 5-36.

Darwin, C. (1971 [1872]). *Teoría de la Evolución.* Barcelona: Península.

Day, J.P. (1983). *Individual liberty.* En: Griffiths, A.P. (ed). Of Liberty. Cambridge: Cambridge University Press. pp. 17-29

Deaton, R.J.; Illingworth, P.M. y Bursztajn, H.J. (1992). *Unanswered questions about the criminalization of therapist-patient sex.* American Journal of Psychotherapy, 46:526-531.

Debell, D.E. (1963). *A critical digest of the literature on psychoanalytic supervision.* Journal of the American Psychoanalytic Association, 11:546-575.

DeCasper, A.J. y Spence, M.J. (1986). *Prenatal maternal speech influences newborn's perception of speech sounds.* Infant Behavior and Development, 9:133-150.

De Iceta, M. (2005). *Un intento de aproximación entre la neurociencia y el psicoanálisis, a propósito de la emoción (II).* Aperturas Psicoanalíticas. Madrid.

De las Heras, J. (1994). *La relación médico-paciente.* En: Polaino-Lorente, A. (ed). Manual de Ética General. Madrid: Rialp.

Del Hoyo, A. (1988). *Diccionario de Palabras y Frases Extranjeras.* Madrid: Aguilar.

Della Mirandola, P. (1978 [1496]). *Discurso Sobre la Dignidad del Hombre.* Buenos Aires: Boncourt. http://www.ciudadseva.com/textos/otros/discurso_sobre_la_dignidad_del_hombre.htm consultado el 5 abril de 2013.

Dennett, D. (2003). *Freedom Evolves.* Nueva York: Viking Press.

Díaz, C. (2002). *¿Qué Es el Personalismo Comunitario?* Salamanca: Kadmos.

Donceel, J.F. (1987). *Antropología Filosófica.* México-Argentina: Ediciones Carlos Lohlé.

Eister J. (2000). *Lógica y Sociedad.* Barcelona: Gedisa.

Emde, R.N. (1980). *Emotional availability: a reciprocal reward system for infants and parents with implications for prevention of psychosocial disorders.* En: Taylor, P.M. (ed). Parent-infant Relationships, pp. 87-115. Orlando, Florida: Grune & Stratton.

Emde, R. (1981). *The prerepresentational self and its affective core.* The Psychoanalytic Study of the Child, v. 36, pp. 165-192. Nueva York: International Universities Press.

Emde, R.N. (1988). *Development terminable and interminable II.* Recent psychoanalytic theory and therapeutic considerations. International Journal of Psycho-analysis, 69:283-296.

Engelhardt, H.T. (1996). *The Foudation of Bioethics.* Nueva York: Oxford University.

Epstein, R.S. y Simon, R.I. (1990). *The exploitation index: an early warning indicator of boundary violation in psychotherapy.* Bulletin of the Menninger Clinic, 54, 450-465.

Erikson, E. (1959). *Identity and the Life Circle.* Psychological Issues. Monografía N. 1. Nueva York: International Universities Press.

Espinoza de los Reyes, V.M. (1994). *El secreto profesional.* Medicina y Ética, 3:301-314. México.

Etchegoyen, R. (1991). *The Fundamentals of Psychoanalytic Technique.* Londres: Karnac.

Eyman, J.R., y Gabbard, G.O. (1991). *Will therapist-patient sex prevent suicide?* Psychiatric Annals, 21, 669-674.

Fairbairn, W. (1954). *An Object Relations Theory of the Personality.* Nueva York: Basic Books.

Fantz, R.L. (1961). *The origen of form perception.* Scientific American, 204:66-72.

Fenichel, O. (1945). *The Psychoanalytic Theory of Neurosis.* Nueva York: W.W. Norton.

Ferenczi, S. (2005 [1908-1914]). *The Correspondence from Sandor Ferenczi to Sigmund Freud* (Version 5): Psychoanalytic Electronic Publishing, Inc.

Finet, A. (1996). *Le Code de Hammurabi.* París: Les Editons du Cerf.

Fonagy, P. (2001). *Attachment Theory and Psychoanalysis.* Nueva York: Other Press.

Frankl, V. (1979). *El Hombre en Busca de Sentido.* Barcelona: Herder.

Freud, A. (1966). *The ideal psychoanalytic institute: an utopia.* The Writings of Anna Freud, 6:73-79. Nueva York: International Universities Press.

Freud, S. (1895 [1894]). *On the grounds for detaching a particular syndrome from neurasthenia under the description "anxiety neurosis".* En: Strachey, J. (ed). Standard Edition of the Complete Works of Sigmund Freud. Londres: Hogarth Press.

Freud, S. (1967 [1897-1902]). *Cartas a Wilhelm Flies. Manuscritos y notas de los Años 1887 a 1902.* En: Ballesteros, L.L. (traductor). Obras Completas, v. 3, pp. 585-770. Madrid: Biblioteca Nueva.

Freud, S. (1967 [1903]). *Una teoría sexual.* En: Ballesteros, L.L. (traductor). Obras Completas, v. 1, pp. 771-823. Madrid: Biblioteca Nueva.

Freud, S. (1967 [1904a]). *El método psicoanalítico de Freud.* En: Ballesteros, L.L. (traductor). Obras Completas. Madrid: Biblioteca Nueva.

Freud, S. (1967 [1904b]). *Sobre psicoterapia.* En: Ballesteros L.L. (traductor). Obras Completas. Madrid: Biblioteca Nueva.

Freud S. (2001 [1905a]). Análisis fragmentario de una histeria. Freud Total 0.1 edición electrónica en CD-ROM. Rosario, Argentina: Ediciones Nueva Hélade.

Freud, S. (1967 [1905b]). *Psicoterapia (tratamiento por el espíritu).* En: Ballesteros L.L. (traductor). Obras Completas. Madrid: Biblioteca Nueva.

Freud, S. (2001 [1906]). *Lecture XXXII El psicoanálisis y el diagnóstico de los hechos en los procedimientos judiciales.* Freud Total 1.0 versión electrónica. Argentina: Ediciones Nueva Hélade.

Freud, S. (1967 [1908]). *La moral sexual "cultural" y la nerviosidad moderna.* En: Ballesteros L.L. (traductor). Obras Completas, v. 1, pp. 943-954. Madrid: Biblioteca Nueva.

Freud, S. (1953-1974 [1910a]). *Five lectures on psycoanalysis in the Clark University, Third lecture.* En: Strachey J. (ed). The Standard Edition of the Complete Works of Sigmund Freud. Londres: The Hogarth Press.

Freud, S. (1968 [1910]). *El porvenir de la terapia psicoanalítca.* En: Ballesteros, L.L. (traductor): Obras Completas, v. 2, pp. 402-407. Madrid: Biblioteca Nueva.

Freud, S. (1958 [1912a]). *Contributions to a discussion on masturbation.* En: Strachey, J. (ed). Standard Edition, v. 12, pp. 239-254. Londres, Hogarth Press.

Freud, S. (1968 [1912b]). *Consejos al médico en el tratamiento psicoanalítico.* En: Ballesteros, L.L. (traductor). Obras completas, v. 2, pp.418-423. Madrid: Biblioteca Nueva.

Freud, S. (1968 [1912c]). *La dinámica de la transferencia.* En: Ballesteros, L.L. (traductor). Obras Completas, v. 2, pp. 413-418. Madrid: Biblioteca Nueva.

Freud, S. (1967 [1914]). *Introducción al Narcisismo.* En: Ballesteros, L.L. (traductor). Obras Completas, v. 1, pp. 1083-1096. Madrid: Biblioteca Nueva.

Freud, S. (2001 [1915a]). *Lo inconsciente.* Freud Total 1,0 edición electrónica en CD-ROM. Rosario, Argentina: Ediciones Nueva Hélade.

Freud, S. (1968 [1915b]). *Observaciones sobre el amor de transferencia.* En: Ballesteros, L.L. (traductor). Obras Completas, v. 2, pp. 442-449. Madrid: Biblioteca Nueva.

Freud, S. (1966 [1915-1916]). *Lecture VI: The premisses and technique of interpretation.* En: Strachey J. (ed). The Standard Edition of the Complete Works of Sigmund Freud. Londres: The Hogarth Press, pp, 100-112.

Freud, S. (1966 [1916-1917]). *Lecture XVIII: Fixation to traumas. The unconscious.* En: Strachey J. (ed). The Standard Edition of the Complete Works of Sigmund Freud. Londres: The Hogarth Press.

Freud, S. (1966 [1917a]). *Lecture XXVIII: The analytic therapy.* En: Strachey J. (ed). The Standard Edition of the Complete Works of Sigmund Freud. Londres: The Hogarth Press.

Freud, S. (2001 [1917b]). *Una dificultad del psicoanálisis.* Freud Total 1.0, versión electrónica. Argentina: Ediciones Nueva Hélade.

Freud, S. (1967 [1918]). *Los caminos de la terapia psicoanalítica*. En: Ballesteros L.L. (traductor). Obras Completas. Madrid: Biblioteca Nueva.

Freud, S. (2001 [1923a]). *The ego and the id*. En: Strachey J. (ed). Standard Edition of The Complete Works of Sigmund Freud. Hogarth Press, Londres.

Freud, S. (2001 [1923b]). *Neurosis y psicosis*. Freud Total 1.0, edición electrónica en CD-ROM. Rosario, Argentina: Ediciones Nueva Hélade.

Freud, S. (2001 [1924]). *Las resistencias contra el psicoanálisis*. Freud Total 1.0 versión electrónica. Argentina: Ediciones Nueva Hélade.

Freud, S. (2001 [1926]). *Inhibición, síntoma y angustia*. Freud Total 1.0 edición electrónica en CD-ROM. Rosario, Argentina: Ediciones Nueva Hélade.

Freud, S. (2001 [1937]). *Análisis terminable e interminable*. Freud Total 1.0 edición electrónica en CD-ROM. Rosario, Argentina: Ediciones Nueva Hélade.

Freud, S. (2001 [1937-1939]). *Compendio del psicoanálisis*. Freud Total 1.0 edición electrónica en CD-ROM. Rosario, Argentina: Ediciones Nueva Hélade.

Freud, S. (1967 [1938]). *Algunas lecciones elementales de psicoanlálisis*. En: Ballesteros L.L. (traductor). Obras Completas. Madrid: Biblioteca Nueva.

Freud, S. y Breuer, J. (1967 [1893-5]). *La histeria*. En: Ballesteros L.L. (traductor). Obras Completas, v. 1, pp. 25-129. Madrid: Biblioteca Nueva.

Fromm, E. (1947). *Man for Himself*. Greenwich, Conn: Fawcett Publications.

Fromm, E. (1956). *The Art of Loving*. New York: The Bantam Books.

Gabbard, G.O. (1989). *Sexual Exploitation in Professional Relationships.* Washington, D.C.: American Psychiatric Press.

Gabbard, G.O. (1991). *Psychodynamics of sexual boundaries.* Psychiatric Annals, 21, 651-655.

Gabbard, G.O. (1993). *An overview of countertransference with borderline patients.* Journal of Psychotherapy Practice and Research, 2, 7-18.

Gabbard, G.O. (1994a). *On love and lust in erotic transference.* Journal of the American Psychoanalytic Association, 42(2): 513-531.

Gabbard, G.O. (1994b). *Psychotherapists who transgress sexual boundaries with patients.* Bulletin of the Menninger Clinic, 58(1): 124-135.

Gabbard, G.O. (1994c). *Sexual excitement and countertransference love in the analyst.* Journal of the American Psychoanalytic Association, 42(4): 1083-1106.

Gabbard, G.O. (1994d). *Teetering on the precipice: a commentary on Lazarus's "How certain boundaries and ethics diminish therapeutic effectiveness".* Ethics Behavior, 4(3): 283-286.

Gabbard, G.O. (1995). *When the patient is a therapist: Special challenges in the psychoanalytic treatment of mental health professionals.* Psychoanalytic Review, 82, 709-725.

Gabbard, G.O. (1997). *Challenges in the analysis of adult patients with histories of childhood sexual abuse.* Canadian Journal of Psychoanalysis, 5, 1-25.

Gabbard, G.O. (2000). *Psychoanalysis and psychoanalytic psychotherapy.* En: Sadock, B.J. y Sadock, V.A. (eds). Kaplan & Sadock's Comprehensive Textbook of Psychiatry, v. 2, pp. 2056-2080. Filadelfia: Lippincott Williams & Wilkins.

Gabbard, G.O. (2002a). *Ethics in psychiatry.* The Psychiatric Clinics of North America, 25:509-524.

Gabbard, G.O. (2002b). *The Psychology of the Sopranos. Love, Death, Desire, and Betrayal in America's Favorite Gangster Family.* Nueva York: Basic Books.

Gabbard, G.O. (2004). *Errores cometidos en el tratamiento psicoanalítico de pacientes suicidas.* Unpublished manuscript.

Gabbard, G.O. (2006). *Mente, cerebro y trastornos de la personalidad.* The American Journal of Psychiatry. Edición Latinoamericana en Español, 9:1-8.

Gabbard, G.O.; Atkinson, S.D. y Jorgenson, L.M. (1995). *Can patients sexually harass their physicians?* Archives of Family Medicine, 4(3): 261-265.

Gabbard, G.O. y Lester, E.P. (1995). *Boundaries and Boundary Violations in Psychoanalysis.* Nueva York: Basic Books.

Gabbard G.O. y Pope K.S. (1989). *Sexual intimacies after termination: clinical, ethical and legal aspects.* En: Gabbard G.O. (ed). Sexual exploitation in professional relationships, pp.115-127. Washington, D. C.: American Psychiatric Press.

Gabbard, G.O. y Wilkinson, S.M. (1994). *Management of countertransference with borderline patients.* Washington: American Psychiatric Press.

Galeazzi, G. (2004). *Personalismo e personalismi. Storia e significati.* Medicina e Morale, 54:241-263.

Gallethly, C.A. (2004). *Crossing professional boundaries in medicine: the slippery slope to patient sexual exploitation.* Medical Journal of Australia, 181, 380-383.

García-Bacca, J.D. (1993). *Los presocráticos. Refranero Clásico.* México: Fondo de Cultura Económica.

García-Maynez, E. (1995). *Introducción al Estudio del Derecho*. México: Porrúa.

Gartrell, N.; Herman, J; Olarte, S.; Feldstein, M. y Localio, R.: (1986). *Psychiatrist-patient sexual contact: results of a national survey. I: Prevalence*. American Journal of Psychiatry, 143(9):1126-1131.

Gevaert, J. (2003). *El Problema del Hombre*. Salamanca: Sígueme.

Gitelson, M. (1948a). *Problems of psychoanalytic training*. Psychoanalytic Quarterly. 17:198-211.

Gitelson, M.(1948b). *Character synthesis: the psychotherapeutic problem of adolescence*. American Journal of Orthopsychiatry, 18:422-431.

Glass, L. (2003). *The gray areas of boundary crossings and violations*. American Journal of Psychotherapy, 57(4): 429-444.

Glober, E. (1945). *Examination of the Klein system of child psychology*. The Psychoanalitic Study Child, v. 1, pp. 75-118. Nueva York: International Universities Press.

Glover, E. (1968). *The Technique of Psychoanalysis*. Nueva York: International Universities Press.

Goerke, H. (1984) *3000 Años de Historia de la Medicina*. Barcelona: G.G.

Goldberg, A. (1994). *Lovesickness*. En: Bone J.M. (ed). Paranoia: New Psychoanalytic Perspectives. Madison, CT.: International Universities Press.

Goleman, D. (1995). *Emotional Intelligence*. New York: Bantam Books.

Goleman, D. (2000). *Emotional inteligence*. En: Sadock, B.J. y Sadock, V.A. (eds). Kaplan & Sadock's Comprehensive Textbook of Psychiatry, v. 1, pp. 446-462. Filadelfia: Lippincott Williams & Wilkins.

Gómez Robledo, A. (1967). *Aristóteles: Ética Nicomaquea. Política.* México: Purrúa.

González, A.M. (2000). *En Busca de la Naturaleza Perdida.* Pamplona, España: Universidad de Navarra.

Greenacre, P. (1952). *Trauma, Growth, and Personality.* International Universities Press, Nueva York, 1969.

Greenson, R. (1960). *Empathy and its vicissitudes.* International Journal of Psychoanalysis, 41:418-424.

Greenson, R. (1967). *The Technique and Practice of Psychoanalysis.* Nueva York: International Universities Press.

Grinberg, L. (1962). *On specific aspects of countertransference due to the patient's projective identification.* International Journal of Psychoanalysis 43:436-444.

Grinberg, L. (1969). *Problemas de la supervisión en la educación psicoanalítica.* Relato oficial presentado ante el Tercer Precongreso Didáctico Internacional, Roma.

Grotjahn, M. (1955). *Problems and techniques of supervision.* Psychiatry 18:9- 15.

Gruenberg, P. (1995). *Nonsexual exploitation of patients. An ethical perspective.* Journal of The American Academy of Psychoanalysis, 23(3):425-434.

Gruenberg, P. (2001). *Boundary violations.* En: Ethics Primer of the American Psychiatric Association. Washington: American Psychiatric Association.

Gutheil, T.G. (1989). *Borderline personality disorder, boundary violations, and patient-therapist sex: medicolegal pitfalls.* American Journal of Psychiatry, 146, 597-602.

Gutheil, T.G. (2005a). *Boundaries, blackmail, and double binds: a pattern observed in malpractice consultation.* Journal of the American Academy of Psychiatry and the Law, 33, 476-481.

Gutheil, T.G. (2005b). *Boundary issues and personality disorders.* Journal of Psychiatric Practice, 11(2): 88-96

Gutheil, T.G. y Gabbard, G.O. (1992). *Obstacles to the dynamic understanding Of therapist-patient sexual relations.* American Journal of Psychotherapy, 46: 515-525.

Gutheil, T. y Gabbard, G.O. (1998). *Misuses and misunderstandings of boundary theory in clinical and regulatory settings.* American Journal of Psychiatry, 155(3): 409-414.

Gutheil, T.; Jorgenson, L. y Sutherland, P.(1992). *Prohibiting lawyer-client sex.* Bulletin of the American Acadademy of Psychiatry-Law, 20:365-382.

Gutiérrez, C. (1997). *Los comités hospitalarios de bioética.* En: Kuthy, J.; Villalobos Pérez, J.J.; Tarasco Michel, M. y Yamamoto, M. (eds). Introducción a la Bioética, pp.125-136. México: Méndez.

Haith, M.M. (1969). *Infrared television recording and measurement of ocular behavior in the human infant.* American Psychologist, 24:279-285.

Hankins, G.C.; Vera, M.I.; Barnard, G.W. y Herkov, M.J. (1994). *Patient-therapist sexual involvement: a review of clinical and research data.* Bulletin of the American Academy of Psychiatry and the Law, 22(1): 109-126.

Hartmann, K.E. y Loewenstein, R.M. (1946). *Comments on the formation of psychic structure.* The psychoanalytic study of the child, v. 2, pp. 11-38. International Universities Press, Nueva York.

Harvard Survey (1986). *Sexual ofenses brought to light.* The Psychiatric Times, Hayman, R. (2001). *A Life of Jung.* Nueva York: Norton.

Haynal, A. (1994*). Introduction to the Correspondence of Sigmund Freud and Sandor Ferenczi,* v. 1. Cambridge, MA: Harvard University Press.

Haynes, H.; White, B.L. y Held, R. (1965). *Visual accommodation in human infants.* Science, 148:528-530.

Hegel, G.W.F. (1980). *Filosofía de la Historia Universal.* Madrid: Alianza.

Hegel, G.W.F. (1985 [1802]). *Lecciones sobre la Filosofía de la Historia Universal.* Madrid: Alianza.

Heimann, P. (1950). *On countertransference.* International Journal of Psycho-Analysis, 31, 81-84.

Hobbes, T. (1979). *Leviatán.* Madrid: Editora Nacional.

Horn, T. (1957). *Contribution to the phenomenology of the supervisory process.* American Journal of Psychotherapy, 11:769-773.

Humboldt, A. von (1973 [1807]). *Ensayo Político Sobre el Reino de la Nueva España.* México: Porrúa.

Irons, R.J. y Schneider, J.P. (1994). *Sexual addiction: significant factor in sexual exploitation by health care professionals.* Sexual Addiction and Compulsivity, 1:198-214.

Jaggar, A.M. y Karsten, J.S. (2004). *Human Nature.* En: Post, S. G. (ed). Encyclopedia of Bioethics, v. 2, pp. 1209-1221. Nueva York: Macmillan.

James, W. (1890). *The Principles of Psychology.* Nueva York: Holt.

Jinich, H. (1997). *El Paciente y Su Médico.* México: Universidad Nacional Autónoma de México.

Johnson, S. (1993). *Judicial review of disciplinary action for sexual misconduct in the practice of medicine.* Journal of the American Medical Association, 270:1596-1600.

Jolivet, R. (1956). *Tratado de Filosofía*, v. 3. Buenos Aires, Argentina: Carlos Lohlé.

Jolivet, R. (1959). *Tratado de Filosofía*, v. 4. Buenos Aires, Argentina: Carlos Lohlé.

Juan Pablo II (1995a). *Evangelium Vitae*: Documentos Pontificios.

Kant, I. (1968 [1785]). *Cimentación para la Metafísica de las Costumbres*, 3ª ed. Madrid: Aguilar.

Kant, I. (1994 [1797]). *La Metafísica de las Costumbres*, 2ª ed. Madrid: Tecnos.

Karasu, T.B. (2005). *Psychoanalysis and psychoanalytic psychotherapy*. En: Sadock, B.J. y Sadock, V.A. (eds). Kaplan & Sadock`s Comprehensive Textbook of Psychiatry, v. 2. Filadelfia, Baltimore, Londres, Buenos Aires, Tokyo: Lippincott Williams & Wilkins.

Kastrup, M. (2000). *Abuse of psychiatry*. Acta Psychiatrica Scandinavica Suppl, 399, 61-64.

Keiser, S. (1956). *Panel report: the technique of supervised analysis*. Journal of the American Psychoanalytic Association, 4:539-549.

Kenny, A. (1994). *Tomás de Aquino y la Mente*. Barcelona: Herder.

Kenny, A. (2000). *La Metafísica de la Mente*. Barcelona: Paidós.

Kernberg, O. (1974). *Further contributions to the treatment of narcissistic personalities*. International Journal of Psycho-analysis, 55:215-240.

Kernberg, O. (1975). *Borderline Conditions and Pathological Narcissism*. Nueva York: Jason Aronson.

Kernberg, O. (1977). *Boundaries and structure in love relations*. Journal of the American Psychoanalytic Association, 25, 81-114.

Kernberg, O. (1994a). *Sexual partners: a psychoanalytic study.* Psyche (Stuttg), 48(9-10):866-885.

Kernberg, O. (1994b). *Love in the analytic setting.* Journal of the American Psychoanalytic Association, 42(4):1137-1157.

Kernberg, P. (1991). *Draft code of ethical and professional conduct.* International Psychoanalytical Association. Preparado por el Comité de Ética.

Kerr, J. (1993). *A Most Dangerous Method: the Story of Jung, Freud and Sabina Spielrein.* Nueva York: Knopf.

Kilner, J.F. (2004). *Human Dignity.* En: Post, S.G. (ed). Encyclopedia of Bioethics, 3ª ed., v. 2, pp. 1193-1200. Nueva York: Macmillan.

Kovacs, V. (1936). *Training and control analysis.* International Journal of Psychoanalysis, 17:346-354.

Kramer, S. (1974). *Episodes of severe ego regression in the course of adolescent analysis.* En: Harley, M. (ed). The analyst and the adolescent at work, pp. 190-231. Quadrangle, Nueva York.

Kubie, L. (1958). *Research into the process of supervision in psychoanalysis.* Psychoanalytic Quarterly, 27:226-236.

Kuthy, J. (1990). *Ética y medicina en México.* Medicina y Ética: 1:247-260. México.

Lain Entralgo, P. (1972). *Historia Universal de la Medicina.* Barcelona: Salvat.

Lampl-DeGroot, J. (1962). *Ego ideal and superego.* The Psychoanalytic Study of The Child, v. 17, pp. 94-106. Nueva York: International Universities Press.

Lartigue, T. y Vives, J. (1997). *El concepto de apego en el desarrollo infantil temprano.* En: Dallal, E (ed). Caminos del Desarrollo Psicológico. De lo Prenatal al Primer Año de la Vida, v. 1, pp. 83-165. México, D.F.: Plaza y Valdés.

Lavados, M.A. (1993). *Ética Clínica. Fundamentos y Aplicaciones.* Santiago, Chile: Ediciones Universidad Católica de Chile.

Lazarus, J. (1993a). *More on boundary violations.* Psychiatric News, 5 de noviembre de 1993, p 14.

Lazarus, J. (1993b). *Reporting of colleagues: no easy answers.* Psychiatric News, 4 de junio.

Lazarus, J. y Shafstein, S. (1992). *APA acts against ethics violators.* Psychiatric News, 16 de octubre de 1992, p. 14.

Lescouflair, E. (2013). *Walter Bradford Cannon: Experimental Physiologist.* Harvard Square Library. En: http://www.harvardsquarelibrary.org/unitarians/cannon_walter.html. consultado el 6 de marzo de 2013.

Lescouflaire, E. (1975). *The Life and Contributions of Walter Badford Cannon* (1871-1945). Albany: State University of New York Press.

Lester, E.P. (1985). *The female analyst and the erotized transference.* International Journal of Psycho-Analysis, 66, 283-293.

Lester, E.P. (1990). *Gender and identity issues in the analytic process.* International Journal of Psycho-Analysis, 71, 435-444.

Lester, E.P. (1993). *Boundaries and gender: Their interplay in the analytic situation.* Psychoanalytic Inquiry, 13, 153-172.

Levinas, E. (1974). *El Humanismo del Otro Hombre.* México: Siglo XXI.

Lewin, B.D. y Ross, H. (1960). *Psychoanalytic education in the United States.* Nueva York: Norton

Lewis, D.A. (2000). *Functional neuroanatomy.* En: Sadock, B.J. y Sadock, V.A. (eds). Kaplan & Sadock' s Comprehensive Textbook of Psychiatry, 7ª ed., v. 1, pp. 3-31. Filadelfia: Lippincott William & Wilkins.

Ley General de Salud (2013). Diario Oficial. En: http://www.diputados. gob.mx/LeyesBiblio/pdf/142.pdf consultado el 21 de marzo de 2013.

Ley General de Salud en Materia de Prestación de Servicios de Atención Médica. Diario Oficial de la Federación, México, 14 de mayo de 1986.

Linder, D. (2002). *The trial of John Hinckley. Famous Trials Homepage*. En: http://law2.umkc.edu/faculty/projects/ftrials/hinckley/hinckleytrial. html consultado el 20 de octubre de 2007.

Llano, C. (2002). *Las Formas Actuales de la Libertad*. México: Trillas.

Locke, J. (1941 [1690]). *Dos Tratados Sobre el Gobierno Civil*. México: Fondo de Cultura Económica.

Lomax, J.W. y Gabbard, G.O. (2004). *Transference love: an artificial rose?* American Journal of Psychiatry, 161(6): 967-973.

Lonergan, B. (1992). *Insight: a Study of Human Understanding*. Toronto: Toronto University Press.

López, L.D., y Wortman, A. (2003). *El enemigo entre nosotros*. En: Gómez A. (ed). Ética en el Diván. México: Lumen.

López, M.I. (1979). *Determinantes de la representación mental que los padres desarrollan de su futuro hijo y sus repercusiones posteriores*. Salud Mental, 2:12-14. México.

López, M.I. (1988). *La supervisión como parte de la formación psicoanalítica*. Cuadernos de Psicoanálisis, 21:117-127. México.

López, M.I. (1991). *El papel de la supervisión en el desarrollo de la identidad del psicoanalista*. Cuadernos de Psicoanálisis, 24:99-104. México.

López, M.I. (1993a). *Página de ética*. Revista Mexicana de Psiquiatría Infantil, 2:28. México.

López, M.I. (1993b). *Revisión comparativa de los estándares éticos de nuestra práctica profesional.* Cuadernos de Psicoanálisis, 24:247-258. México.

López, M.I. (1993c). *Ética en la práctica de la psicoterapia.* Memorias del IV Congreso Nacional del la Asociación Mexicana de Psicoterapia Psicoanalítica de la Infancia y de la Adolescencia. México.

López, M.I. (1993d). *Página de ética.* Revista Mexicana de Psiquiatría Infantil, 2:28. México.

López, M.I. (1994a). *El narcisismo en el médico.* Revista Mexicana de Psiquiatría Infantil, 3 (1): 29. México.

López, M.I. (1994b). *La ética y el narcisismo.* Revista Mexicana de Psiquiatría Infantil, 3 (2): 37. México.

López, M.I. (1995a). *Ética en la práctica del psicoanálisis y la psicoterapia. ¿Hay diferencias culturales?* Cuadernos de Psicoanálisis, Suplemento al v. 28, pp. 137-162. México.

López, M.I. (1995b). *Comentario al libro de Juan Vives y Teresa Lartigue "Apego y Vínculo Materno-Infantil".* Revista Mexicana de Psiquiatría Infantil, Sección Bibliográfica, v. 3, N. 4, v. 4, N 1, pp. 35-39. México.

López, M.I. (1997a). *El secreto profesional.* Psiquiatría. Época 2, 13:51-52. México.

López, M.I. (1997b). *Cualquier actuación erótica con un paciente psiquiátrico implica siempre una transgresión ética.* Psiquiatría, 2a. Época, 13:85- 92. México.

López, M.I. (1999). *Ética y relación médico-paciente.* En: Asociación Psiquiátrica Mexicana: Programa de Actualización Continua en Psiquiatría, v. 2, Libro 1, pp. 1-51. México.

López, M.I. (2002). *Dilemas éticos en la fecundación asistida.* Argumentación psicológica. Medicina e Morale. Revista di Bioetica e Deontología Medica, 3:477-492. Italia.

López, M.I. (2003). *El aspirante a psicoterapeuta.* En: Gómez, A. (ed). Ética en el Diván. México: Lumen; pp. 91-114.

López, M.I. (2008). *La Encrucijada de la Adolescencia.* Tercera edición, corregida, aumentada y actualizada. México: Fontamara.

López, M.I. y León, N.A. (1988). *Los niños recién nacidos rescatados de los derrumbes causados por el terremoto de 1985. Implicaciones en el Desarrollo Psicológico.* Psiquiatría, segunda época, 4:204-218. México.

López, M.I. y León, N.A. (1989). *Babies of the earthquake: Follow-up study of the first 15 Months.* Hillside Journal of Clinical Psychiatry, 11 (2): 147- 168, 1989. México.

López, M.I. y León, N.A (1990*).* *Las representaciones mentales de los padres: su papel en el desarrollo psicológico del niño. La transmisión de características específicamente humanas.* En: Estrada-Inda, L. y Salinas, J.L. (eds). La Teoría Psicoanalítica de las Relaciones de objeto: Del Individuo a la Familia. México: Ediciones y Distribuciones Hispánicas.

López, M.I. y León, N.A (1992) *La gestación y el parto psicológico del infante.* Cuadernos de Psicoanálisis, 25:71-81, 1992. México.

López, M.I. y León, N.A. (1998). *Desarrollo prenatal.* En: Dallal, E. (ed). Caminos del Desarrollo Psicológico. De lo Prenatal al Primer Año de la Vida, v. 1, pp. 15-82. México: Plaza y Valdés.

López, M.I. y León, N.A. (2003). *Los orígenes de la autoconciencia del niño en la relación vincular de los padres.* En: Dallal, E. (ed). Caminos del Desarrollo Psicológico. De la Edad Adulta a la Vejez, v. 4. México: Plaza y Valdés.

Lucas, R. (1999). *El Hombre, Espíritu Encarnado: Compendio de Filosofía del Hombre*, 2ª ed. Salamanca, España: Sígueme.

Lucas, R. (2003). *Bioética Para Todos.* México: Trillas.

Mahler, M. (1974). *Symbiosis and Individuation: The psychological birth of the human infant*. The Psychoanalytic Study of the Child, v. 29, pp. 89-106. Nueva York: International Universities Press.

Main, M; Kaplan, N. y Cassidy, J. (1985). *Security in Infancy, Childhood and Adulthood: A Move to the Level of Representation*. Monographs of the Society for Research in Child Development, 50 (1-2, Serial No. 209), pp. 66-104.

Marcel, G. (1980). *Homo Viator: Prolegomeni ad una Metafisica della Speranza* (1944). Roma: Borla.

Marías, J. (1999/2000). *Leibniz*. Biblioteca Básica del Cristiano. En: http://mercaba.org/Filosofia/leibniz.htm consultado el 1 de abril de 2013.

Marmor, J. (1976). *Some psychodynamic aspects of the seduction of patients in psychotherapy*. American Journal of Psychoanalysis, 36, 319-323.

Martínez Riu, A. y Cortés Morato, J. (1991). *Diccionario de Filosofía en CD-ROM* Herder. Barcelona: Herder.

Mayer and Salovey' Four Branch Model of Emotional Intelligence. En: http://en.wikipedia.org/wiki/Emotional_intelligence#Mayer_and_Salovey.27$_Four_Branch_Model_of_Emotional_Intelligence actualizado el 24 de febrero de 2013, consultado el 6 de marzo de 2013.

Meerlon, J. (1952). *Some psychological problems in supervision of therapists*. American Journal of Psychotherapy, 6:467-470.

Mill, J.S. (1994 [1859]). *Sobre la Libertad*. Madrid: Alianza.

Miller, G. (2005). *What is the biological basis of consciousness*. Science. 309 (5731).

Miller, B.L. (2004). *Autonomy*. En: Post, S.G. (ed). Encyclopedia of Bioethics, 3ª. ed., v. 1, pp. 246-251. Nueva York: Macmillan.

Monografías.com.filosofia. Origen de la Filosofía. Thunderbird. En: http://www.monografias.com/trabajos15/filosofia-tp/filosofia-tp.shml consultado el 20 de octubre de 2007.

Moore, G.E. (1983). *Principia Ethica*. México: Universidad Nacional Autónoma de México.

Mounier, E. (1956). *¿Qué es el Personalismo?* Buenos Aires: Criterio.

Nicol, E. (1963). *Psicología de las Situaciones Vitales*. México: Fondo de Cultura Económica.

Nicol, E. (1989). *La Idea del Hombre*. México: Fondo de Cultura Económica.

Nietzsche, F. (1972 [1885]). *Así habló Zaratustra*. Madrid: Alianza, 1972.

Norma oficial Mexicana NOM-025-SSA2-1994 para la prestación de servicios de salud en unidades de atención integral hospitalaria médico- psiquiátrica. Diario Oficial de la Federación, México, 16 de noviembre de 1995.

Norris, D.M.; Gutheil, T. G. y Strasburger, L.H. (2003). *This couldn't happen to me: boundary problems and sexual misconduct in the psychotherapeutic relationship.* Psychiatric Services, 54(4): 517-522.

Ocampo, J. (2002). *El legado ético de Santiago Ramón y Cajal*. Anales Médicos, 47:175-179. España.

Ortega y Gasset, J. (1966-69). *La historia como sistema. Obras Completas.* Madrid: Revista de Occidente.

Palazzani, L. (1993). *Debate sobre la filosofía.* Medicina y Ética, 4:121-128. México.

Paz, O. (1990). *La Otra Voz.* Barcelona, España: Seix-Barral.

Pereira, M. (2000). *El Valor de Formar con Valores.* Tesis académica de ingreso a la Legión de Honor Nacional, México.

Perr, I.N. (1989). *Medicolegal aspects of professional exploitation*. En: Gabbard, G.O. (ed). *Sexual Exploitation in Professional Relationships*. Washington: American Psychiatric Press.

Pickering, W.G. (1997). *Kindness, prescribed and natural, in medicine*. Journal of Medical Ethics, 23:115-118.

Polaino, A. (1992). *Sexo y Cultura*. Análisis del Comportamiento Sexual. Madrid: Rialp.

Polaino, A. (1994). *Manual de Bioética General*. Madrid: Rialp.

Pope, K.S. (1990). *Therapist-patient sexual involvement: a review of the research*. Clinical Psychology Review, 10, 477-490.

Potter, V.R. (1971). *Bioethics: Bridge to the Future*. Nueva York: Englewood Cliffs.

Quantum Experiments and the Foundation of Physics. (2007). People. En: http://www.quantum.at/zeilinger/ consultado el 1 de abril de 2013.

Racker, H. (1982). *A contribution to the problem of Transference and Coutertransference*. Londres: Karnac Books.

Rainbow report (1955). *Report of the Survey Steering Committee to the Board on Professional Standards*. American Psychoanalytic Association.

Rappaport, E.A. (1956). *The management of an erotized transference*. Psychoanalytic Quarterly, 25, 515-529.

Reglamento de la Ley General de Salud en Materia de Prestación de Servicios de Atención Médica (2013). Secretaría de Gobernación. Congreso de los Estados Unidos Mexicanos. En: http://www.salud.gob.mx/unidades/cdi/nom/compi/rlgsmpsam.html consultado el 23 de marzo de 2013.

Reyes, A. (1994). *Cartilla Moral*. México: Alianza Editorial.

Resnick, P.J. (2004). *Outline of Psychiatric Malparactice*. American Academy of Psychiatry and the Law.

Richmond, J. B. y Herzog, J.M. (1979). *From conception to delivery*. En: Noshpitz, J. (ed). Basic Handbook of Child Psychiatry. Nueva York: Basic Books.

Rivero, M.P. *El Código Hammurabi*. Proyecto Clío. En: http://clio.rediris. es/fichas/hammurabi.htm consultado el 1 de abril de 2013.

Rohde, F.C. (1997). *Honorarios Médicos*. En: Kuthy, J.; Villalobos, J.J.; Tarasco, M. y Yamamoto, M. (eds). Introducción a la Bioética, pp.125-136. México: Méndez.

Ross, W.D. (1958). *Aristoteles' Metaphysics*. Oxford: Oxford University Press.

Sadock, B.J. y Sadock, V.A. (2004). *Kaplan & Sadock's Comprehensive Textbook of Psychiatry* (8ª. ed). Filadelphia: Lippincott Williams & Wilkins.

Sanabria, J.R. (1987). *Filosofía del Hombre*. México: Porrúa.

Sandler, J. y Sandler, A. (1978). *On the development of object relationships and affects*. International Journal of Psycho-analysis, 59:285-296.

Sandler, L. (1983). *Polarity paradox, and the organizing process in development*. En: Coll, J. D.; Galenson, E. y Tayson, R. (eds). Frontiers of Infant Psychiatry (pp 315-327). Nueva York: Basic Books.

Sartre, J.P. (1989). *El Ser y la Nada*. Madrid: Alianza.

Sartre, J.P. (1993). *El Existencialismo Es un Humanismo*. Barcelona: Edhasa.

Savater, F. (2009). *Ética para Amador*. Barcelona: Ariel.

Scorer, G. y Wing, A. (1983). *Problemas Éticos en Medicina*. Barcelona: Doyma.

Scheler, M. (1971). *El Hombre Puesto en el Cosmos*. Buenos Aires: Losada.

Schoener, G.S. (1995). *Assessment of professionals who have engaged in boundary violation.* Psychiatric Annals, 25, 95-99.

Schultz-Ross, R.A.; Goldman, M.J. y Gutheil, T.F. (1992). *Implications for the understanding of patient therapist sexual misconduct.* American Journal of Psychotherapy, 46: 506-514.

Searles, H. (1955). *The information value of the supervisor's emotional experiences.* Psychiatry, 18:135.

Searles, H.F. (1959). *Oedipal love in the countertransference.* International Journal of Psycho-Analysis, 40, 180-190

Serani, A. (1994a). *Respeto a la intimidad del paciente. Fundamentos antropológicos y éticos.* En: Lavados, M. y Serani, A. (eds). Ética Clínica. Fundamentos y Aplicaciones, pp. 103-120. Chile: Ediciones Universidad Católica de Chile.

Serani, A. (1994b). *Confidencialidad y secreto profesional.* En: Lavados, M y Serani, A (eds). Ética Clínica. Fundamentos y Aplicaciones, pp. 121-125. Chile: Ediciones Universidad Católica de Chile.

Sharpe, E.F. (1927). *Symposium on child analysis.* International Journal of Psycho-Analysis, 8, 380-384.

Sgreccia, E. (1996). *Manual de Bioética.* México: Diana-Anáhuac.

Sidwick, H. (1962). *The Methods of Ethics.* Chicago: University of Chicago Press.

Simon, R.I. (1994). *Forensic psychiatry and the perturbation of psychiatrists' attention and neutrality during psychotherapy.* Bulletin of the American Academy of Psychiatry and the Law, 22(2): 269-277.

Simon, R.I. (1995). *The natural history of therapist sexual misconduct. Identification and prevention.* Psychiatric Annals, 25, 90-96.

Singer, P. (2000). *Una Vida Ética.* Madrid: Taurus.

Singletary, W.P. (1995). *The twenty-six annual Margaret S. Mahler Symposium. Intimacy and infidelity: separation-individuation perspectives.* Association for Child Psychoanlysis Newsletter, October.

Sloane, P. (1957). *Panel report: the technique of supervised analysis.* Journal of the American Psychoanalytic Association, 5:539-547.

Smith, W.D. (1994). *Hippocrates,* v. 7. Cambridge, Mass.: Harvard University.

Socárides, C.W. (1988). *Las Perversiones Sexuales.* Guadalajara, México: Gamma, 1994.

Spencer, H. (1902). *Data of Ethics.* Nueva York: Collier.

Spinoza, B. (1989). *Ética Demostrada Según el Orden Geométrico.* Madrid: Editora Nacional.

Stepansky, P.E. (1988). *The Memoirs of Margaret S. Mahler.* Nueva York: Free Press.

Stern, D. (1977). *The First Relationship.* Cambridge, MA: Harvard University Press.

Stern, D.N. (1985). *The Interpersonal World of the Infant.* Nueva York: Basic Books.

Strasburger, L.H.; Jorgenson, L. y Sutherland, P. (1992). *The prevention of psychotherapist sexual misconduct: avoiding the slippery slope.* American Journal of Psychotherapy, 46: 544-555.

Sullivan, H.S. (1953). *The Interpersonal Theory of Psychiatry.* Nueva York: Norton.

Teilhard de Chardin, P. (2002). *The Phenomenon of Man.* Nueva York: Perennial.

Tarasco, M. (1994). *Tendencias y corrientes filosóficas en bioética.* Medicina y Ética, 5:335-347, 1994. México.

Tarasco, M. (2003). *Tendencias y corrientes filosóficas en bioética.* En: Kuthy, J.; Villalobos, J.J.; Tarasco, M. y Yamamoto, M. (eds). Introducción a la Bioética. México: Méndez.

Twemlow, S.W., y Gabbard, G.O. (1989). *The lovesick therapist.* En: Gabbard, G.O. (ed). Sexual Exploitation in Professional Relationships, (pp. 71-87). Washington, D.C.: American Psychiatric Press.

Unamuno, M. (1985). *Vida de Don Quijote y Sancho.* México: Siglo XXI.

Vartuli, M.A. (2002). *Un beso o 10 francos.* Revista Internacional de Psicología, 3 (1).

Veatch, R.M. (1991). *The Patient Physician Relation. The Patient as a Partner.* Bloomington: Indiana Press.

Velasco-Suárez, M. (1993). *Bioética y derechos humanos.* Médicina y Ética, 4:283-309. México.

Verneaux, R. (1988). *Filosofía del Hombre.* Barcelona: Herder.

Vives, J. y Lartigue, T. (1994). *Apego y Vínculo Materno Infantil.* Guadalajara, México: Universidad de Guadalajara, Asociación Psicoanalítica Jalisciense.

Wagner, F. (1957). *Supervision of psychotherapy.* American Journal of Psychotherapy, 11:759-768.

Webb, Jr. W. (1986). *The doctor patient covenant and threat of exploitation* The American Journal of Psychiatry, 143:1149-1150.

Whitbeck, C. (2004). *Trust.* En: Post, S. G. (ed). Encyclopedia of Bioethics (3rd. ed., V. 5, pp. 5223-5229). Nueva York: Macmillan.

Wikler, D. (1994). *Bioethics Commissions Abroad.* HEC Forum, 6(4):290-304.

Winnicott, D. W. (1974). *The mirror role of the mother and family in child development. Playing and Reality.* Middlesex, England: Penguin.

Wojtyla, K. (1969). *Amor y resposabilidad.* Madrid: Razón y Fe.

World Psychiatric Association (2002). *Madrid Declaration on Ethical Standards for Psychiatric Practice.* Approved by the General Assembly on August 25,1966, and amended by the General Assembly in Yokohama, Japan, in August 2002. En: http://www.wpanet.org/detail. php?section_id=5&content_id=48 consultado el 10 de abril de 2013.

www.ingramcontent.com/pod-product-compliance
Lightning Source LLC
Chambersburg PA
CBHW030003190526
45157CB00014B/232